Norbert Leitgeb:

Strahlen, Wellen, Felder
Ursachen und Auswirkungen auf
Umwelt und Gesundheit

Mit 88 Abbildungen und 31 Tabellen

Deutscher
Taschenbuch
Verlag
Georg Thieme
Verlag

Gewidmet meiner Mutter, die mir meinen Bildungsweg ermöglicht hat, meiner Frau Christine und den Kindern Ulrike, Martin und Wolfgang, die mir für meine Arbeit immer viel Verständnis entgegengebracht haben, sowie meinem Lehrer o. Univ.-Prof. Dipl. Ing. Dr. techn. Dr. med. h. c. Stefan Schuy, der mir fachlich und menschlich ein großes Vorbild war.

Originalausgabe
September 1990
Gemeinschaftsausgabe der Verlage Georg Thieme, Stuttgart, und Deutscher Taschenbuch Verlag, München
© 1990 Georg Thieme Verlag, Stuttgart
Umschlaggestaltung: Celestino Piatti
Umschlagabbildung: Brigitte Schneider, München
Gesamtherstellung: C. H. Beck'sche Buchdruckerei, Nördlingen
Printed in Germany
ISBN 3-13-750601-8 (Georg Thieme Verlag)
ISBN 3-423-11265-4 (Deutscher Taschenbuch Verlag)

Das Buch

Elektromagnetische Einflußfaktoren verschiedenster Art sind seit jeher Bestandteil der Umwelt des Menschen: zum Beispiel das Erdmagnetfeld, die statische Elektrizität bei einem Gewitter oder die Sonnenstrahlung. In vielen Bereichen allerdings hat die industriell-technische Entwicklung dem vorher schon vorhandenen Strahlungspegel ein erhebliches Quantum an zusätzlicher Strahlung hinzugefügt, etwa die durch Hochspannungsleitungen, Transformatoren, Rundfunksender oder Radaranlagen erzeugten elektrischen Wechselfelder oder die von Bildschirm- und Röntgengeräten ausgehende ionisierende Strahlung.
Im vorliegenden Band werden die statische Elektrizität, die elektrischen Wechselfelder, die magnetostatischen Felder, die magnetischen Wechselfelder, die elektromagnetische, optische und ionisierende Strahlung behandelt sowie die Gefahren und Risiken, die von ihnen ausgehen. In jedem Kapitel werden wichtige Grundbegriffe aus den Bereichen der Physik und der Biologie erläutert, die heute vorhandenen Strahlungsquellen im Überblick dargestellt und ihre biologischen Wirkungen besprochen. Außerdem enthält jedes Kapitel Ratschläge für das Verhalten in Alltagssituationen und vertiefende Informationen, die Einblick in fachspezifische Berechnungsverfahren zur Abschätzung biologischer Wirkungen geben und sich insbesondere an diejenigen wenden, die beruflich mit einzelnen Fachgebieten befaßt sind. In einem gesonderten Kapitel schließlich wird der Frage der Existenz der »Erdstrahlung« nachgegangen.

Der Autor

Univ.-Prof. Dipl.-Ing. Dr. techn. Norbert Leitgeb, geboren 1949 in Klagenfurt, ist Leiter der Abteilung für Krankenhaustechnik am Institut für Biomedizinische Technik der Technischen Universität Graz. Studium an der Fakultät für Elektrotechnik der Technischen Universität Graz, Wahlfachgruppe Elektronik und Nachrichtentechnik, Diplomarbeit auf dem Gebiet der Röntgentechnik, 1974 Graduierung, Dissertation auf dem Gebiet der Ultraschalldiagnostik, 1978 Promotion, 1982 Habilitation für das Fachgebiet Bildgebende Verfahren in der Medizin, 1989 Berufung zum Universitätsprofessor für Krankenhaustechnik.

wissen und praxis
Herausgegeben von Günter Vollmer

Lebensmittelführer Obst, Gemüse,
Getreide, Brot, Wasser, Getränke
Inhalte, Zusätze, Rückstände
(dtv 11263)

Lebensmittelführer Fleisch, Fisch,
Eier, Milch, Fett, Gewürze, Süßwaren
Inhalte, Zusätze, Rückstände
(dtv 11264)

Strahlen, Wellen, Felder
Ursachen und Auswirkungen auf
Umwelt und Gesundheit
(dtv 11265)

Weitere Titel in Vorbereitung

Inhalt

bei der Berührung spannungsführender Teile   Gesundheitliche Schädigungen durch langfristigen Aufenthalt in
elektrischen Wechselfeldern?

Kapitel 3
Magnetostatische Felder –
Tomographie und Hochenergiebeschleuniger

Kapitel 4
Niederfrequente magnetische Wechselfelder –
Transformatoren und Ionosphärenströme

Kapitel 5
Hochfrequente elektromagnetische Strahlung –
Mikrowellenherde, Rundfunksender und Radaranlagen

Kapitel 6
Optische Strahlung – Von Infrarot bis Ultraviolett

Kapitel 8
Gibt es »Erdstrahlen«? –
Wasseradern, Störzonen und »Krebspunkte«

Anhang

Vorwort

Der vorliegende Band ›Strahlen, Wellen, Felder‹ behandelt die elektromagnetischen Umweltfaktoren sowie die Gefahren und Risiken, die von ihnen ausgehen. Jedes der 8 Kapitel erläutert wichtige Grundbegriffe aus den Bereichen der Physik und Biologie, gibt einen Überblick über die heute vorhandenen Strahlungsquellen und informiert über ihre biologischen Wirkungen. Unterschiedliche Standpunkte und widersprüchliche Untersuchungsergebnisse der Fachliteratur sowie Grenzen der heutigen wissenschaftlichen Erkenntnisse wurden dabei nicht verschwiegen. Obwohl bei weitem noch nicht alle Fragen zu den biologischen Wirkungen elektromagnetischer Umweltfaktoren geklärt sind, kann dieses Buch doch zeigen, daß unser Wissen es uns ermöglicht, Gefahren einzuschätzen und Risiken zu vermeiden. Leserinnen und Leser finden über das Stichwortverzeichnis direkt Informationen zu den sie interessierenden Fragestellungen, Strahlungsquellen oder Lebensbereichen. Besondere Bedeutung haben hier die gekennzeichneten Abschnitte »Wissenswertes für die Praxis«, die Ratschläge für das Verhalten in Alltagssituationen geben. Die Kapitel sind nach der physikalischen Systematik gegliedert und ordnen das einzelne Phänomen oder Anwendungsbeispiel in den weiteren Rahmen des betreffenden Sachgebietes ein.

»Vertiefende Informationen« geben Einblick in fachspezifische Berechnungsverfahren und wenden sich insbesondere an diejenigen, die beruflich mit einzelnen Fachgebieten befaßt sind.

Graz, Frühjahr 1990   Norbert Leitgeb

Einleitung

Seit jeher sind elektromagnetische Strahlungen verschiedenster Art ein Bestandteil der Umwelt des Menschen. In vielen Bereichen hat die industriell-technische Entwicklung allerdings dem vorher schon vorhandenen Strahlungspegel ein erhebliches Quantum an zusätzlicher Strahlung hinzugefügt.

Innerhalb des großen Frequenzbereiches der elektromagnetischen Strahlung bestehen enorme Unterschiede sowohl hinsichtlich des physikalischen Verhaltens der Strahlung als auch in bezug auf die Möglichkeiten ihrer Wirkung auf die Lebewesen (siehe Abbildung 1). Die Aussage »Was natürlich ist, ist dem Menschen zuträglich, was künstlich erzeugt wird, schadet ihm« ist in dieser pauschalen und vereinfachenden Form keineswegs zutreffend. So kann zum Beispiel die natürliche Sonnenstrahlung, die für das Leben unentbehrlich ist, bei längerem ungeschütztem Aufenthalt im Freien sowohl zu akuten als auch zu später auftretenden gesundheitlichen Schäden führen.

Wegen der Vielzahl der Wechselwirkungsmechanismen zwischen elektromagnetischer Strahlung und Organismen und der Frequenzabhängigkeit dieser Wirkungsmechanismen ist der Schluß von einem Frequenzbereich auf die Situation in einem anderen keine solide Grundlage für wissenschaftliche Aussagen.

Betrachtet man die Wirkungen elektromagnetischer Strahlung auf den Körper, ergeben sich drei wichtige Fragen:
– Gibt es Schwellenwerte für die Expositionsbedingungen, ab denen biologische Wirkungen einsetzen und somit einen sicheren Bereich

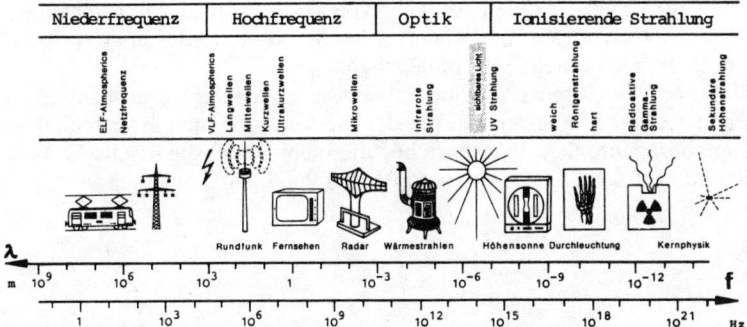

Abb. 1: Frequenz- und Wellenlängenbereich elektromagnetischer Wellen.

unterhalb dieser Werte, wo keinerlei Beeinträchtigungen zu befürchten sind?

– Können irreversible Veränderungen auftreten, die sich im Lauf der Zeit zu schwerwiegenden Wirkungen summieren können oder tritt eine Wirkung nur auf, solange man der Strahlung ausgesetzt ist?

– Ist die Strahlenwirkung von der Dosis, das heißt vom Produkt aus Strahlungsstärke und Einwirkungsdauer abhängig? Dies hätte die schwerwiegende Folge, daß der lange Aufenthalt in schwachen Strahlungsfeldern gleich bedenklich wäre, wie die kurzzeitige Einwirkung starker Strahlung.

Die Antwort auf diese Fragen fällt für verschiedene Frequenzbereiche unterschiedlich aus. Teilt man den Frequenzbereich hinsichtlich der biologischen Wirkungen auf, so ergeben sich zwei Hauptbereiche: ionisierende und nichtionisierende Strahlung.

Die *ionisierende Strahlung*: Bei dieser energiereichen Strahlung besitzt bereits die kleinstmögliche Strahlungsmenge, ein Strahlungsquant, genug Energie, um den chemischen Zustand eines Moleküls zu ändern. Es stellt sich daher nicht die Frage, ob überhaupt eine Schädigung möglich ist, sondern ob sie durch körpereigene Reparaturvorgänge behoben werden kann und wie wahrscheinlich daher ihre biologischen Konsequenzen sind: Dies führt dazu, daß eine Angabe von sicheren Schwellenwerten unterhalb denen keinerlei Schädigungen auftreten, nicht möglich ist und daher der Begriff des Risikos eingeführt werden muß. Die Maßnahmen zum Schutz vor übermäßiger Strahlung müssen sich daher auf Kosten-Risiko-Abschätzungen stützen.

Die *nichtionisierende Strahlung*: Hier besitzen die Strahlungsquanten weniger Energie, so daß biologische Wirkungen davon abhängen, wie viele Strahlenquanten pro Fläche gleichzeitig auftreten. Es existieren daher Schwellenwerte der Strahlungsintensität, unterhalb derer keine schädigenden Wirkungen möglich sind. Liegen die Intensitäten unterhalb dieser Schwellenwerte, bringt eine weitere Reduzierung keine zusätzliche Sicherheit. Die Festlegung von Grenzwerten richtet sich daher nach der Genauigkeit der Kenntnis der Schwellenwerte und der Streubreite der individuellen Empfindlichkeiten.

Grundsätzlich müssen jedoch biologische Wirkungen nicht in jedem Fall negativ zu bewerten sein: In der Medizin setzt man in verschiedensten therapeutischen Verfahren hochfrequente elektromagnetische Wellen und Infrarot, Laserlicht und UV-Strahlung ein.

Kapitel 1
Statische Elektrizität – Wollpullover und Gewitterwolken

Der zuckende Blitz am Gewitterhimmel läßt erahnen, welch gewaltige Kräfte in elektrischen Feldern der Erdatmosphäre frei werden können. Allerdings sind auch dann, wenn kein Gewitter aufzieht, elektrische Gleichfelder im freien Gelände vorhanden. Wohl jeder hat schon einmal erlebt, wie es funkt und knistert, wenn man einen Wollpullover schnell über den Kopf zieht. Die kleine Entladung ist ebenso harmlos wie das unangenehme »Elektrisieren«, das wir gelegentlich spüren, wenn wir über einen Teppich gehen und dann einen geerdeten Gegenstand anfassen. Aber welche Auswirkungen haben stärkere, technisch erzeugte Gleichfelder?

Das folgende Kapitel erläutert, was statische Elektrizität ist, wo natürliche und technisch erzeugte Felder auftreten und welche Gefahren und Vorsichtsmaßnahmen zu beachten sind.

1.1 Einige Grundbegriffe

Elektrische Felder sind allgegenwärtig. Sie treten immer auf, wenn elektrische Ladungen getrennt sind. Dies kann z. B. durch Reibung beim Gehen über einen Teppichboden oder beim Ausziehen eines Wollpullovers über frisch gewaschenes Haar erfolgen.

Es ist uns allen vertraut, daß ein Stein, der losgelassen wird, zur Erde fällt. Die Ursache dafür ist, daß sich zwei Massen, nämlich die Erde und der Stein, gegenseitig anziehen. Man kann dies physikalisch dadurch beschreiben, daß man sich die Erde von einem Kraftfeld umgeben denkt, das wir als Gravitationsfeld bezeichnen.

Ähnlich wie sich das Gravitationsfeld durch Kräfte bemerkbar macht, die auf Massen ausgeübt werden, äußert sich das elektrische Feld durch Kraftwirkungen auf elektrische Ladungen: Gleichnamige Ladungen stoßen sich ab, ungleichnamige Ladungen ziehen sich an. Im Gegensatz zur Wärmeverteilung, die durch Angabe von Zahlen, nämlich der Temperaturwerte, beschrieben werden kann, ist das elektrische Feld ein Kraftfeld, in dem die elektrische Feldstärke durch die Kraft angegeben wird, die auf eine elektrische Ladung ausgeübt wird. Zur Kennzeichnung der Feldstärke ist daher nicht der Betrag allein, sondern auch die Richtung der Kraft erforderlich.

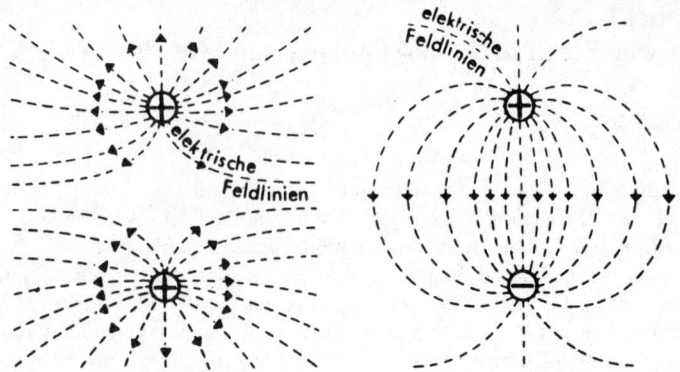

Abb. 2: Feldlinienbild elektrostatischer Felder zwischen zwei gleichnamigen (links) und ungleichnamigen Ladungen (rechts).

Die Einheit der *elektrischen Feldstärke* ist ein Volt pro Meter (V/m). Zwischen den aufgerichteten Messingzungen einer 4,5-Volt-Taschenlampenbatterie beträgt z. B. die elektrische Feldstärke ca. 150 V/m.

Die räumliche Verteilung des elektrischen Kraftfeldes läßt sich durch sogenannte *Feldlinienbilder* veranschaulichen, in denen der Verlauf der Feldlinien die Richtung und ihre Dichte den Betrag der elektrischen Feldstärke angeben. Man hat vereinbart, daß die elektrische Feldstärke von der positiven zur negativen Ladung gerichtet ist. (Siehe Abbildung 2.)

Im Gegensatz zu Magnetfeldlinien haben die elektrischen Feldlinien einen Anfang (die positive Ladung) und ein Ende (die negative Ladung). Man bezeichnet elektrische Felder daher als »Quellenfelder« und spricht davon, daß durch das elektrische Gleichfeld Ladungen »gebunden« werden.

Ähnlich wie beim Hochheben eines Steines Arbeit verrichtet werden muß und sich der Stein danach auf einem höheren (Energie-)Niveau befindet, ist auch zur Trennung von elektrischen Ladungen Arbeit erforderlich, so daß danach zwischen ihnen ein Potentialunterschied oder, was gleichbedeutend ist, eine *elektrische Spannung* besteht. Zusätzlich zu den Feldlinien können daher auch Linien eingezeichnet werden, die Punkte gleichen Potentials verbinden, sogenannte *Äquipotentiallinien* (siehe Abbildung 3).

Bringt man einen Körper in ein elektrisches Gleichfeld, werden seine Ladungsträger umverteilt. Obwohl sich dabei nach außen hin insgesamt die Summe der elektrischen Ladungen aufhebt, kommt es lokal an seiner Oberfläche teils zu einem Überschuß an positiven, teils an negativen Ladungen. Diese durch das elektrische Feld bewirkte Ladungsumvertei-

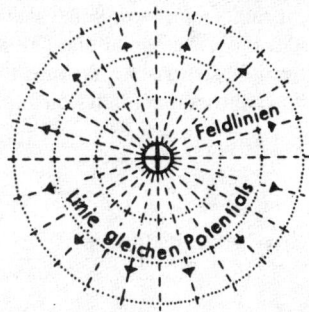

Abb. 3: Darstellung des elektrostatischen Feldes durch Feldlinien und Äquipotentiallinien.

lung wird als *Influenz* bezeichnet. Die Ladungsträger an der Oberfläche sind dabei durch das äußere elektrische Feld »gebunden« (siehe Abbildung 4).

Die Ladungsumverteilung erfolgt so lange, bis im Inneren des Körpers kein elektrisches Feld mehr auftritt. Im Außenraum hat sie jedoch zur Folge, daß das elektrische Feld gegenüber dem ungestörten Fall verzerrt ist.

Die Verzerrung des Feldes ist um so größer, je spitzer der leitende Körper ist. Es kommt dabei an der Spitze zu einer Erhöhung im Vergleich zur ungestörten Feldstärke. Dies wird z.B. beim Blitzableiter bewußt ausgenützt: Die große Felderhöhung an der Blitzableiterspitze soll den Blitz anziehen und damit das Einschlagen in ungeschützte Teile verhindern.

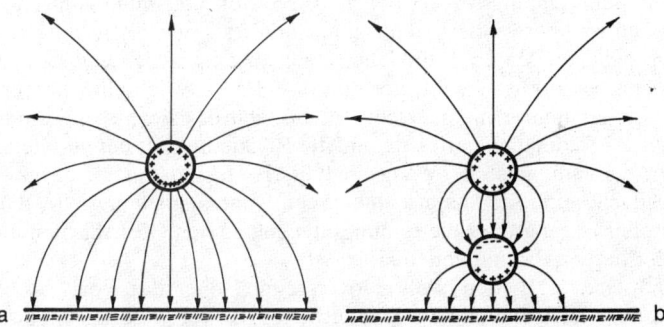

Abb. 4: Influenzwirkung. a: ungestörtes elektrostatisches Feld; b: Feldverzerrung und Ladungsumverteilung nach Einbringung eines isolierten leitenden Körpers.

Streng genommen spricht man von einem elektrostatischen Feld, wenn zwischen zwei oder mehreren geladenen Teilchen ein Potentialunterschied besteht, ohne daß elektrische Ströme fließen. Dabei werden auf ruhende elektrische Ladungen zeitlich konstante mechanische Kräfte ausgeübt.

1.2 Ursachen elektrostatischer Aufladungen

Alle Materialien sind aus positiv und negativ geladenen Teilchen aufgebaut, deren Ladungen sich in der Summe nach außen hin aufheben. Da die Dichte dieser Ladungsträger jedoch von Material zu Material verschieden ist, wandern an der Kontaktfläche verschiedener Materialien Ladungsträger vom Material größerer zu jenem kleinerer Ladungsträgerdichte. Damit werden beide Materialien elektrisch aufgeladen und es entsteht eine »Kontaktspannung«.

Wenn man nun die aufeinanderliegenden Materialien so schnell voneinander trennt, daß die Ladungsträger nicht wieder zurückwandern können, verbleiben Teilladungen auf den getrennten Materialien, z. B. auf einem Wollpullover und auf den Haaren. Da sich die auf den Haaren befindlichen (gleichnamigen) Ladungen gegenseitig abstoßen, richten sich die Haare auf und bleiben gesträubt, bis nach einiger Zeit wieder ein Ladungsausgleich stattgefunden hat. Der Ladungsausgleich dauert um so länger, je weniger leitfähige Anlagerungen sich auf den Haaren befinden. Aus diesem Grund ist das Haarsträuben an frisch gewaschenen Haaren besonders gut zu beobachten.

Das Knistern beim Ausziehen des Wollpullovers hat folgende Ursachen: Jeder Ladungsträger, der an der Berührungsstelle zum anderen Material hinüberwandert, fehlt zum Ladungsausgleich, so daß sich im ursprünglichen Material ein Überschuß an entgegengesetzt geladenen Teilchen bemerkbar macht, der nun das Hinüberwechseln weiterer Ladungsträger immer mehr erschwert, bis sich das Bestreben zum Ausgleich der Ladungsträgerdichte und die Rückhaltekraft der verbliebenen Überschußladungen die Waage halten. Es tritt damit an der Berührungsfläche eine sogenannte elektrische Kontaktspannung auf, die um so größer ist, je größer die Ladungsmengen an den Grenzflächen und je größer deren Abstand voneinander ist.

Zieht man z. B. den Wollpullover schnell über das Haar, so bleibt nicht nur die Aufladung zunächst erhalten, es vergrößert sich auch der Abstand der Grenzflächenladungen (z. B. von ursprünglich 10^{-10} m auf 10^{-2} m) um viele Größenordnungen. Damit steigt jedoch auch die Spannung im gleichen Ausmaß, so daß es schließlich zur Funkenentladung kommt, die man als Knistern hört und im Finstern auch sehen kann.

Die Aufladung ist um so leichter möglich, je kleiner die Rückwanderungsgeschwindigkeit der Ladungsträger ist. Aus diesem Grund entstehen Aufladungen immer dann, wenn wenigstens ein schlechter Leiter bei Trennvorgängen beteiligt ist.

Auch Gegenstände aus gleichen Stoffen können sich beim Trennen aufladen. Dies zeigt sich z. B. beim Abwickeln einer Plastikfolie von einer Rolle.

Die Ursache ist jedoch in diesem Fall die, daß auf schlecht leitenden Folien bereits bei der Produktion durch Reibungsvorgänge Oberflächenladungen entstehen. Im aufgerollten Zustand kompensieren sie sich und bleiben erhalten. Erst durch das Abrollen werden dann die Ladungen wieder getrennt, und die Spannung vergrößert sich wieder mit der Entfernung auf hohe Werte, bis es zur Funkenentladung kommt.

Elektrostatische Aufladungen treten als unerwünschte Begleiterscheinung in Produktionsbetrieben auf, wenn bei Ladungstrennvorgängen wenigstens ein schlecht leitender Stoff beteiligt ist.

Hohe Aufladungen und damit hohe elektrostatische Felder können entstehen durch

– Trennung fester Stoffe z. B. bei Produktion und Verarbeitung von Kunststoffolien, im Rotationsdruck, bei Förderbändern und Transmissionsriemenantrieben, bei Misch-, Zerkleinerungs- und Mahlvorgängen (z. B. in der Zementindustrie).

– Umgang mit staubförmigen Produkten z. B. beim Ausschütten aus Plastiksäcken, beim pneumatischen Fördern in Rohrleitungen.

– Gefügeänderungen durch mechanische Beanspruchung wie z. B. Dehnung, Stauchung oder Bruch schlecht leitender Stoffe; so können z. B. bei ungleicher Dehnung auf ein und derselben Kunststoffolie Ladungsbereiche ungleichen Vorzeichens entstehen.

– Umgang mit schlecht leitenden Flüssigkeiten z. B. bei der Herstellung und dem Transport von Mineralölprodukten.

– Strömen flüssiger Stoffe an Grenzflächen (z. B. Rohrleitungen, Filter) oder an anderen Flüssigkeiten, wobei eine Ladungstrennung erfolgen kann. Da bei Flüssigkeiten niedriger Leitfähigkeit (z. B. Benzin, Öl) der Ladungsausgleich erhebliche Zeit beanspruchen kann, können große Ladungsmengen entstehen. Diese erzeugen im Inneren von Behältern, besonders im flüssigkeitsfreien Raum, ein elektrisches Feld, dessen Stärke von der Behältergeometrie abhängt. Obwohl die Durchschlagsfestigkeit der Luft höher liegt, ist wegen der Feldstärkeerhöhung an den in der Regel vorhandenen Vorsprüngen und Einbauten mit elektrischen Entladungsfunken bereits bei mittleren Feldstärken von ca. 500 kV/m zu rechnen. Auch eine ausströmende Flüssigkeit erzeugt in der Umgebung des Strahles ein elektrisches Feld.

– Rühren und Mischen von aufladbaren Flüssigkeiten; insbesondere bei Dispersionen von Feststoffpartikeln können zum Teil sogar gefährliche Aufladungen entstehen.

– Verspritzen, wobei sich unabhängig von der Leitfähigkeit aufgeladene Nebel bilden können. Da die Tröpfchen durch das Trägergas sehr niedriger Leitfähigkeit (z. B. Luft) voneinander getrennt sind, treten auch bei hoher Leitfähigkeit Aufladungen auf (Wasserfallelektrizität). Beim Reinigen mit Wasserdampf können daher z. B. bei Tanks von mehr als 100 m³ Volumen gefährliche Aufladungen auftreten, ebenso beim elektrostatischen Lackieren.

– Sedimentation, wobei es in Emulsionen beim Absetzen der nicht mischbaren Bestandteile zur Ladungstrennung und damit zur Ausbildung starker elektrischer Felder (Sedimentationspotential) kommen kann. So sind zum Beispiel in einem Tank, wenn das Bodenwasser beim Füllen aufgewirbelt wird, oder beim Mischen und Behandeln von Mineralölprodukten mit wäßrigen Lösungen Sedimentationspotentiale zu erwarten. Da das Absetzen der Tröpfchen oder Partikel längere Zeit in Anspruch nimmt, kann auch nach Beendigung des Pumpvorganges Gefahr durch elektrostatische Entladungsfunken bestehen.

1.3 Elektrische Gleichfelder im Alltag

1.3.1 Das Schönwetterfeld der Erde

Die in der Natur auftretenden elektrischen Gleichfelder sind keineswegs konstant. Sie sind sowohl kurzfristig als auch über längere Perioden erheblichen zeitlichen Schwankungen ausgesetzt und sowohl kleinräumig als auch großräumig starken örtlichen Variationen unterworfen.

Aus diesem Grund ist die Angabe eines »Schönwetterfeldes« von 130 V/m seit jeher in der Praxis irrelevant: Je nach Aufenthaltsort, ob unter Bäumen oder auf einer Wiese, in Tälern oder auf Bergen, im Sommer oder Winter kann sich die Feldstärke des elektrischen Gleichfeldes der Erde von vernachlässigbar kleinen Werten bis zu einigen 100 V/m ändern und kurzzeitig, z. B. unter Gewitterwolken, sogar 20 kV/m erreichen.

Das elektrische Gleichfeld der Erde kommt folgendermaßen zustande: Zwischen Erdoberfläche und Ionosphäre, einer elektrisch gut leitenden atmosphärischen Schicht in einer Höhe von ca. 60 bis 80 km, besteht eine Spannung von ca. 200 bis 300 kV. Diese führt dazu, daß sich in der Atmosphäre ein elektrisches Gleichfeld und damit eine elektrische Feldstärke ausbildet.

Die elektrische Leitfähigkeit der Luft, die durch Ionisationsvorgänge, z.B. durch kosmische und radioaktive Strahlung, verursacht wird, würde jedoch ausreichen, diese Spannung innerhalb weniger Stunden auszugleichen, wenn sie nicht durch mehrere Generatoren aufrechterhalten würde. Man kann ausrechnen und findet dies auch durch das Experiment bestätigt, daß dauernd ein elektrischer »Leck«-Strom mit einer Dichte von ca. $2 \cdot 10^{-16}$ A/cm^2 auf die Erde fließt. Dies bedeutet für die gesamte Erde eine Stromstärke von ca. 1000 A. Die wichtigsten Vorgänge zur Aufrechterhaltung der Spannung zwischen Ionosphäre und Erdoberfläche sind dabei die vielen ständig auf der Erde herrschenden Gewitter: Im Mittel sind es weltweit ca. 1000 bis 2000 Gewitter gleichzeitig.

Die elektrische Feldstärke des Erdfeldes hängt von einer Reihe von Einflußfaktoren ab. Die wichtigsten sind die Form der Erdoberfläche, die Verteilung felderzeugender Ladungsträger und die elektrische Leitfähigkeit der Luft.

Form der Erdoberfläche

Alle leitfähigen Gebilde, die in den Bereich des elektrischen Feldes hineinragen, führen zu einer Verzerrung des Feldes: An Erhebungen zu einer Erhöhung und an Vertiefungen zu einer Verringerung der Feldstärke.

Großräumig wird die Feldstärke durch das Gelände bestimmt: Über Seen und Meeren ist sie geringer als an Land, z.B. im Sommer 126 V/m gegenüber 135 V/m an Land. Auf Bergen ist die Feldstärke erhöht, in engen Tälern hingegen kann sie vernachlässigbar klein sein.

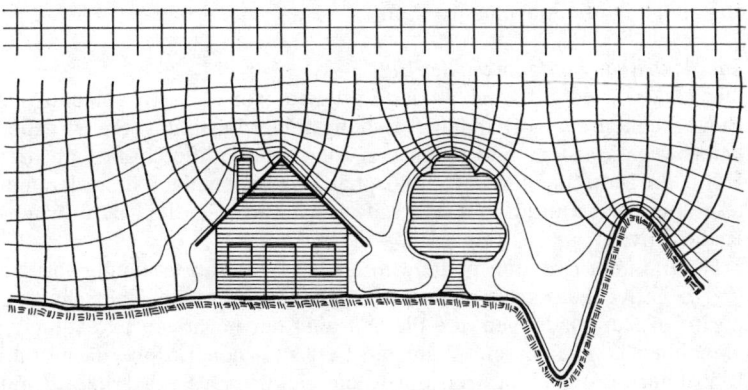

Abb. 5: Feldverzerrung an der Erdoberfläche.

Kleinräumig treten erhebliche Feldverzerrungen durch Bewuchs und Bebauung auf (siehe Abbildung 5). Im allgemeinen überwiegt dabei die abschirmende Wirkung: So ist z. b. die elektrische Feldstärke im Wald vernachlässigbar klein, aber auch einzeln stehende Bäume oder Masten verringern in ihrer Umgebung die Feldstärke erheblich. Darüber hinaus wird nicht nur der Betrag, sondern auch die Richtung der Feldstärke geändert. Da die Feldstärke auf leitfähigen Oberflächen senkrecht steht, ist z. B. an Hausmauern die vertikale Komponente Null.

Die Verteilung felderzeugender Ladungsträger
Weder die Ladungsmenge noch der Abstand der Ionosphäre von der Erdoberfläche sind konstant, so daß die elektrische Feldstärke von der geographischen Lage des Ortes abhängt. Darüber hinaus werden ihre zeitlichen Schwankungen vor allem durch die Einstrahlung und Aktivität der Sonne bestimmt. So liegt z. B. die tageszeitliche Schwankungsbreite bei ca. 40%.

Die jahreszeitliche Schwankungsbreite der Mittelwerte beträgt über 100%, z. B. von 130 V/m im Sommer auf ca. 270 V/m im Winter. Darüber hinaus ergeben sich noch periodische Änderungen im 11jährigen Zyklus der Sonnenfleckenaktivität und kurzzeitige Änderungen infolge von Sonneneruptionen. Zeichen der Änderungen der Ionosphäre sind auch Störungen und Reichweiteschwankungen im Funkverkehr und der Empfang ferner Radiostationen. An den Polen kann es beim Auftreten von Polarlicht zu Feldstärken bis zu einigen 10 kV/m kommen.

Elektrische Ladungsmengen befinden sich jedoch nicht nur in der Ionosphäre. Auch das Wetter spielt eine wichtige Rolle für die erdnahe Ladungsverteilung und damit die herrschende elektrische Feldstärke in Bodennähe. So können z. B. Wolkenformationen sowohl positive als auch negative Ladungen aufweisen.

Die elektrische Leitfähigkeit der Luft
Die elektrische Leitfähigkeit der Luft wird von der Anzahl und der Beweglichkeit der vorhandenen Ladungsträger bestimmt. Sie ist daher keineswegs konstant und hängt von folgenden Einflußgrößen ab: der Höhe der Luftschicht in der Atmosphäre, der Sonnenaktivität, den meteorologischen Einflüssen, der Luftverschmutzung, der (natürlichen) Radioaktivität.

Höhe: In der Erdatmosphäre werden durch Ionisation ständig positive und negative Ladungen erzeugt. Es gibt jedoch einen Überschuß an positiven Raumladungen, die die Wirkung der negativen Erdladungen allmählich kompensieren. Wäre die Luft zwischen Erdoberfläche und Ionosphäre raumladungsfrei, dürfte die elektrische Feldstärke nur mit dem Quadrat der Entfernung zum Erdmittelpunkt abnehmen. Tatsäch-

lich erfolgt die Abnahme im oberflächennahen Bereich viel schneller und beträgt z. B. in 12 km Höhe statt 0,4% bereits ca. 97%.
Die spezifische Leitfähigkeit der Luft beträgt in Bodennähe im Mittel ca. $1,5 \cdot 10^{-14}$ S/m. Mit zunehmender Höhe steigt dieser Wert rasch an und kann z. B. bis 3000 m Seehöhe zwischen dem Doppelten und Zehnfachen liegen.

Sonnenaktivität: Neben der kosmischen Strahlung hängt die Leitfähigkeit der Luft wesentlich von der Stärke der Sonneneinstrahlung ab, deren zeitliche Schwankungen nicht nur die Ionosphäre, sondern auch die Leitfähigkeit oberflächennaher Luftschichten beeinflussen.

Meteorologische Einflüsse: Meteorologische Einflüsse verändern die elektrische Leitfähigkeit und damit die elektrische Feldstärke vor allem aufgrund der unterschiedlichen Luftfeuchtigkeit. Allein schon Nebel führt aufgrund der niedrigen Leitfähigkeit und Ionenkonzentration zu erhöhten Feldstärken. In meteorologischen Störzonen sind eine Vielzahl von elektrischen Vorgängen wirksam, die Wolken und Niederschlagsteilchen aufladen und Raumladungen erzeugen. Die elektrische Feldstärke kann dann innerhalb kurzer Zeit, ja sogar in Sekundenbruchteilen über mehr als 2 Größenordnungen schwanken, wobei sich auch das Vorzeichen bzw. die Richtung umkehren kann.

Erfahrungsgemäß führen auch Niederschläge, also Regen, Schnee und Hagel, beträchtliche elektrische Ladungen mit sich. Bei Dauerregen sind diese gewöhnlich positiv, bei Gewitterböen und Schneefällen sowohl positiv als auch negativ. Während eines Gewitters können Spitzenwerte der elektrischen Feldstärke über dem 100fachen der Durchschnittswerte liegen und z. B. $\pm$ 20 kV/m betragen.

Neben diesen weitgehend homogenen Feldern können z. B. am Fußpunkt von Blitzen lokal so hohe Feldstärken auftreten, daß die Durchschlagsfestigkeit der Luft, die in der Größenordnung von 2 MV/m liegt, überschritten wird.

Luftverschmutzung: Die elektrische Leitfähigkeit der Luft nimmt mit zunehmender Luftverschmutzung ab. Dies kann eine Feldstärkenerhöhung um das ca. 4fache zur Folge haben.

(Natürliche) Radioaktivität: Die radioaktive Umgebungsstrahlung verursacht ebenfalls Änderungen der Ionisation der Luft. Sie weist räumliche Schwankungen bis zum 10fachen auf, die im wesentlichen durch die Beschaffenheit des Erdbodens bestimmt werden (vgl. Kapitel 7).

1.3.2 Personengebundene Felder

Eine wichtige natürliche Ursache von Aufladungsvorgängen und damit auch elektrischen Gleichfeldern sind unsere Bewegungen. Wenn wir

z. B. über einen Teppichboden gehen, bewirkt die große Reibung im Zusammenhang mit dem schlecht leitenden Boden besonders hohe Aufladungen. Diese tragen wir mit uns herum und können sie auch als »Spur« hinterlassen. Das Ausmaß und die Häufigkeit der Aufladungen werden durch folgende Faktoren beeinflußt:

- Die Art und Intensität unserer Bewegung.
- Die Bekleidung: Aufladungen werden durch schlecht leitende Materialien wie Kunstfasern oder Wolle und weite Kleidung begünstigt, die mehr Reibung verursacht als eng anliegende.
- Die Raumausstattung: Teppichböden sind, weil sie elektrostatische Aufladungen begünstigen, für häufig begangene Flure oder Arbeitsräume weniger geeignet als für Schlafzimmer. Das Baumaterial selbst spielt keine Rolle: Holz, Ziegel und Beton sind ausreichend leitfähig, um Aufladungen nicht zusätzlich zu begünstigen. Sie schirmen auch äußere Felder in gleicher Weise ab.
- Die Leitfähigkeit der Luft: Sie bestimmt mit, wie lange Aufladungen erhalten bleiben. Verrauchte Luft besitzt eine niedrige Leitfähigkeit und fördert daher Aufladungen.
- Die Ladungstrennung durch andere aufgeladene Teile (Influenz): Die Spannung von Personen gegen Erde liegt häufig bei einigen kV und kann sogar 10 kV erreichen. Beim Aufstehen aus einem Kunststoffsitz sind z. B. 10 kV üblich. In Körpernähe lassen sich dann Feldstärken messen, die selten unter 10 kV/m, meist sogar über 500 kV/m liegen.

Beim Umgang mit Kunststoffprodukten können darüber hinaus auch im Haushalt erhebliche Feldstärken entstehen: Beim Abreißen einer Schutzfolie von Lebensmittelpackungen lassen sich z. B. Feldstärken von einigen 100 kV/m messen.

Wegen ihrer großen Verbreitung und dem meist längeren Aufenthalt vor diesen Geräten sind auch Fernsehgeräte und Bildschirmterminals von Interesse: Soferne keine antistatischen Maßnahmen getroffen wurden, wie dies z. B. bei vielen Bildschirmterminals durch antistatische Oberflächenbeschichtung erfolgt, können erhebliche Gleichfelder auftreten, die jedoch mit der Entfernung stark abnehmen. Ihre Stärke hängt von der Helligkeit und dem Inhalt des Bildes ab. In 30 cm Entfernung wurden z. B. Feldstärken im Bereich von 300 bis 700 V/m gemessen.

1.3.3 Technisch erzeugte Felder

Bei der technischen Nutzung elektrischer Energie ist das Auftreten großräumiger elektrischer Gleichfelder auf wenige Anwendungsfälle beschränkt. Größere Bedeutung hingegen kommt den Aufladungen zu, die gerade am Arbeitsplatz, z. B. bei automatisierten Förder- und Antriebsmitteln, besondere vorbeugende Maßnahmen erforderlich machen können.

Bei der Energieübertragung
Hochspannungs-Gleichspannungs-Übertragungsleitungen (HGÜ) sind erst in wenigen Ländern installiert. Die höchsten Übertragungsspannungen liegen derzeit bei ca. 500 kV.

In Österreich gibt es derzeit nur eine kurze HGÜ-Strecke zur Ankopplung des osteuropäischen Verbundnetzes an das westeuropäische Versorgungsnetz (eine direkte Verbindung der Wechselspannungsnetze ist wegen der unterschiedlichen Anforderungen an die Spannungs- und Frequenzstabilität nicht möglich).

Die elektrischen Felder von HGÜ-Leitungen unterscheiden sich von jenen der Wechselstrom-Hochspannungsleitungen. Der Grund dafür liegt darin, daß es in den hohen Feldstärkebereichen in unmittelbarer Nähe der Leiterseile zur Ionisation von Luftmolekülen kommt. Im Gegensatz zu Wechselspannungsleitungen fehlt hier jedoch die Umkehrung der Wirkung in den aufeinanderfolgenden Schwingungshalbwellen, so daß sich um die Leiterseile der HGÜ Raumladungswolken ausbilden können. Dies bewirkt einerseits, daß die Feldstärken unter HGÜ-Leitungen erheblich höher sind als es theoretisch aufgrund der Leitergeometrie zu erwarten wäre. Statt der errechneten 11 kV/m wurden z. B. unter einer 500-kV-HGÜ unter dem positiven Pol 21 kV/m und z. unter dem negativen -16 kV/m gemessen. Andererseits können die erzeugten Raumladungswolken und damit auch die sie umgebenden elektrischen Felder durch den Wind über große Entfernungen verfrachtet werden, so daß die elektrische Feldstärke mit zunehmender Entfernung wesentlich langsamer abnimmt als bei Wechselspannungsleitungen. Während z. B. bei Wechselspannungsleitungen in einem seitlichen Abstand von 400 m die Feldstärken bereits unter 10 V/m liegen, wurden in dieser Entfernung von einer 500-kV-HGÜ noch 2 kV/m und selbst nach 800 m noch 1 kV/m gemessen.

Im öffentlichen Verkehr
Eine Reihe von öffentlichen Verkehrsmitteln wird mit Gleichspannung betrieben. Im schienengebundenen Nahverkehr (U-Bahn, Stadt- und Straßenbahn) werden überwiegend Fahrdrahtspannungen von $+ 600$ V eingesetzt. In Italien, Frankreich, Belgien, den Niederlanden, der ČSFR, Polen und in der Sowjetunion wird auch im Eisenbahnbetrieb Gleichspannung verwendet. Die Fahrdrahtspannungen betragen dabei 1,5 kV oder 3 kV, Versuche mit 6 kV sind bereits angelaufen.

Die elektrische Feldstärke unter dem Fahrdraht kann abgeschätzt werden. Für die Fahrdrahthöhe von 5,5 m erhält man bei einer Spannung von + 600 V eine Bodenfeldstärke von 28 V/m. Im ungestörten Feld ergibt sich auch in Kopfhöhe nur eine geringfügige Erhöhung auf 32 V/m. Die Feldstärken erhöhen sich proportional zur Fahrdrahtspannung, liegen jedoch selbst bei 6 kV nur bei maximal 320 V/m. Im Inneren des Fahrzeuges kann das Feld wegen des Faraday-Effektes vernachlässigt werden.

Am Arbeitsplatz
Elektrische Gleichfelder treten am Arbeitsplatz selten in großer Stärke auf. Selbst bei Lichtbogen- und Plasmaschmelzöfen oder Elektrolyseanlagen dominieren nicht die elektrischen, sondern die durch die hohen Ströme hervorgerufenen magnetostatischen Felder. Lediglich bei wenigen elektrischen Geräten wie z. B. Fotokopierern können elektrostatische Felder erzeugt werden, die höhere Feldstärken besitzen.

In speziellen Anlagen von Prüflaboratorien und Forschungsstätten können hohe elektrostatische Felder auftreten. In Hochspannungsprüfanlagen wird sogar die Durchschlagsgrenze der Luft überschritten. In der Regel sind jedoch Personen so hohen Feldstärken nicht direkt ausgesetzt.

1.4 Biologische Wirkungen statischer Elektrizität

Der menschliche Körper besteht aus verschiedenen Teilchen und Molekülen, die sich auch hinsichtlich ihrer elektrischen Ladung und Beweglichkeit unterscheiden. Dennoch ist seine elektrische Leitfähigkeit um den Faktor 10^{12} größer als die der Luft. Er kann daher trotz seiner Inhomogenität als gut leitend angesehen werden.

Diese Eigenschaft bedeutet sowohl einen Vorteil als auch einen Nachteil: Einerseits wird dadurch das Körperinnere vor dem Eindringen elektrischer Gleichfelder abgeschirmt, andererseits bewirkt sie, daß unser Körper ähnlich wie ein Blitzableiter das elektrische Feld verzerrt und an seiner Oberfläche höhere Feldstärken auftreten als im ungestörten Feld. Die Erhöhung hängt dabei nicht nur von der Form des Körpers, sondern auch von der Körperhaltung ab. In liegender Position ist sie (bei vertikal gerichtetem Feld) am geringsten und beträgt etwa das zweifache. In sitzender Position steigt die maximale Feldstärke am Kopf bereits auf das fünffache. Die größte Feldverzerrung tritt bei aufrechter Körperhaltung auf. Während sich im Bereich der Beine eine Erniedrigung der Feldstärke ergibt (Schattenwirkung) konzentriert sich das Feld am Kopf, so daß dort die Feldstärke das 15- bis 20fache des ungestörten

Feldes betragen kann. Beim Schwein beträgt die Feldstärkenerhöhung das 6- bis 7fache, bei Ratten etwa das 2- bis 3fache.

Bei der Behandlung biologischer Wirkungen elektrischer Gleichfelder wird im folgenden vom ungünstigsten Fall, nämlich vom im senkrechten Feld aufrecht stehenden Menschen ausgegangen. Dabei kann unterschieden werden zwischen

– direkten Wirkungen, die unmittelbar durch Wechselwirkung des elektrischen Feldes mit dem biologischen Objekt im oder am Körper auftreten, und
– indirekten Wirkungen, die erst durch sekundäre Folgeerscheinungen wie z.B. die Bildung von Ozon verursacht werden.

1.4.1 Direkte Wirkungen

Direkte Wirkungen an der Oberfläche des Körpers

Wirkungen elektrischer Gleichfelder auf der Körperoberfläche hängen von der Stärke der elektrischen Felder bzw. von der Aufladung ab. Als Wirkungen sind zu nennen das Haarsträuben (das spürbare Aufrichten der Haare), die Elektrisierungen (wahrnehmbare Funkenentladungen) und Blitzschlag.

Haarsträuben

Die Influenzwirkung des Feldes führt dazu, daß sich die Ladungsverteilung ändert und sich an Teilen der Körperoberfläche und den (schlecht leitenden) Haaren gleichnamige Ladungen ansammeln. Da sich diese jedoch gegenseitig abstoßen, werden Kräfte ausgeübt, die bei genügend hohen Feldstärken bzw. Aufladungen zum Aufrichten der Haare führen. Diese Bewegung wird über die Haarwurzeln und Haarzwiebeln zu den Berührungsrezeptoren der Kopfhaut übertragen und kann dazu führen, daß das elektrische Feld wahrgenommen wird. Dies ist z.B. in der Regel der Fall, wenn man den Handrücken in die Nähe des Bildschirmes des eingeschalteten Fernsehgerätes bringt oder wenn man sich mit einem Kunststoffkamm das besonders schlecht leitende frisch gewaschene Haar kämmt.

Die Wahrnehmbarkeitsschwelle ist individuell sehr verschieden und liegt bei Feldstärken (des ungestörten homogenen Feldes) von ca. 1 kV/m.

Elektrisierungen

Fast jeder hat schon einmal einen kurzen, stechenden Schmerz verspürt, wenn er z.B. aus einem Kunststoffsitz aufgestanden ist und eine Türklinke angefaßt hat. Diese Empfindung kann sehr intensiv sein, obwohl in der Regel nur geringe elektrische Ladungsmengen dafür verantwortlich sind.

Die Ursache dafür ist folgende: Werden getrennte elektrische Ladungen z. B. durch Annäherung (Funkenentladung) oder Berührung abgeführt, kommt es zu kurzzeitigen hohen Stromspitzen, die in der Regel über kleine Flächen aus dem Körper austreten bzw. in den Körper übergehen. Dadurch wirken an der Körperoberfläche lokal hohe Stromdichten, so daß bereits kleine Elektrizitätsmengen ausreichen, um biologische Wirkungen hervorzurufen. Diese können je nach dem Entladungsvorgang und den dabei wirksamen elektrischen Größen sogar zu einer Gefährdung von Personen führen. Wesentlich dabei ist die an der Entladung beteiligte Ladungsmenge. Diese hängt von der bei der Aufladung entstandenen elektrischen Spannung und von der Speicherfähigkeit des Körpers ab. Diese Eigenschaft, die mit dem Fachbegriff *Kapazität* bezeichnet wird, ist durch die Form, Größe und Lage des Körpers bestimmt.

Bei Entladungsvorgängen können daher vor allem zwei Fälle unterschieden werden:

Zum einen die Entladung einer aufgeladenen Person auf einen geerdeten Gegenstand, z. B. beim Ergreifen einer Türklinke nach dem Gehen über einen Teppichboden. Da die von Personen speicherbare Ladungsmenge begrenzt ist, stellt dies den unkritischen Fall dar. Die maximale Entladungsenergie liegt hier im Bereich von ca. 10 mJ (1 Joule = 1 Wattsekunde). Dabei ist höchstens mit einer unangenehmen Wahrnehmung, einem »Mikroschock«, zu rechnen. Dies wird häufig auch als »Elektrisierung« bezeichnet.

Ist man elektrostatisch aufgeladen, so kann die Entladung bis zu einigen Minuten dauern, wenn man keine geerdeten Gegenstände berührt. Dies bedeutet, daß man elektrische Ladungen über längere Entfernungen mitträgt und auch als »Spur« hinterlassen kann. Man spürt sie erst, wenn sie sich über einen geerdeten Gegenstand entladen.

Zum anderen ist es die Entladung von isolierten geladenen Objekten über geerdete Personen, z. B. von einem durch den Fahrtwind aufgeladenen Pkw auf den aussteigenden Fahrer. Da hierbei auch große Objekte, z. B. Fahrzeuge, Metalldächer usw. berücksichtigt werden müssen, können die dabei auftretenden Ladungsmengen so groß sein, daß eine Gefährdung von Personen nicht ausgeschlossen werden kann. So liegt z. B. die Entladungsenergie eines Busses bei der Entladung eines 20-kV/m-Gewitterfeldes im Bereich von 200 mJ knapp unterhalb der Gefährdungsgrenze.

Die biologischen Wirkungen von Funkenentladungen sind im allgemeinen von Person zu Person sehr verschieden und hängen auch wesentlich von dem Körperbereich ab, der von der Entladung betroffen ist.

Wegen der isolierenden Eigenschaften der Haut erfolgt eine Entladung bei Spannungen unter 500 bis 600 V nicht durch Entladungsfunken, sondern erst bei direktem Kontakt. Bei höheren Spannungen kommt es noch vor dem physischen Kontakt zu einer Funkenentladung. Diese elektrische Entladung nimmt man allerdings kaum als Vorgang wahr, weil man unmittelbar danach den jeweiligen Gegenstand anfaßt und diesen Kontakt spürt.

Je nach der Stärke der Entladung können folgende Bereiche unterschieden werden:

– Keine Wahrnehmung erfolgt unterhalb definierter, jedoch individuell verschiedener Schwellenwerte. Wegen der kurzen Einwirkungsdauer und der geringen Energiemengen treten auch keine biologischen Veränderungen auf.

– Wahrnehmungen, also Erregungen von Körperzellen, sind nur möglich, wenn die Reizstärke einen definierten Schwellenwert überschreitet (»Alles oder Nichts«-Gesetz). Sie werden umso intensiver, je stärker die Aufladung war, da dann umso mehr Zellen erregt werden können. Die Wahrnehmbarkeitsschwelle ist umso niedriger, je jünger die Personen sind, je zarter die Haut ist (Frauen sind empfindlicher als Männer, die Wange empfindlicher als die Handfläche), je dichter die Sinneszellen liegen (die Zungenspitze ist am empfindlichsten) und je besser die Haut durchblutet ist (in der Wärme mehr als in der Kälte).

Darüber hinaus ist die Wahrnehmbarkeitsschwelle auch von der Polarität der Spannung abhängig: Bei negativer Polarität ist die Wahrnehmbarkeitsschwelle um 20 bis 30% niedriger als bei positiver Polarität.

Bei Entladungen von Objekten kleinerer Kapazität, also auch bei direkter Entladung von Personen, wird die Wahrnehmbarkeitsschwelle nur von der an der Entladung beteiligten Ladungsmenge bestimmt. Sie liegt im Bereich von etwa 0,26 µC (ein Coulomb ist jene Ladungsmenge, die ein Strom von einem Ampere in einer Sekunde transportiert).

Bei der Entladung größerer Kapazitäten, also z.B. von Bussen, hängt die Wahrnehmbarkeitsschwelle näherungsweise von der Entladungsenergie ab. Sie liegt hier im Bereich von etwa 0,2 bis 1 mJ. (Siehe Abbildung 6.).

– Als unangenehme oder belästigende Elektrisierungen (Mikroschocks) werden Energien ab 2 bis 25 mJ empfunden. Solche Energien können bei der Entladung von Personen auf geerdete Gegenstände durchaus erreicht werden.

– Starke Schockwirkungen sind bei zehnfachen Energien ab etwa 250 mJ möglich. Diese Energie könnte z.B. unter ungünstigsten Bedingungen wirksam werden, wenn eine gut geerdete Person im Augenblick einer Blitzentladung, also beim Zusammenbruch eines Gewitterfeldes, einen Reisebus von außen berührt.

– Unmittelbare Gefährdungen sind etwa ab 1000 mJ anzunehmen, da hierbei ein Herzkammerflimmern nicht mehr ausgeschlossen werden kann. Auf alle Fälle sind solche Entladungen schmerzhaft. Sie können

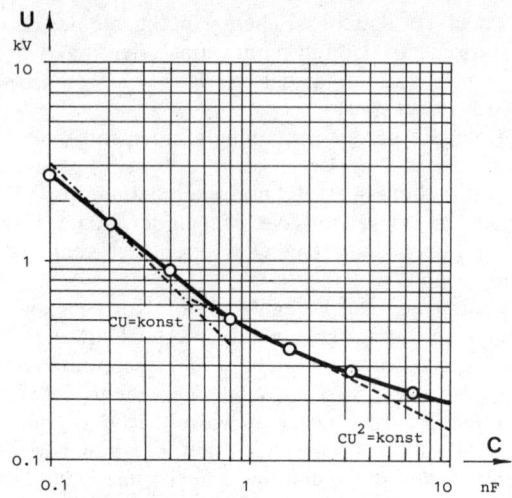

Abb. 6: Erforderliche Kondensatorspannung U als Funktion der Kapazität C des zu entladenden (Platten-)Kondensators für die Wahrnehmung von (Funken-)Entladungen auf die Fingerspitze (J. P. Reilly und W. D. Larkin, 1983) in doppelt-logarithmischer Darstellung.

z. B. bei automatisierten Abläufen, Transmissionsriemenantrieben und dergleichen auftreten, wenn keine geeigneten Gegenmaßnahmen getroffen wurden.

In Abhängigkeit von der Energie können folgende Richtwerte für die biologische Wirkung elektrostatischer Entladungen angegeben werden:

Wahrnehmungsschwelle bei einer Energie von 0,1 bis 1 mJ;
unangenehme Elektrisierung bei 2 bis 25 mJ;
leichte Schockwirkung, spürbar in den Fingern, bei 50 mJ;
mittlere Schockwirkung, spürbar im Handgelenk, bei 150 mJ;
ausgeprägte Schockwirkung, spürbar in den Gelenken, bei 200 mJ;
starke Schockwirkung, noch ungefährlich, bei 250 mJ;
Grenze der unmittelbaren Gefährdung bei 1000 mJ.

Manche Personen reagieren sehr empfindlich auf elektrostatische Entladungen. Je nach Raumausstattung und Bekleidung können diese sehr häufig auftreten und zu einer erheblichen Belästigung führen. (Maßnahmen zur Vermeidung von Entladungswirkungen siehe unter »Wissenswertes für die Praxis«, Seite 46.)

Blitzschlag
Nicht nur in der Vergangenheit stellten Gewitter eine große Gefahr für den Menschen dar. Auch heute sind sie, obwohl dies in einer städtischen

Umwelt meist weniger bewußt ist, eine große Gefahrenquelle geblieben. Waren es früher Segelschiffe, Pulvertürme und Kirchen, die durch Blitzschlag gefährdet waren, so sind es heute hochempfindliche elektronische Systeme, Computer, Signalanlagen, Kraftwerke und Flugzeuge.

Die Entstehung des Blitzes erklärt sich so: In dem turbulenten Luftstrom, dem sie in der Gewitterwolke ausgesetzt sind, werden die einzelnen Regentropfen beim Fallen zerblasen und in eine große Anzahl kleinster Tröpfchen zerrissen. Diese besitzen eine negative Ladung und werden vom Luftstrom mit nach oben genommen, während die größeren Teilchen der Wassertropfen mit positiver Ladung nach unten sinken (Lenard-Effekt).

Vereinigen sich mehrere kleine geladene Wassertröpfchen zu einem größeren, so hat dieser zwar das gleiche Volumen, jedoch eine kleinere Oberfläche. Bei einer Vereinigung von z. B. 8 Tröpfchen ergibt sich z. B. eine Verdopplung des Radius, jedoch gleichzeitig eine Halbierung der Oberfläche. Da damit die gleiche Ladungsmenge auf die halbe Oberfläche zusammengedrängt ist, verdoppelt sich dort die elektrische Feldstärke, die elektrische Spannung steigt sogar auf das Vierfache.

Durch derartige Vorgänge ist es daher erklärbar, daß es bei Gewitterregen in der Atmosphäre zu Spannungen von vielen Millionen Volt kommen kann, die sich dann in Form von Blitzen zwischen entgegengesetzt geladenen Wolken oder zwischen Wolke und Erdoberfläche ausgleichen.

Es können zwei verschiedene Arten von Blitzen unterschieden werden, die sich auch hinsichtlich ihrer Gefährlichkeit beim direkten Einschlag in Personen unterscheiden:

Wolke-Erde-Blitze sind durch starke aber kurzzeitige Blitzströme mit Spitzenwerten im Bereich zwischen 10 kA bis 500 kA charakterisiert. Gerade die hohen Stromstärken stellen jedoch beim Einschlag in Personen einen Schutz dar, da sie am Körperwiderstand einen so großen Spannungsabfall verursachen, daß sich entlang der Körperoberfläche ein Gleitlichtbogen ausbildet, noch bevor der Blitzstrom seinen Maximalwert erreicht hat. Der Lichtbogen verursacht zwar in der Regel Brandwunden auf der Haut, er schützt aber auch das Körperinnere, indem er den Großteil des Blitzstromes entlang der Körperoberfläche ableitet, so daß es nur mehr von geringen Strömen von wenigen Ampere durchflossen wird.

Erde-Wolke-Blitze sind seltener. Sie treten vor allem aus Bergspitzen oder hohen Türmen aus. Charakteristisch für sie sind relativ geringe, jedoch länger dauernde Ströme mit Spitzenwerten von ca. 100 A. Da sich hier kein schützender Gleitlichtbogen ausbildet, fließt der gesamte Strom durch den Körper und kann gravierende Schäden verursachen.

Nicht nur das direkte Einschlagen des Blitzes, auch die Begleiterscheinungen eines Blitzes können gefährlich sein. Für die Beurteilung der

Wirkungen eines Blitzes sind vor allem die Höhe und der zeitliche Verlauf des Blitzstromes maßgebend.

Da die starken Blitzströme selbst bei den kleinen Erdungswiderständen von Blitzableitern große Spannungsabfälle verursachen, kommt es zu einer *Potentialanhebung* der vom Blitzstrom durchflossenen Bereiche gegenüber der Umgebung. Dadurch kann es zu gefährlichen Überschlägen auf Teile kommen, die auf Erdpotential geblieben sind.

Selbst innerhalb von im allgemeinen als sicher anzusehenden Faraday-Käfigen kann es zu Überschlägen mit erheblichen Sekundärschäden kommen, wenn z. B. geerdete Leitungen in den Käfig führen, die nicht in den Potentialausgleich miteinbezogen sind (Faraday-Locheffekt). So ist z. B. ein Blitz nach dem Einschlagen in einen Baum von dessen Wurzeln auf die besser geerdete Blitzschutzanlage eines Öltanks einer Raffinerie übergesprungen. Dadurch wurde auch der Tank trotz seines guten Erdungswiderstandes im Potential angehoben. Das führte zu einem Funkenüberschlag auf eine in den Tank führende, gut geerdete Meßleitung, die auf Erdpotential geblieben war, da sie nicht in den Potentialausgleich miteinbezogen worden war. Der Funke verursachte eine Explosion des Kerosin-Luft-Gemisches mit erheblichem Sachschaden. Aus diesem Grund ist darauf zu achten, daß, wie in den Errichtungsvorschriften vorgesehen, tatsächlich alle geerdeten Leitungen von Hausinstallationen wie Schutzleiter, Wasserleitung, Heizungsrohre usw. miteinander und mit dem Erder verbunden sind (Potentialausgleich).

Durch den *Abspringeffekt*, bei dem sich ein Blitzstrahl vom getroffenen Objekt ablöst und auf ein nahes besser geerdetes Objekt überspringt, können auch Menschen, die ja als gut leitend anzusehen sind, gefährdet werden. Dies ist z. B. der Fall, wenn der Blitz nach Einschlag in einen Baum auf eine in der Nähe befindliche Person überspringt. Bei Ableitung des Blitzes zur Erde verteilt sich der Blitzstrom im Boden und verursacht um den Fußpunkt auf der Erdoberfläche Potentialdifferenzen, die von den Erdungsbedingungen des Blitzes bzw. der Leitfähigkeit des Bodens abhängen. Durch gehende, liegende oder schwimmende Personen können diese Spannungen abgegriffen werden (Schrittspannung), was ebenfalls eine Gefährdung zur Folge haben kann. (Hinweise zum richtigen Verhalten bei Gewitter siehe »Wissenswertes für die Praxis«, Seite 47.)

Wie eine Abschätzung zeigt, treten gefährliche Schrittspannungen jedoch nur bis zu etwa 100 m Entfernung vom Fußpunkt des Blitzschlages auf (siehe Abbildung 7).

Durch den Blitzstrom kann es auch zu starken Erwärmungen und z. B. zum Schmelzen von Metallen oder zur Entzündung von brennbaren Materialien kommen. Da die Erwärmung so rasch erfolgt, kommt es zu einer schnellen Ausdehnung der Materialien und damit zu erheblichen

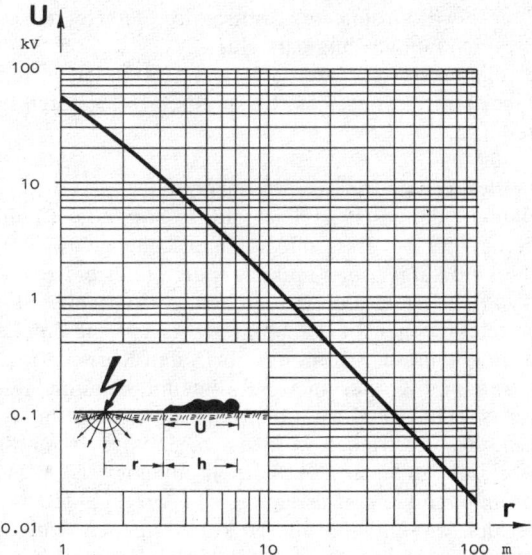

Abb. 7: Theoretisch abgeschätzte Spannung an einer liegenden 1,8 m großen Person in doppelt-logarithmischer Darstellung.

Kraftwirkungen, so daß Baumstämme gespalten und Mauern gesprengt werden können.

Weil die Einwirkungszeit nur sehr kurz ist, muß aber selbst ein direkter Blitzeinschlag auf den Menschen nicht tödlich wirken. Es wurde berichtet über meist reversible Lähmungen, vor allem der Arme und Beine, Atemstillstand, Gehör- und Sehstörungen, Strommarken und Verbrennungen, vor allem an der Ein- und Austrittsstelle, Gehirnschädigungen, Bewußtlosigkeit, Schockwirkung, die gefährlich sein kann, Herzkammerflimmern bzw. nur langsam reversible Herzschädigungen.

Die Gefährdung liegt vor allem im Auftreten von Herzkammerflimmern. Obwohl die Gefährdungsschwelle von 1 bis 100 J beim direkten Blitzschlag um viele Größenordnungen überschritten wird, kann das Herzkammerflimmern nur dann ausgelöst werden, wenn der Blitzschlag in die relative Refraktärzeit der Herzperiode fällt. Dies ist jener Zeitabschnitt, in dem nach der Erregung des Herzmuskels der Ausgangszustand der Zellen zwar nicht wieder erreicht wurde, die Zellen jedoch bei genügend großer Reizstärke vorzeitig wieder erregt werden können, so daß der koordinierte Ablauf der Erregungsausbreitung im Herzmuskel gestört werden würde.

Außerhalb der relativen Refraktärzeit löst der Stromstoß lediglich eine zusätzliche (koordinierte) Kontraktion des Herzens aus (Extrasystole), die keine Gefährdung darstellt.

Da die relative Refraktärzeit etwa ein Drittel der Periodendauer des Herzschlages beträgt, liegt das Risiko eines Todes durch Herzkammerflimmern bei ca. 30%.

Direkte Wirkungen im Inneren des Körpers

Betritt man ein elektrisches Gleichfeld, so kommt es zu einer Ladungsumverteilung, die bewirkt, daß im menschlichen Körper das äußere elektrische Feld aufgehoben und das Innere feldfrei wird. Lediglich wegen der zwar geringen, jedoch bestehenden Leitfähigkeit der Luft fließen im luftelektrischen Feld Ladungsträger entlang der Feldlinien und bilden somit einen Leckstrom, der durch den Körper zur Erde abfließt. Dadurch treten im Körperinneren Ströme und Spannungsabfälle auf.

Spannungsabfälle im Körperinneren können auch durch eine elektrische Feldstärke beschrieben werden. Da sie vom Verhältnis der Leitfähigkeit der Luft zu jener des Körpers abhängt, ist sie um 10 bis 12 Größenordnungen kleiner als jene des äußeren Feldes und kann daher gegenüber den wesentlich größeren körpereigenen Feldern vernachlässigt werden: Die elektrische Leitfähigkeit schützt also auch in dieser Hinsicht.

Hinsichtlich biologischer Wirkungen wären daher allenfalls die Wirkungen des (dauernd fließenden) *Leckstromes* zu diskutieren. Ähnlich wie bei Funkenentladungen (Elektrisierungen) sind dabei zwei Fälle zu unterscheiden.

Erstens: Der Fall der frei stehenden Person (direkte Durchströmung): Hier ist die Anzahl der auf der Person mündenden Feldlinien und damit der Leckstrom begrenzt. Er ist selbst bei extrem hohen Feldstärken vernachlässigbar klein (siehe Abbildung 8).

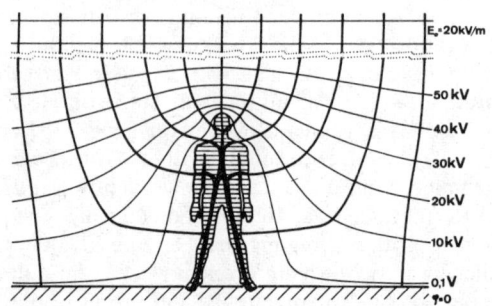

Abb. 8: Feldverzerrung durch eine frei stehende Person: Jede am Körper mündende Strom- bzw. Feldlinie trägt zum Gesamtstrom bei (direkte Durchströmung).

Exkurs: Biologische Wirkungen des Gleichstromes

Die Untersuchungen der Wirkungen von elektrischen Gleichströmen beruhen auf Ergebnissen bei Durchströmung nach dem direkten Kontakt mit spannungsführenden Teilen. Sie können jedoch auch zur Abschätzung der Bedeutung der von elektrostatischen Feldern verursachten Durchströmung herangezogen werden.

Biologische Wirkungen von Gleichströmen werden in der Medizin in Form der Reizstromtherapie und zur transkutanen Medikamentengabe ausgenützt.

Da eine Reizung von Zellen nur durch eine genügend schnelle und ausreichend starke Änderung ihres elektrischen Zustandes erreicht wird, führt das Fließen des Gleichstromes außer am Beginn und am Ende zu keiner Erregung. Je nach Stromrichtung und -stärke kann dort die Erregbarkeit von Zellen erhöht oder erniedrigt werden.

Dabei kommt es auf der kathodischen Seite zu einer Depolarisation, die zunächst die Erregbarkeit erhöht, mit steigender Stromstärke ein Maximum durchläuft und schließlich zur Unerregbarkeit, dem sogenannten »kathodischen Block«, führen kann.

Auf der anodischen Seite kommt es mit zunehmender Stromstärke zu einer steigenden Verringerung der Erregbarkeit der Zellen. Mit zunehmender Stromstärke kommt es zunächst zur Wahrnehmung, gefolgt von immer intensiver werdenden Schmerzempfindungen bis schließlich das Herzkammerflimmern einsetzt und damit die akute Lebensgefahr beginnt.

Darüber hinaus ist das Fließen von Gleichstrom mit einem Transport von Ladungsträgern verbunden. Genügend große Stromstärken verursachen an den Elektroden elektrochemische Wirkungen, für die das Produkt aus Einwirkungsdauer und Stromstärke maßgebend ist.

Die biologischen Wirkungen hängen dabei ab von der herrschenden Stromdichte, der Einwirkungsdauer, den Durchströmungsbedingungen (Richtung, Kontaktfläche, Stromweg), der Versuchsperson: Frauen erweisen sich im Mittel als etwa doppelt so empfindlich wie Männer, Kinder zeigen je nach ihrem Alter eine noch höhere Empfindlichkeit, außerdem gibt es individuelle Schwankungen von Person zu Person.

Die Wahrnehmungsgrenze liegt bei erwachsenen Männern bei 0,5 % der Personen bei 1 mA, hingegen nehmen 10 % der Personen erst Stromstärken ab 3 mA wahr, während selbst 7 mA noch immer von ca. 10% der Personen nicht wahrgenommen werden.

Auch bei größeren Stromstärken kommt es zu keiner ausgeprägten Verkrampfung, die ein selbständiges Loslassen der spannungsführenden Teile verhindern würde. Es gibt also bei Gleichstrom keine eigentliche Loslaßschwelle. Aufgrund der starken Schmerzen beim Ein- und Ausschalten lehnen es jedoch Versuchspersonen ab Stromstärken in der Größenordnung von ca. 100 mA ab, den Versuch fortzuführen.

In den USA wird ein »Taser«, ein mit einer 9-V-Batterie versorgtes Gerät zur Selbstverteidigung und für den Polizeieinsatz verwendet, bei dem eine Gleichspannung von 50 kV erzeugt wird: Auf Knopfdruck werden zwei mit Widerhaken versehene Pfeile ausgesendet, die auf den Körper von Personen gerichtet sind und mit dünnen Kabeln mit dem Gerät verbunden bleiben. Durch den Getroffenen fließt sodann kurzzeitig ein hoher Gleichstromimpuls. Nach 3 bis 5 Sekunden ist die Person 20 bis 30 Sekunden gelähmt. In Österreich sind nach dem geltenden Waffengesetz derartige Geräte verboten.

In Abhängigkeit von der Stromstärke kann folgende Empfindungsskala für die biologische Wirkung des Gleichstroms gegeben werden:

keine Wahrnehmung bei einer Stromstärke unter 1 mA;

leichtes Kribbeln an den Kontaktflächen bei 1 bis 10 mA;

beim Ein- und Ausschalten Schmerzen in den Gelenken, Loslassen immer möglich bei 10 bis 50 mA;

Schmerz-, Wärme- und Druckgefühl in Armen und Beinen, Reizleitungsstörungen möglich, Loslassen immer möglich bei 50 bis 150 mA;

schlagartige Muskelreaktion, aber meist keine Verkrampfung, Bewußtlosigkeit, bei längerer Einwirkungsdauer Strommarken und Verbrennungen, Gefahr des Herzkammerflimmerns bei Längsdurchströmung bei einer Stromstärke von über 150 mA.

Zweitens: Der Fall der Berührung großer Objekte (indirekte Durchströmung): In diesem Fall fließt unter ungünstigsten Annahmen auch der vom Objekt erfaßte Leckstrom über die Person ab. Damit können sich zwar gegenüber dem ersten Fall bis zu 1000fach höhere Werte ergeben, selbst dann jedoch liegen diese unter ungünstigsten Annahmen noch um mehrere Größenordnungen unter der Wahrnehmungsschwelle und können daher ebenfalls vernachlässigt werden.

Zusammenfassend kann daher festgestellt werden, daß eine direkte Wirkung elektrischer Gleichfelder im Körperinneren vernachlässigt werden kann.

Vertiefende Information: Dauerstrom durch den Körper
In einem elektrischen Feld werden auf Ladungen Kräfte ausgeübt, die bewirken, daß sich Ladungsträger entlang der Feldlinien zur ungleichnamigen Ladung (Gegenpol) bewegen, so daß es zum Fließen eines elektrischen Stromes kommt, dessen Dichte S von der Leitfähigkeit $\varkappa$ des Mediums und der herrschenden Feldstärke E abhängt: $S = \varkappa\, E$.

Die Leitfähigkeit $\varkappa$ der Luft ist zwar gering, sie führt jedoch dennoch dazu, daß in einem elektrischen Gleichfeld ein Dauerstrom entlang der Feldlinien auftritt und auch über geerdete Objekte zur Erde abfließt. Die Größe des über ein Objekt fließenden Dauerstromes hängt davon ab, wie viele Feldlinien (und damit Stromlinien) auf ihm münden.

Kennt man die Stromdichte im homogenen Feldbereich und die Einzugsfläche, also jene Fläche im homogenen Feldbereich, die alle auf dem Objekt mündenden Feldlinien umfaßt, so ergibt sich der Gesamtstrom durch das Objekt mit der ungestörten Feldstärke in Luft E_o zu

$$I_D = S \cdot A_E = \varkappa_o E_o \cdot A_E = 5 \cdot 10^{-11} \text{ A pro kV/m}$$

Da nicht alle Stromlinien bereits am Kopf münden, nimmt der Dauerstrom vom Kopf zu den Füßen hin zu. Dies kann durch einen Faktor g berücksichtigt werden, der im Herzbereich ca. 0,63 beträgt. Im Körperinneren verteilt sich der Strom näherungsweise gleichmäßig über den Querschnitt, so daß die intrakorporale Stromdichte durch Division des Dauerstromes durch die Körperquerschnittsfläche A_K ermittelt werden kann. Die durch sie im Körperinneren hervorgerufene elektrische Feldstärke kann wiederum mit dem allgemeinen Ohmschen Gesetz ermittelt werden, so daß man schließlich mit der Leitfähigkeit des Körpers $\varkappa_K$ erhält:

$$E_i = g \cdot \frac{\varkappa_o}{\varkappa_k} \frac{A_E}{A_K} E.$$

Die intrakorporale Feldstärke ist um so größer, je kleiner die Körperquerschnittsfläche ist. Da jedoch das Verhältnis der Leitwerte in einer Größenordnung von 10^{-13} liegt, ist die intrakorporale Feldstärke auch bei starken äußeren Feldern vernachlässigbar klein.

So ergibt die Abschätzung für den Thoraxbereich mit g = 0,63, einem Leitwert von 0,2 S/m und einem Durchmesser $d_K = 25$ cm eine intrakorporale Feldstärke von $E_i = 3$ nV/m pro kV/m äußerer Feldstärke. Selbst im ungünstigsten Fall der Fußgelenke mit g = 1 und $d_K = 8$ cm liegt die intrakorporale Feldstärke nur um das ca. 10fache höher bei 50 nV/m pro kV/m äußerer Feldstärke.

Das bedeutet, daß die intrakorporale Feldstärke um etwa 10 bis 12 Größenordnungen kleiner ist als die (ungestörte) äußere Feldstärke. Bei Berührung fließt ein Teil, im ungünstigsten Fall nahezu der gesamte vom Objekt erfaßte Dauerstrom, über die geerdete Person ab. So liegt z. B. der Dauerstrom von Pkw, deren Einzugsfläche im Bereich von $A_E = 50\ m^2$ liegt, bei $5 \cdot 10^{-10}$ A pro kV/m und selbst bei der unrealistischen Annahme der Berührung eines 50×20 m großen Metalldaches einer 5 m hohen Lagerhalle mit einer Einzugsfläche von $A_E = 1800\ m^2$ durch eine über eine metallische Leiter gut geerdete Person beträgt der Dauerstrom nur $1,8 \cdot 10^{-8}$ A pro kV/m und liegt damit selbst hier noch um ca. 5 Größenordnungen unter der Wahrnehmbarkeitsschwelle.

1.4.2 Indirekte Wirkungen

Als indirekte Wirkungen elektrostatischer Felder sollen hier Wirkungen verstanden werden, die Menschen beeinflussen oder sogar gefährden könnten, jedoch nicht auf eine direkte Wechselwirkung mit dem Organismus zurückzuführen sind. Dazu zählen vor allem Brände und Explosionen, Beeinflussung der Luft und Störungen elektronischer Geräte.

Brände und Explosionen
Die Hauptgefahr elektrostatischer Aufladungen liegt in den Entladungsvorgängen, die explosionsfähige Gemische von Gasen, Dämpfen, Nebeln und Stäuben mit Luft entzünden können. Alle brennbaren Stoffe können zur Explosion gebracht werden, wenn folgende drei Faktoren gleichzeitig in ausreichendem Maße vorhanden sind: der brennbare Stoff, Sauerstoff und Zündenergie.

Erläuterung zum Sauerstoff: Nur wenige Stoffe wie z. B. Azetylen oder Äthylenoxid können auch ohne Sauerstoff explosiv zerfallen.

Erläuterungen zur Zündenergie: Die Mindestzündenergie hängt nicht nur vom Stoff selbst, sondern auch von seinem Mischungsverhältnis mit Sauerstoff, der Temperatur und dem Luftdruck ab. Besonders leicht entzündbar sind Gas-Sauerstoff-Gemische mit kleinsten Mindestzündenergien im Bereich von 1 µJ. Bei Gas-Luft-Gemischen ist die erforderliche Energie immerhin bereits etwa um den Faktor 10 bis 100 höher. Am schwersten entzündbar sind Staub-Luft-Gemische mit Zündenergien im Bereich von 10 mJ die unter ungünstigsten Bedingungen bei direkter Entladung frei werden können. Selbst Holz, das normalerweise ein ungefährliches Material ist, kann leicht explodieren, wenn es als feiner Staub in der Luft schwebt.

Ist jedoch einer der drei Faktoren nicht in ausreichendem Maß vorhanden, ist die Gefahr gebannt.

Wie bereits gezeigt wurde, kann die mögliche Entladungsenergie bereits bei direkter Entladung wesentlich über der Mindestzündenergie explosibler Gemische liegen. In explosionsgefährdeten Bereichen sind daher Maßnahmen zur Verhinderung elektrostatischer Aufladungen erforderlich.

Sieht man vom Sonderfall der Nebel und Stäube ab, ist die Beteiligung nicht geerdeter leitfähiger Teile oder schlecht leitender Gegenstände Voraussetzung für elektrostatische Aufladungen.

Maßnahmen zum Schutz gegen elektrostatische Aufladungen umfassen daher erstens die Verhinderung der Aufladung durch Erdung leitfähiger Teile (so können z. B. Autos durch Erdungslaschen aus leitfähigem Gummi geerdet werden, um die während der Fahrt durch Reibung entstandenen Ladungen abzuführen) sowie die Erhöhung der Leitfähigkeit schlecht leitender Gegenstände (z. B. durch einen wenigstens 30%igen Anteil an Baumwolle oder naturbelassener Viskose in der Bekleidung). Eine weitere Maßnahme ist die Begrenzung der Aufladung z. B. durch konstruktive Maßnahmen wie die Verringerung der Abmessungen aufladbarer Gegenstände.

Beeinflussung der Luft

Die geringe, doch vorhandene Leitfähigkeit der Luft kommt dadurch zustande, daß sie elektrisch geladene Teilchen (Atome, Moleküle oder Molekülaggregate) enthält. Diese Ionen sind selbst Quellen elektrischer Felder, die sich einem bestehenden Feld überlagern und zum Teil erhebliche Feldverzerrungen bewirken können. Darüber hinaus werden auf sie auch Kräfte ausgeübt, deren Richtung vom Vorzeichen ihrer Ladung und der Richtung des Feldstärkevektors abhängt. Die Änderung der Luftionenverteilung durch äußere Felder wird daher davon bestimmt, wie leicht sich die Ionen durch elektrische Felder bewegen lassen.

Die Frage, wie weit eine Änderung der Ionenverteilung überhaupt für den Menschen relevant ist, kann nur beantwortet werden, wenn man weiß, ob und wie Luftionen den Menschen beeinflussen können. Die vorhandenen experimentellen Untersuchungen haben dabei aufgrund ihrer Widersprüchlichkeit oft mehr zur Verunsicherung als zur Klärung beigetragen.

Bei der Ionisation der Luft entstehen zunächst positiv geladene Moleküle und (negativ geladene) Elektronen. Beide entwickeln sich bereits nach extrem kurzer Zeit durch Anlagerung an andere Gas- oder Wassermoleküle in hoch bewegliche Kleinionen, die bereits innerhalb weniger Sekunden durch weitere Anlagerung von Molekülen zu Großionen und schließlich zu noch größeren Teilchen, Aerosolen, werden. Mit zunehmender Größe der geladenen Teilchen nimmt ihre Beweglichkeit ab.

Der Alterungsprozeß der Luftionen verläuft um so schneller, je mehr Partikel in der Luft enthalten sind, also je größer die Luftverunreinigung ist. Da die elektrische Leitfähigkeit der Luft dem Gehalt an (beweglichchen) Kleinionen proportional ist, ist sie auch ein Maß für die Luftverschmutzung.

Die Konzentration der Luftionen ist sowohl im Inneren von Räumen als auch im Freien starken Schwankungen unterworfen und wird durch das Wechselspiel zwischen Ionisations- und Rekombinationsvorgängen bestimmt.

Im Freien liegt die Kleinionenkonzentration in sauberer Luft bei ca. $1,5 \cdot 10^3$ bis $4 \cdot 10^3$ Ionen pro cm^3 und nimmt in verunreinigter Luft stark ab. Selbst in der Nähe von Wasserfällen steigt die Kleinionenkonzentration nur auf das ca. 10fache an.

In Räumen liegen die gemessenen Ionenkonzentrationen ähnlich wie im Freien. Wenn sich keine Personen im Raum aufhalten und der Luftwechsel gering ist, ist die Kleinionenkonzentration maximal und liegt bei ca. 10^3 bis $2 \cdot 10^3$ Ionen pro cm^3. Mit zunehmendem Staubgehalt z.B. infolge der Aufwirbelung bei Bewegung von Personen kommt es zu einer Abnahme, die besonders drastisch ist, wenn geraucht wird: Bereits kurz nach Anzünden einer einzigen Zigarette sinkt die Kleinionenkonzentration im Raum um den Faktor 10 bis 100 und kehrt nach Beendigung des Rauchens nur langsam zum Ausgangswert zurück.

Über die Wirkung von Kleinionen auf den Menschen existiert eine Reihe von Untersuchungen. Die Arbeiten sind dabei von unterschiedlicher Qualität, sowohl was die Sorgfalt der Versuchsdurchführung als

Exkurs: Entstehung und Wirkung von Ozon

Ozon (O_3) entsteht in etwa 50 km Höhe über dem Erdboden vorwiegend unter der Einwirkung kurzwelliger UV-Strahlung. Da die Moleküle schwerer sind als Luft, sinken sie ab und werden erst in ca. 20 km in einem Schwebezustand gehalten, der jedoch durch witterungsbedingte Kräfte gestört werden kann.

In Bodennähe ergibt sich eine mittlere Konzentration zwischen 0,02 ppm (parts per million) im Sommer und ca. 0,05 ppm im Winter, wobei bei turbulenten Luftströmungen höhere Werte auftreten als bei stabiler Luftschichtung.

Darüber hinaus entsteht Ozon auch bei elektrischen Entladungsvorgängen. Dies nicht nur in der Natur bei Blitzentladungen, sondern auch bei technischen Anwendungen der Elektrizität, wenn es in Bereichen zu hoher Feldstärke, z.B. an der Oberfläche von Hochspannungsfreileitungen zu Funkenentladungen kommt. Auch das Lichtbogenschweißen verursacht intensive UV-Strahlung und Ozon.

In höheren Konzentrationen ist Ozon aufgrund seines Geruches wahrnehmbar. Zu hohe Konzentrationen verursachen toxische Wirkungen bis hin zum Tod durch Schädigung der Lunge (Lungenödem). In Abhängigkeit der Konzentration können folgende Richtwerte für biologische Wirkungen angegeben werden:

Geruchsschwelle bei einem Ozongehalt von 0,01 ppm;

leichte Reizung der Atemwege bei 0,05 bis 0,1 ppm;

ernste Atembeschwerden bei 0,5 bis 1 ppm;

Lungenödem nach einigen Stunden bei 4 bis 5 ppm;

Desinfektion bei 10 000 ppm;

Die hohe Oxidationsfähigkeit des Ozons führt zu einem Abbau von in der Luft enthaltenen Geruchsstoffen wie Schweiß, Tabakrauch und damit zu einer desodorierenden Wirkung.

Da Ozon direkt oder durch Auslösung bzw. Förderung chemischer Reaktionsketten toxisch wirken kann, wurde die maximal zulässige Konzentration am Arbeitsplatz begrenzt. Der MAK-Wert für Ozon wurde auf 0,1 ppm festgesetzt.

auch die Auswertung der Resultate und Schlußfolgerungen anlangt. Die Ergebnisse sind widersprüchlich und oft von derselben Arbeitsgruppe nicht reproduzierbar. Wenn überhaupt Veränderungen festgestellt werden konnten, überwiegen jedoch positive Berichte über die Auswirkungen von Kleinionen.

Die Widersprüchlichkeit der Ergebnisse ist ein Hinweis darauf, daß Ionen nicht als einzige Einflußfaktoren in Frage kommen. So sind z. B. noch, wie im folgenden dargestellt, weitere Faktoren zu beachten.

a) Wirkungen elektrostatischer Felder: Bei den üblicherweise verwendeten Ionenkonzentrationen können erhebliche elektrostatische Feldstärken auftreten, die sowohl zeitlichen als auch örtlichen Schwankungen unterliegen. Die möglichen Feldstärken liegen bei 5 bis 10 kV/m. Im Tierversuch können sie infolge der Kraftwirkungen auf die Haare, besonders auf die Tasthaare, indirekt zur Wahrnehmung der Ionisation und zu damit verbundenen Reaktionen wie z. B. gesteigerte Aufmerksamkeit, erhöhte Unruhe und Streßreaktionen führen.

b) Mikroschocks: Die Anlagerung von Ionen kann elektrostatische Aufladungen verursachen. Wird das elektrostatische Feld durch einen überspringenden Funken wieder abgebaut, kann es zu unangenehmen Schmerzempfindungen, sogenannten Mikroschocks, kommen. Dadurch kann sogar das Verhalten von Versuchstieren verändert werden: Wenn dies z. B. immer beim Trinken auftritt, wird der Wasserverbrauch eingeschränkt werden. Dadurch können auch Veränderungen der Blutwerte eintreten.

c) Unterschiedliche Luftqualität bei verschiedenen Versuchsgruppen.

d) Wirkungen chemischer Reaktionsprodukte, z. B. von Ozon, das bei der Ionisation durch elektrische Ionisatoren gebildet wird, können irrtümlich den Ionen zugeschrieben werden.

e) Schließlich rechtfertigt die Korrelation, also die Gleichzeitigkeit des Auftretens, noch nicht den Schluß auf eine direkte Wechselwirkung der Ionen mit dem Organismus.

Um eine biologische Wirkung hervorrufen zu können, wäre es erforderlich, daß Luftionen mit dem Körper in Wechselwirkung treten. Dies könnte zum einen durch Anlagerung an die Hautoberfläche geschehen: Wie bereits besprochen, wird bei Anlagerung von Luftionen die Ladung durch Rekombination ausgeglichen. Dies führt bei kontinuierlichem Ionenzustrom zum Fließen eines Rekombinations-Dauerstromes, der selbst bei extrem hohen Ionenkonzentrationen unter HGÜ-Leitungen vernachlässigbar klein ist.

Zum anderen könnte eine Wechselwirkung durch Inhalation erreicht werden: Die eingeatmete Luft gelangt über Nase, Rachen, Luftröhre in die Bronchien und Alveolen der Lunge. Die Ionendosen, denen die Gewebe dabei ausgesetzt werden, sind entlang der Atemwege sehr verschieden: Von den aktiven Kleinionen werden bereits in der Nasenschleimhaut ca. 31%, im Rachen 3,5% und der Luftröhre 6% absorbiert. In den Bronchien verbleiben 47%. Der das Alveolarsystem erreichende Teil der Kleinionen ist wesentlich kleiner als 1%.

Die Konzentration von Luftionen ist im allgemeinen sehr gering. Be-

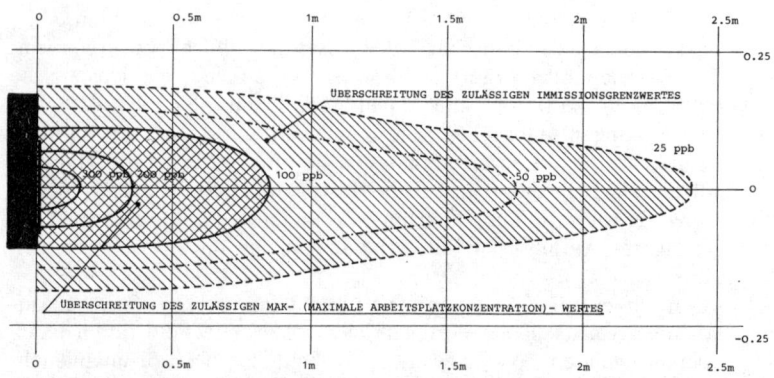

Abb. 9: Emission von Ozon (O_3) eines Ionisationsgeräts mit eingebautem Ventilator (daher die strömungsbedingte keulenförmige Verteilung; Längsschnitt durch die Hauptkeule).

Exkurs: Luftverbesserung durch Ionisatoren

Bei der Verbesserung des Raumklimas durch Ionisatoren, die meist nur unipolare negative Ionen erzeugen, geht es weniger darum, »natürliche« Verhältnisse herzustellen, als vielmehr den Gehalt an Geruchsstoffen und Keimen in der Luft zu verringern.

Die Wirkung hängt jedoch entscheidend von den Verhältnissen der Lüftung und Verteilung der Ionen im Raum und damit von den Luftströmungsverhältnissen im Inneren ab. Bei nicht richtig angepaßter Ionenerzeugung und ungünstigen Lüftungsverhältnissen können durch die Ionisierungsgeräte auch so hohe Konzentrationen an Ozon und Stickoxiden erzeugt werden, daß die zulässigen Werte der maximalen Arbeitsplatzkonzentration (MAK-Werte) überschritten werden. Berücksichtigt man, daß die Luftströmungsgeschwindigkeit zur Vermeidung von Unbehagen nicht zu große Werte annehmen darf und daher im allgemeinen im Bereich von ca. 0,2 m/s liegt und andererseits die Lebensdauer von Kleinionen im Bereich weniger Sekunden liegt, so ergibt sich eine Reichweite von Ionisationsgeräten von ca. 1 m, die bei schlechter Luft wegen des noch rascheren Alterungsvorganges der Kleinionen noch geringer ist. (Siehe Abbildung 9.)

rücksichtigt man, daß 1 cm^3 Luft ungefähr $3 \cdot 10^{19}$ Moleküle enthält, so bedeutet das, daß selbst bei hohen Kleinionenkonzentrationen von z. B. $3 \cdot 10^4$ Ionen/cm^3 eine Verdünnung von $1:10^{15}$ herrscht. Sieht man vom Geruchssinn ab, für den von manchen Stoffen bereits ein einziges Molekül zur Wahrnehmung ausreicht, ist bisher keine weitere Lufteigenschaft bekannt, die in so niedriger Konzentration noch physiologisch wirksam wäre.

Durch Ionisationsvorgänge werden Ozon und angeregte Moleküle erzeugt. Wahrscheinlicher als eine direkte biologische Wechselwirkung der Ionen ist daher, daß die durch diese Teilchen bewirkten chemischen Reaktionen mit Luftmolekülen zu einer Verbesserung der Luftqualität führen. Dadurch ist eine Desodorierung, Gas-Neutralisation und Entkeimung möglich, die dann positive Auswirkungen auf Personen haben könnte. (Siehe auch »Exkurs: Luftverbesserung durch Ionisatoren«.)

Störungen elektronischer Geräte

Bei steigender Geschwindigkeit der Datenübertragung und bei größer werdender Schaltschnelligkeit wird die von elektronischen Schaltungen verarbeitete Signalenergie immer geringer. Dies führt auch zu einer

| Bauelement | Energie zur | |
	Funktionsstörung (in Ws)	Zerstörung (in Ws)
Leistungstransistoren	1	10
Röhren, Relais	10^{-2}	10^{-1}
kleinere Leistungstransistoren	10^{-2}	10^{-1}
Bipolar-Transistoren	10^{-5}	10^{-3}
Schaltdioden	10^{-5}	10^{-4}
Schottky-TTL-Logik	10^{-5}	10^{-4}
CMOS-Bausteile, ICs	10^{-7}	10^{-6}
Operationsverstärker	10^{-7}	10^{-6}
Feldeffekt-Transistoren	10^{-7}	10^{-6}

Tab. 1: Beeinträchtigung und Zerstörung von elektronischen Bauelementen durch statische Entladungsfunken.

steigenden Empfindlichkeit gegenüber von außen kommenden Störgrößen. Dabei ist neben deren Energie auch ihr zeitlicher Verlauf von besonderer Bedeutung.

Bei Durchführung elektrostatischer Entladungstests konnten schon unterhalb der Zerstörungsgrenze kurzzeitige Störungen, latente Schäden und irreversible Eigenschaftsänderungen der Bauelemente nachgewiesen werden. Tabelle 1 zeigt die steigende Empfindlichkeit der Bauteile.

Da die Energien bei der Entladung elektrostatisch aufgeladener Personen um mehrere Größenordnungen höher sind als jene, die zur Funktionsstörung oder gar Zerstörung von integrierten Schaltungen ausreichen, kann bereits eine Fehlfunktion oder Zerstörung verursacht werden, wenn nur ein kleiner Teil in der Schaltung wirksam wird.

Die Einkopplung der Energie kann auf folgende Weise erfolgen:
– durch Entladung auf die Erdleitung, wenn die Zeitkonstante der Ladungsableitung zu groß ist (z. B. Erdleitung zu lange),
– durch Entladung auf die Signaleingangs- oder -ausgangsleitung (unter Umständen Polaritätsumkehr an den nicht angepaßten Leitungsenden),
– durch Entladung auf einen vom Gerät getrennten leitenden Gegenstand,
– durch unmittelbare Entladung über die Schaltung.

Zur Vermeidung von Funktionsstörungen und Zerstörungen müssen daher insbesonders Geräte, die lebenswichtige Funktionen steuern (z. B. externe Herzschrittmacher oder Geräte zur Überwachung von Intensivpatienten), durch entsprechende Maßnahmen (Überspannungsschutz, Potentialausgleich, Schirmung usw.) geschützt werden. In besonderen Fällen (z. B. bei Computeranlagen) können darüber hinaus auch bautechnische Maßnahmen wie z. B. leitfähige Fußbodenbeläge, erhöhte Luftfeuchtigkeit usw. erforderlich sein.

1.5 Grenzwerte

Starke homogene Gleichfelder sind vor allem in der Natur anzutreffen, während vom Menschen direkt oder indirekt verursachte Felder meist inhomogen sind und vorwiegend kurzzeitig vor dem Auftreten von Entladungserscheinungen hohe Werte erreichen können.

Im Gegensatz zu magnetischen Feldern gibt es bei elektrischen Feldern eine physikalisch vorgegebene Obergrenze der möglichen Feldstärke: Wegen der begrenzten Isolationsfähigkeit der Luft kommt es bei zu hohen Feldstärken zu einem Durchschlag und damit zum Zusammenbruch des Feldes. Dieser Durchschlag erfolgt in Luft bei einer Feldstärke von ca. 2000 kV/m.

Da unser Körperinneres durch seine relativ gute elektrische Leitfähigkeit vor dem Eindringen äußerer elektrischer Felder geschützt ist, können in der Luft gar keine Feldstärken erzeugt werden, die direkt zu einer spürbaren Beeinflussung oder gar Gefährdung führen könnten.

Aus diesem Grund stehen weniger die Begrenzung der auftretenden Gleichfelder als vielmehr Maßnahmen zur Verhütung zu großer Aufladungen im Vordergrund. Da jedoch die Vermeidung von Aufladungen nur durch gezielte, auf den Aufladungsvorgang bezogene Maßnahmen erreicht werden kann, kann eine generelle Beschränkung luftelektrischer Gleichfelder, wie sie z. B. in der Bundesrepublik erfolgte (DIN VDE 0848, Teil 4), nur zu große Aufladungen von Personen und Gegenständen durch Influenzwirkung verhindern.

Dabei sind zwei Fälle zu beachten:
– Befindet man sich bereits in einem elektrischen Gleichfeld, so ist man immer mehr oder weniger gut geerdet, da es keine idealen Isolatoren gibt. Die nicht durch Influenz gebundenen Ladungen werden daher bereits nach kurzer Zeit ausgeglichen sein, so daß bei Berührung geerdeter Teile keine Funkenentladung mehr stattfinden kann. Dies gilt selbstverständlich auch für alle anderen aufladbaren Gegenstände. Da überdies der Eintritt in das Feld bzw. der Aufbau des Feldes nach dem Einschalten der Spannung eine bestimmte Zeit braucht, kann in diesem Fall eine Gefährdung ausgeschlossen werden.

– Bricht das Feld plötzlich zusammen, wenn z. B. ein Kurzschluß oder
eine Blitzentladung auftritt, werden die vorher durch Influenz gebundenen Ladungen plötzlich frei. Im schlimmsten Fall muß dabei davon
ausgegangen werden, daß der Feldzusammenbruch viel schneller
erfolgt, als der Ladungsausgleich über den nicht idealen Isolator, so
daß kurze Zeit eine Funkenentladung möglich ist. Dieser Fall ist daher bei Überlegungen zur Festsetzung von Grenzwerten zu berücksichtigen.

Zwei Situationen sind zu unterscheiden:
– Kritisch kann die Situation bei Berührung großer aufgeladener Objekte im Augenblick des Feldzusammenbruchs werden (indirekte
Entladung): Da hierbei die freiwerdende Influenzladung um so größer ist, je größer das Objekt ist, kann ein Grenzwert für die zulässige
Feldstärke nur auf der Abschätzung plausibler Grenzfälle beruhen.
Beispielsweise kann es unter ungünstigsten Annahmen bei der Berührung eines Reisebusses beim Zusammenbruch äußerer Felder von
25 kV/m zu unangenehmen Schockwirkungen, bei ca. 50 kV/m sogar
zu Gefährdungen kommen. Bei Pkw liegen die entsprechenden Feldstärken ungefähr doppelt so hoch.
– Unkritisch ist jedoch die direkte Entladung von Personen beim Berühren geerdeter Gegenstände. Wegen der begrenzten Ladungsmengen können Gefährdungen ausgeschlossen werden; es ist maximal mit
unangenehm empfundenen Entladungen zu rechnen.

Die Grenzwertfestlegung in der Bundesrepublik geht von einer Verhinderung einer Gefährdung aus und legt die Grenze zulässiger äußerer
elektrischer Gleichfelder mit 40 kV/m fest (VDE 0848), in Österreich
steht eine Begrenzung auf 10 kV/m zur Diskussion.

1.6 Wissenswertes für die Praxis

**Maßnahmen zur Vermeidung von Entladungswirkungen (Elektrisierun-
gen)**
Vermeiden Sie Bekleidung aus reinen Kunstfasern, aber auch aus reiner
Schurwolle und achten Sie auf einen Baumwollanteil von wenigstens
30%.

Bereits regelmäßiges Lüften, besonders in verrauchten Räumen,
bringt eine Verbesserung der Leitfähigkeit der Luft und verringert dadurch elektrostatische Aufladungen.

Achten Sie auf eine ausreichende Luftfeuchtigkeit, verwenden Sie
Luftbefeuchter an den Heizkörpern und achten Sie vor allem im Winter
auf das Nachfüllen.

Vermeiden Sie schlecht leitende Hausschuhe mit Gummisohlen, bevorzugen Sie Ledersohlen oder Filzpantoffel.

Wenn Sie Ihre Wohnung planen oder renovieren: Vermeiden Sie Teppichböden vor allem in stark begangenen Bereichen, bevorzugen Sie leitfähige Bodenbeläge wie z. B. Terazzoplatten, Natursteinfliesen, oder leitfähige PVC-Beläge, die Sie im Fachhandel bekommen können.

Beachten Sie, daß leitfähige Bodenbeläge ihre antistatische Wirkung verlieren, wenn sie mit normalem Bodenwachs gepflegt (isoliert) werden. Es gibt auch leitfähige Bodenpflegemittel.

Kritische Oberflächen wie etwa von älteren nicht antistatisch ausgeführten Bildschirmgeräten können mit antistatischen Sprays behandelt werden. Dies ist jedoch von Zeit zu Zeit zu wiederholen.

Richtiges Verhalten bei Gewitter

Wird man von einem nahenden Gewitter im Freien überrascht, ist es zunächst vor allem wichtig, festzustellen, wieviel Zeit für entsprechende Maßnahmen verbleibt: Eine Abschätzung der Entfernung des Gewitters ist möglich, wenn die Zeit zwischen Blitz und Donner bestimmt wird. Der Schall wird gegenüber dem Licht verzögert wahrgenommen, da er sich wesentlich langsamer (in Luft mit einer Geschwindigkeit von 330 m/s) fortpflanzt. 3 Sekunden entsprechen einer Entfernung von 1 km.

Da der Gewitterdonner nur im Umkreis von etwa 10 km gut zu hören ist, kann eine Gewitterzelle mit einer Geschwindigkeit von 60 km/h schon 10 Minuten nach dem ersten hörbaren Donner eingetroffen sein, wenn sie sich direkt auf Sie zu bewegt. Bedenken Sie daher, daß die verbleibende Zeit kurz werden kann.

Die wichtigste Maßnahme ist das Aufsuchen einschlaggeschützter Orte wie Schutzhütten, Senken, Hohlwege oder Plätze unter Felsvorsprüngen. Guter Schutz ist auch im Inneren eines Waldes zwischen (nicht an!) den Bäumen gegeben.

Meiden Sie Erhebungen, und stehen Sie nicht aufrecht (Gefahr des direkten Blitzeinschlags).

Meiden Sie blitzschlaggefährdete Objekte, z. B. einzeln stehende Bäume und Masten (Gefahr des Abspringeffektes!). In Gelände mit einzeln stehenden Bäumen sollte man sich mit einem Sicherheitsabstand von mindestens 1 Meter zu Stamm und Ästen hinhocken.

Vertrauen Sie nicht auf das Sprichwort »Eichen sollst du weichen, Buchen sollst du suchen«. Der Schutz hat mit der Baumart nichts zu tun. Statt Buchen hieß es ursprünglich »Bucken«, was »niedriges Gehölz« bedeutet.

Keinen Schutz bieten Wohnwagen aus Kunststoff. Auch im Inneren von Holz- und Steinhütten ohne Blitzschutzanlage ist der Aufenthalt in Wandnähe (Abspringeffekt) zu vermeiden.

Großflächige Bodenberührung, insbesondere in der Nähe blitzschlaggefährdeter Objekte, meiden (Gefahr des Abgreifens gefährlicher »Schrittspannungen«). Dies gilt auch für Bereiche, die Blitzstrom führen könnten, z. B. Wasserläufe und Gerinne, Stahlseilsicherungen usw. Aus diesem Grunde nicht auf den Boden legen, sondern mit möglichst geschlossenen Beinen hocken.

Die Gefahr des Abgreifens hoher Spannungen besteht auch im Wasser: Schwimmer sollten bei Gewitter das Wasser verlassen.

Surfer sind besonders gefährdet und sollten beim Herannahmen eines Gewitters rasch an Land gehen.

Kapitel 2
Niederfrequente elektrische Wechselfelder –
Lötkolben, Steckdosen, Hochspannungsleitungen

Als »niederfrequent« werden elektrische Wechselfelder mit einer Frequenz bis zu 30 kHz bezeichnet. In diesen Bereich gehören auch die elektrischen Felder der öffentlichen Stromnetze, deren Frequenz in Europa 50 Hz beträgt.

Die zunehmende Verwendung elektrischer Energie führte bereits früh zur Diskussion über mögliche Beeinträchtigungen des Wohlbefindens und der Gesundheit des Menschen durch elektrische Wechselfelder.

1972 erließen Behörden in der Sowjetunion eine Norm, die den Anstoß zu besonders intensiven Forschungen auf diesem Gebiet gab:

Zur Vermeidung gesundheitlicher Schäden war für Arbeiter in Umspannwerken der Aufenthalt in elektrischen Feldern über 5 kV/m zeitlich begrenzt worden. Mit zunehmender Feldstärke verringerte man dabei die erlaubte Aufenthaltsdauer. Bei 25 kV/m waren nur noch 5 Minuten erlaubt.

Falls diese Regelung tatsächlich gerechtfertigt wäre, müßten daraus zwei Schlußfolgerungen gezogen werden:

Erstens wären dort, wo Hochspannungsleitungen über besiedelten Gebieten verlaufen, gesundheitliche Schäden für die Anwohner zu erwarten.

Zweitens könnte eine Gesundheitsgefährdung auch durch längeren Aufenthalt in weniger starken Feldern hervorgerufen werden, denn die Beschränkung der Aufenthaltsdauer ist nur dann sinnvoll, wenn die biologische Wirkung dosisabhängig ist, das heißt, wenn sie vom Produkt aus Feldstärke und Einwirkungsdauer bestimmt wird.

Das folgende Kapitel faßt die Ergebnisse der Forschung zu diesem Fragenkomplex zusammen. Die Untersuchungen konzentrierten sich auf folgende Teilaspekte:

In welcher Weise können elektrische Felder im Körper wirksam werden?

Ab welchen Feldstärken sind biologische Wirkungen zu erwarten?

Wie groß ist unsere Belastung durch niederfrequente elektrische Wechselfelder?

2.1 Einige Grundbegriffe

Die Stromversorgung liefert uns elektrische Energie mit Wechselspannung, das heißt mit elektrischem Strom, der seine Stärke und seine Richtung zeitlich verändert. Die technische Wechselspannung hat einen sinusförmigen Verlauf. Als *Frequenz* wird die Anzahl der ausgeführten Schwingungen pro Sekunde bezeichnet; sie wird in *Hertz* (Hz) angegeben. Die Frequenz unseres Versorgungsnetzes beträgt 50 Hz.

Der Niederfrequenzbereich wird in folgende Teilbereiche untergliedert:

ULF-Bereich (ultra low frequency): bis zu 3 Hz,

ELF-Bereich (extremely low frequency): 3 Hz bis 3000 Hz,

VLF-Bereich (very low frequency): 3000 Hz bis 30 000 Hz.

Wie bereits in Kapitel 1 erwähnt, besteht zwischen zwei Punkten ein elektrisches Feld, wenn sie gegeneinander eine Spannung aufweisen. Die *elektrische Feldstärke* ergibt sich daher im einfachsten Fall aus Spannung pro Abstand und hat die Dimension Volt pro Meter. Im Gegensatz zu den magnetischen Feldern sind daher elektrische Wechselfelder nicht an den Verbrauch elektrischer Energie gebunden, sie treten bereits auf, wenn diese lediglich bereitgestellt ist, wie dies z. B. an den Steckdosen in unserem Haushalt der Fall ist.

Wie die Wechselspannung ändert sich auch die Feldstärke mit der Zeit. Sie wird daher meist als Mittelwert und zwar als *Effektivwert* (quadratischer Mittelwert) angegeben. Als Effektivwert z. B. eines Wechselstromes wird jene (kleinere) Stromstärke bezeichnet, die ein Gleichstrom haben müßte, um die gleiche elektrische Leistung zu erbringen. (Siehe Abbildung 10.)

Da die elektrische Feldstärke ähnlich wie eine Kraft durch Betrag und Richtung bestimmt ist, muß man bei Messungen die Anteile in allen drei Raumrichtungen erfassen. Der Betrag der Feldstärke wird aus den Effektivwerten der drei Raumkomponenten berechnet, ohne zu berücksichtigen, daß sie nicht zur selben Zeit ihren Maximalwert erreichen. Der Betrag der so ermittelten Ersatzfeldstärke ist damit stets größer oder mindestens gleich der tatsächlichen Feldstärke.

Da in der folgenden Halbwelle die entgegengesetzt gerichteten Kräfte wirken, pendeln die Ladungsträger lediglich um ihre Ruhelage hin und her. Ein Transport von Ladungsmengen, wie er bei Gleichstrom z. B. in der Elektrolyse ausgenützt wird, tritt bei Wechselstrom nicht auf.

Durch Bewegung von elektrischen Ladungen entsteht jedoch immer auch ein Magnetfeld, in diesem Fall ein magnetisches Wechselfeld. Im Bereich niederfrequenter Felder können elektrische und magnetische Felder jedoch getrennt betrachtet werden, man spricht davon, daß beide Feldanteile »entkoppelt« sind.

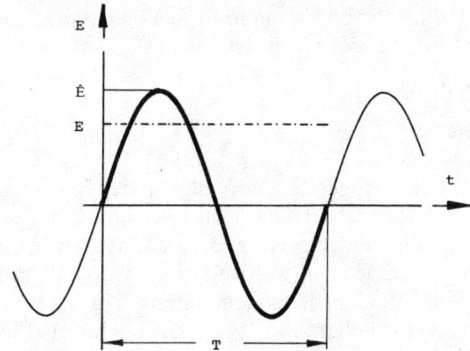

Abb. 10: Harmonische Schwingung (E = Effektivwert, Ê = Maximalwert, T = Periodendauer).

Im Gegensatz zum hochfrequenten Bereich, wo sich elektromagnetische Wellen von Antennen ablösen und sich in den Raum ausbreiten können, tritt dies bei niederfrequenten Feldern im allgemeinen nicht auf: Die Felder sind an ihre Quelle gebunden, die Feldstärke nimmt aber mit zunehmender Entfernung ab. Man spricht daher in diesem Frequenzbereich nicht von Strahlung, sondern nur von *Feldern*.

2.2 Elektrische Wechselfelder im Alltag

Auch wenn sie sich hinsichtlich ihrer biologischen Wirkungen nicht unterscheiden, weisen in der Natur vorkommende und durch technische Vorgänge erzeugte elektrische Wechselfelder wichtige unterschiedliche Merkmale auf:

Natürliche Felder werden vor allem durch atmosphärische Entladungsvorgänge ausgelöst und sind an der Erdoberfläche nahezu homogen. Sie verursachen daher wegen der »Blitzableiterwirkung« an unserem Kopf höhere Feldstärkenerhöhungen als die überwiegend körpernah erzeugten inhomogenen technischen Felder (Ausnahme: Hochspannungsleitung).

Natürliche Felder treten als Frequenzgemische auf, bei denen die Energie kontinuierlich auf ein Frequenzband im Sinne einer Energiedichteverteilung aufgeteilt ist. (Aus diesem Grund kann auch die Feldstärke nicht für eine einzige Frequenz, sondern nur in einem Frequenzband f + Δf angegeben werden.) Bei technischen Feldern überwiegt hingegen das Auftreten von Frequenzen, bei denen die Energie auf eine einzige Frequenzlinie konzentriert ist.

2.2.1 (Atmo-)Sferics

Die wichtigsten felderzeugenden Vorgänge in der Natur sind Blitzentladungen. Jeder auf der Welt erzeugte Blitz verursacht nicht nur in seiner Nähe kurzzeitig hohe Feldstärken, z. B. noch in 300 m Entfernung über 100 kV/m, sondern trägt auch weltweit zum Auftreten der natürlichen elektrischen Wechselfelder, der sogenannten *Sferics,* bei.

Sferics besitzen einen charakteristischen zeitlichen Verlauf, der durch ein höherfrequentes Anschwingen mit einem nachfolgenden langwelligen Ausklingen gekennzeichnet ist.

Dies erklärt sich so: Die durch Blitzentladungen entstandenen elektromagnetischen Schwingungen müssen sich in dem Raum ausbreiten, der durch die leitende Erdoberfläche und die leitfähige Atmosphärenschicht, die sogenannte Ionosphäre, begrenzt wird. Bei der Ausbreitung werden jene Wellen bevorzugt, die nach einem Erdumlauf wieder so an ihrem Entstehungsort ankommen, daß sie sich verstärken. Man kann daher den Zwischenraum Erdoberfläche–Ionosphäre als Resonanzraum ansehen, der durch den Blitz zu Schwingungen angeregt wird, und worin sich, ähnlich wie bei einer Flöte, Resonanzschwingungen ausbilden. Entsprechend dieser Überlegung entspricht die Grundschwingung jener Wellenlänge, die mit der Länge des Resonanzraumes, also etwa dem

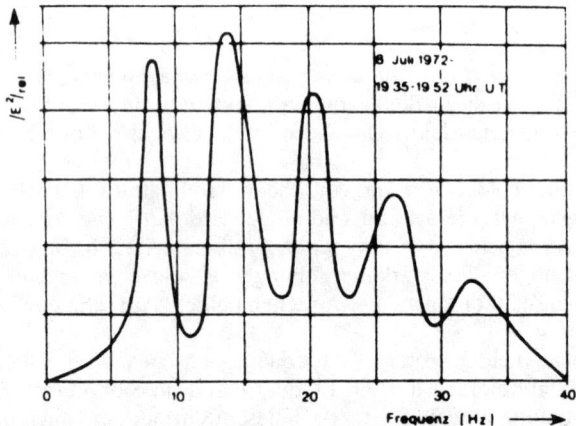

Abb. 11: Frequenzverteilung der Schumann-Resonanzschwingungen (König 1986).

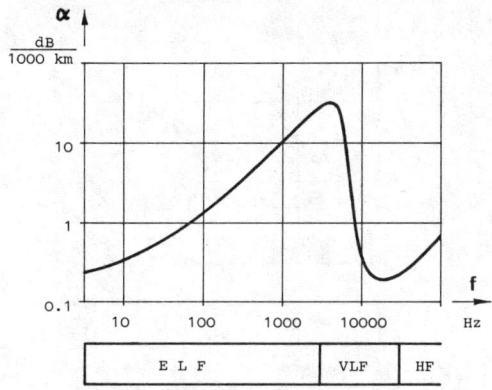

Abb. 12: Frequenzabhängigkeit des atmosphärischen Schwächungskoeffizienten (Doppelt-logarithmische Darstellung).

Erdumfang, übereinstimmt. Tatsächlich erhält man aus Ausbreitungsgeschwindigkeit und Erdumfang die festgestellte Grundschwingung von etwa 7,5 Hz. Nach ihrem Entdecker W. O. Schumann werden diese Resonanzschwingungen auch Schumann-Resonanzen genannt (Abbildung 11).

Die Trennung der Sferics in einen höher- und einen niederfrequenten Schwingungsanteil ist hingegen durch das charakteristische Schwächungsverhalten der Atmosphäre begründet, wodurch mittlere Frequenzanteile, also jene um ca. 2 kHz, verstärkt absorbiert werden (Abbildung 12 und 13).

Die Feldstärken der Schumann-Resonanzschwingungen sind niedrig und liegen z. B. bei 10 Hz (+ 1 Hz) bei ca. 3 mV/m.

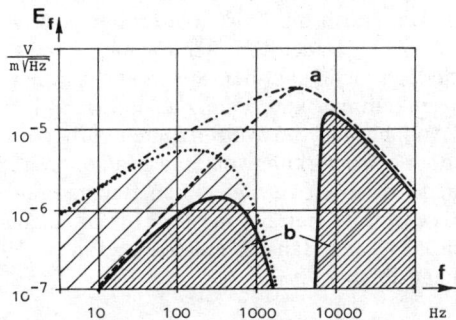

Abb. 13: Frequenzverteilung von Sferics in 100 km (a) und 3000 km Entfernung (b) in doppelt-logarithmischer Darstellung.

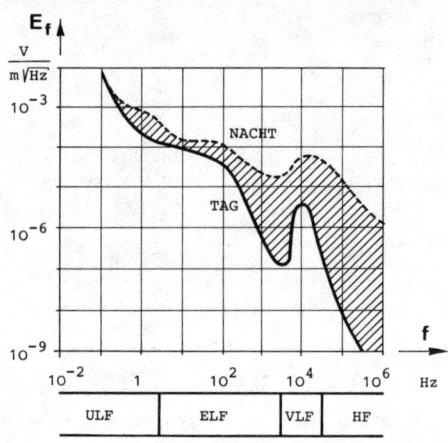

Abb. 14: Elektrische Feldstärken natürlicher Felder (im Frequenzband f + 1 Hz) (nach Spalding 1982) (Doppelt-logarithmische Darstellung).

Da die Grundfrequenz zufällig im Frequenzbereich der menschlichen Hirnpotentiale liegt, wird ihnen immer wieder eine besondere biologische Bedeutung zugeschrieben. Wegen der kleinen Feldstärken und der hohen Schirmwirkung unseres Körpers sind jedoch die durch sie erzeugten Stromdichten extrem klein: Sie liegen im Bereich von 10^{-16} A/cm^2 und sind damit um mehr als 10 Größenordnungen kleiner als die vom Körper selbst erzeugten, so daß eine biologische Wirkung ausgeschlossen werden kann. (Siehe Abbildung 14.)

Bei der Diskussion biologischer Feldwirkungen wird in der Öffentlichkeit nicht nur der Erzeugung von Feldern, sondern auch der Abschirmung der in der Natur vorkommenden Felder eine biologische Bedeutung unterstellt. Da jedoch die Existenz der Sferics keine biologischen Konsequenzen besitzt, ist auch ihre Schwächung ohne Auswirkungen. Dies bedeutet jedoch nicht, daß den Sferics nicht in der Meteorologie eine Bedeutung zukommen kann, um z. B. aufgrund ihres vermehrten Auftretens die Annäherung von Wetterfronten vorherzusagen.

Hinsichtlich der Schirmwirkung von Häusern konnten keine wesentlichen Unterschiede zwischen verschiedenen Baumaterialien festgestellt werden. Die Abschirmung beträgt im Sferics-Frequenzbereich z. B. bei Steinhäusern ca. 50%, bei Häusern aus Stahlbeton ca. 50 bis 90%; bei Blechgaragen liegt sie über 90%.

2.2.2 Technisch erzeugte Felder

Technisch erzeugte Felder treten bereits auf, wenn elektrische Energie
lediglich bereitgestellt wird, unabhängig davon, ob sie auch tatsächlich
verbraucht wird. Sie sind daher in unserer Umwelt allgegenwärtig. Obwohl netzfrequente Felder dabei die wichtigste Rolle spielen, treten
auch andere Frequenzen auf wie z. B. die Bahnfrequenz von $16\,^2/_3\,$Hz,
die Zeilenablenkfrequenz von Fernsehgeräten oder die Taktfrequenz
von Personal-Computern.

Darüber hinaus verursachen alle elektrischen Geräte oder Einrichtungen, in denen Funkenentladungen auftreten, wie z. B. in Lichtschaltern,
in Gleichstrommaschinen von Haushaltsgeräten, Bohrmaschinen oder
Thyristersteuerungen wie z. B. in Helligkeitsreglern, Frequenzgemische.
Selbst Hochspannungsleitungen verursachen wegen der Funkenentladungen an den Leiterseilen auch breitbandige Felder.

In der Nähe von Hochspannungsleitungen

Die höchsten technisch erzeugten Feldstärken homogener elektrischer
Felder treten in unserer Umwelt unter Hochspannungsleitungen, und
zwar an der Stelle des größten Durchhanges auf ebenem Gelände auf.
Jedes Bauwerk, jeder Strauch und erst recht jeder Baum verursacht
jedoch in seiner Umgebung einen »Feldschatten« und schirmt uns so
von diesen Feldern ab.

Zur Stromversorgung der Bundesbahn wird die Energie meist zentral
in eigenen Kraftwerken bereits mit der Bahnfrequenz von $16\,^2/_3\,$Hz erzeugt und über ein ausschließlich der Bahnstromversorgung dienendes
Freileitungsnetz in Umspannwerke gebracht, die die Übertragungsspannung auf die Fahrleitungsspannung transformieren (zentrale Energieversorgung). In Österreich beträgt mit Ausnahme des Raumes Wien, wo
55 kV gewählt werden, die Übertragungsspannung für die Bahnstromversorgung 110 kV.

Die wichtigste energietechnische Frequenz ist die Netzfrequenz der
allgemeinen Energieversorgung. Sie beträgt in Europa 50 Hz, in Über-
see (z. B. den USA) meist 60 Hz. Die höchsten Übertragungsspannungen liegen in Europa derzeit bei 380 kV.

Freileitungen mit Spannungen über 380 kV sind in einigen Ländern
bereits in Betrieb. Üblich sind in den USA 765 kV. In der UdSSR ist
eine 1100 kV-Leitung im Dienst. An der Entwicklung von Systemen mit
ultrahohen Spannungen (1 MV und darüber) wird besonders in Italien
(1 MV), Japan (1,1 MV), den USA (1,6 MV) und der UdSSR (1,5 MV)
gearbeitet. Pläne für solche Leitungen bestehen auch in Kanada und
Brasilien.

Das elektrische Feld der Freileitungen setzt sich vektoriell aus den
Komponenten der einzelnen Phasen zusammen und ist im allgemeinen

elliptisch polarisiert. In genügender Entfernung vom äußeren Leiter (z. B. ab 15 m) entspricht jedoch das hervorgerufene Feld näherungsweise jenem eines einphasigen Leiters.

Die Leistungen, die über Hochspannungsfreileitungen transportiert werden können, reichen je nach Betriebsspannung von mehreren hundert MW bis zu GW.

Die Stärke des Feldes in Bodennähe hängt von der jeweiligen Mastkonstruktion, der Anzahl und Anordnung der Leiterseile (Phasenbelegung), der Leiterhöhe und der Form der Erdoberfläche ab. Aus diesem Grund lassen sich selbst bei ebenem Gelände bei verschiedenen Übertragungsspannungen U nur Streubreiten der maximalen Feldstärkewerte E_{max} angeben.

Hochspannungsmasten sind in vielen Fällen für mehrere Übertragungssysteme ausgelegt. Diese besitzen nicht immer dieselben Übertragungsspannungen. Wegen der Schirmwirkung der untersten Systeme wird das elektrische Feld in Bodennähe vor allem von deren Betriebsspannung bestimmt.

Die höchsten Feldstärken werden an der Stelle des höchsten Durchhanges, in Spannfeldmitte, in einem seitlichen Abstand zur Trasse gemessen, der von der Anordnung und Anzahl der Leiterseile abhängt. Ab einem seitlichen Abstand, der etwa der doppelten Leiterhöhe ent-

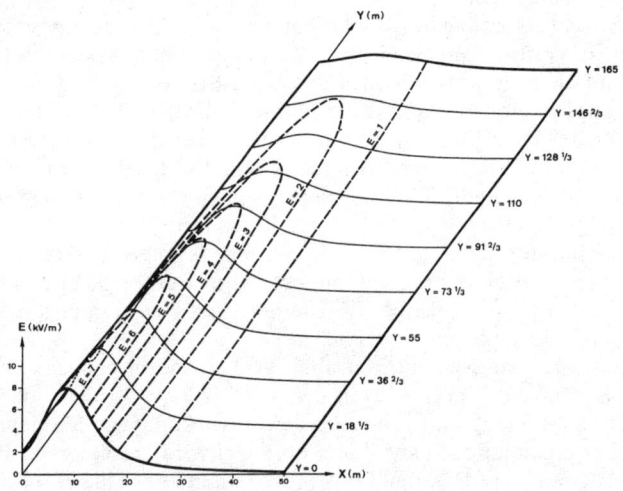

Abb. 15: Berechnete Abnahme der Feldstärke mit zunehmender Entfernung von einer 380-kV-Drehstrom-Doppelleitung an der Stelle des größten Durchhanges (Rippar 1981). (x = Entfernung entlang und y = Entfernung quer zur Trasse.)

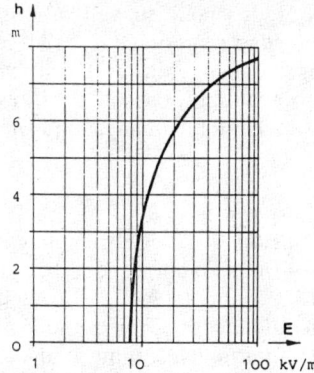

Abb. 16: Berechnete Zunahme der Feldstärke mit der Entfernung vom Boden für eine 380-kV-Drehstrom-Doppelleitung an der Stelle des größten Durchhanges für eine Leiterhöhe von 8 m (Feldstärke in logarithmischer Darstellung).

spricht, nimmt die Feldstärke mit zunehmender Entfernung linear ab (Abbildung 15).

Während die Feldstärke in Bodennähe als konstant angesehen werden kann, nimmt sie bei größerem Bodenabstand zu, z. B. bei 3 m um ca. 20%, bei 4 m um ca. 50% (Abbildung 16).

Die Richtung und der Betrag der elektrischen Feldstärke hängen wesentlich von der Vegetation, Bebauung und Geländeform ab. Auf ebenem Gelände überwiegt in der Nähe des Erdbodens die Vertikalkomponente, der Anteil der waagrechten Komponente senkrecht zur Leitung beträgt etwa 25% der senkrechten.

Alle geerdeten Anordnungen, die in den Feldraum hineinragen, wirken in ihrer Umgebung am Erdboden abschirmend, so daß die elektrischen Wechselfelder in unserer Umgebung meist überschätzt werden.

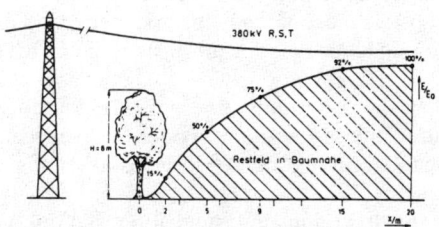

Abb. 17: Schirmwirkung eines Baumes unter einer 380-kV-Drehstrom-Doppelleitung bei einer Leiterhöhe von 16 m (Newi 1985).

Besonders in unserer städtischen Umwelt führen die engen Straßen-
schluchten zu starken Feldverringerungen, so daß selbst in der Nähe von
Hochspannungsleitungen die angeführten Höchstwerte weit unterschritten werden. Dabei ist interessant, daß die Schirmwirkung von Bäumen
von der Belaubung weitgehend unabhängig und auch im Winter gegeben
ist (Abbildung 17).

An elektrifizierten Bahnstrecken
Das wichtigste mit elektrischer Wechselspannung betriebene Verkehrs-
mittel ist die Eisenbahn. Die Bahnfrequenz 16 $^2/_3$ Hz und eine Fahrlei-
tungsspannung von 15 kV werden heute vor allem in Österreich, der
Bundesrepublik, der DDR, in der Schweiz und in Norwegen verwendet.
Schwankungen der Fahrleitungsspannung und damit der elektrischen
Felder sind üblich und liegen im Bereich von 80% bis 115%.
 Die durch die Fahrdrahtleitung verursachten elektrischen Felder sind
in Bodennähe näherungsweise homogen. Die Feldstärken können durch
Berechnungen abgeschätzt werden und liegen bei einer Fahrdrahtspan-
nung von 15 kV am Boden bei ca. 700 V/m und in Kopfhöhe bei ca.
800 V/m.

Am Arbeitsplatz
Elektrische Wechselfelder sind am Arbeitsplatz, d. h. in der Industrie
und im Gewerbe, allgegenwärtig. Ursachen sind vor allem die elektrischen Geräte. Obwohl die in Industrie und Gewerbe eingesetzten Geräte gegenüber den Haushaltsgeräten meist wesentlich höhere Leistungen
aufweisen, arbeiten sie im allgemeinen auch mit 220 V bzw. 380 V Betriebsspannung. Die durch sie verursachten elektrischen Felder liegen
daher in der gleichen Größenordnung wie bei Haushaltsgeräten. Große
Unterschiede hingegen betreffen die auftretenden Magnetfelder.
 Während bei den Hochspannungsfreileitungen wegen der relativ großen Abstände in Bodennähe ein weitgehend homogenes elektrisches
Feld angenommen werden kann, verursachen elektrische Betriebsmittel
stark inhomogene Felder, die mit zunehmender Entfernung rasch abnehmen. Der Körper ist dann nicht zur Gänze den gleich hohen Feldstärken ausgesetzt, die maximalen Feldstärkewerte sind daher bei einem
Vergleich mit homogenen Feldern um bis zu einer Größenordnung zu
reduzieren.
 Dominierend ist die Netzfrequenz von 50 Hz. Darüber hinaus treten
jedoch auch häufig andere Frequenzen oder Frequenzgemische auf.
 Durch Leuchtstoffröhren können sich Feldstärken bis ca. 300 V/m bei
50 Hz ergeben.
 Bildschirmterminals kommt aufgrund ihrer starken Verbreitung besondere Bedeutung zu: Heute dürfte jeder zweite Arbeitnehmer regelmäßig einen Terminal benützen. Durch netzfrequente Ansteuerung

Exkurs: Hochspannungskabel

Hochspannungskabel stören weder das Landschaftsbild, noch beeinflussen sie die Umwelt durch elektrische Felder oder Funkenentladungen. Nachteilig ist jedoch, daß die Ohmschen Wärmeverluste von konventionellen Kabeln an das umgebende Erdreich abgeführt werden müssen, so daß lokal mit Bodenaustrocknungen zu rechnen ist. Da bei Hochleistungskabeln die Kühlung durch das Erdreich nicht mehr ausreicht, ist zusätzlich eine Wasser- oder Ölkühlung erforderlich. Durch mechanische Beschädigung bei Bauarbeiten – die häufigste Ursache von Defekten an Kabeln – können pro km Kabel 400 bis 1000 l Öl austreten. Ein weiterer Nachteil ist die Beeinflussung von in enger Nachbarschaft verlegten Nachrichtenkabeln.

Die elektrischen Felder werden entweder durch eine leitfähige Schicht oder eine metallische Bewehrung nach außen hin abgeschirmt, so daß sie in der Umwelt nicht relevant werden.

nichtlinearer Bauelemente entstehen hier im ELF-Bereich Oberwellen, deren Feldstärke z. B. in 30 cm Entfernung noch 20 bis 120 V/m betragen können. Durch den Zeilenablenkgenerator werden darüber hinaus Feldanteile im Bereich von 15 bis 30 kHz verursacht.

Bei Computern wurden im Arbeitsabstand zwischen 28 kHz und 34 kHz auffallende Spitzenwerte der Feldstärke festgestellt, die einige V/m erreichen.

In der Nähe elektrischer Schreibmaschinen tritt hingegen im Frequenzbereich 1 kHz ... 10 kHz ein Frequenzgemisch auf, in dem nahezu jede Frequenz mit gleicher Amplitude vertreten ist. Die Feldstärken liegen im Bereich von 100 mV/m.

Am Terminal einer Bank konnten neben den 50-Hz-Anteilen relative Feldstärkemaxima zwischen 300 und 800 Hz und mit Werten bis zu einigen V/m sogar zwischen 2000 und 6000 Hz gemessen werden.

In der Industrie können in wichtigen Anwendungsbereichen ebenfalls starke ELF-Felder bis über 10 kHz auftreten. Beispiele sind Induktionsöfen (Nennspannungen bis 20 kV), Schweißmaschinen, Funkenerosionsmaschinen, Lichtbogen- und Plasmaschmelzöfen, Hochleistungselektromotoren und Hochspannungslabors.

Hinsichtlich einer biologischen Wirkung sind hier jedoch vor allem die auftretenden magnetischen Felder zu beachten.

Hohe elektrische Feldstärken treten in Umspannwerken auf, da hier die spannungsführenden Leiter näher zur Erdoberfläche geführt werden. Dabei können Werte bis zu ca. 12,5 kV/m (BRD) und 27 kV/m (UdSSR) erreicht werden.

Die Felder, denen Elektromonteure im Zuge von Erhaltungsarbeiten ausgesetzt sind, hängen von der Arbeitstechnik ab: Während in Westeuropa im allgemeinen vor Reparaturen Spannungsabschaltungen vorgenommen werden, arbeiten Monteure in den USA und in Osteuropa in Schutzkleidung an spannungsführenden Leitungen in Feldern bis zu 470 kV/m.

Die Feldstärken an der Oberfläche der Leiterseile liegen nahe dem Bereich der Durchschlagsfestigkeit der Luft.

Im Haushalt

Auch ohne Inbetriebnahme elektrischer Geräte bestehen im Haushalt elektrische Felder, die durch die Elektroinstallation hervorgerufen werden. Darüber hinaus können bei Benützung elektrischer Geräte elektrische Felder mit Frequenzen bis in den kHz-Bereich auftreten. Bereits seit einigen Jahren wird zur Beseitigung oder Einschränkung der durch Elektroinstallationen verursachten elektrischen Felder von der Elektrowirtschaft eine sogenannte »Bioinstallation« angeboten. Durch Spannungsfreischalter bis zur Verlegung kostspieliger geschirmter Installationen wird dabei Schutz vor der »Gefahr aus der Steckdose« versprochen. Wie groß sind jedoch die durch die Elektroinstallation verursachten Felder im Haushalt tatsächlich?

Elektroinstallation

Die elektrische Feldstärke in Wohnräumen hängt zwar im Detail von der Anzahl und Führung der Leitungen ab, im Mittel liegt sie jedoch im Bereich von unter 100 V/m (50 Hz). Sind keine stromverbrauchenden Geräte eingeschaltet, ergeben sich für die Oberwellen geringe Werte im Bereich einiger V/m.

Bei Wegschalten der Energieversorgung z. B. durch Spannungsfreischalten reduzieren sich diese Werte um den Faktor 10 bis 100.

Wie sehen jedoch die Werte in der Nähe der »gefährlichen« Steckdosen oder Zuleitungen aus? Grundsätzlich treten dabei stark inhomogene Felder auf, die meßtechnisch schwer erfaßbar sind, so daß hier mathematische Abschätzungen, wieder unter ungünstigsten Annahmen, vorgenommen werden sollen. Dabei zeigt es sich, daß selbst direkt an der zugänglichen Oberfläche von Steckdosen nur eine Feldstärke von ca. 700 V/m auftritt, die mit zunehmender Entfernung stark abnimmt und bereits in 10 cm nur mehr bei ca. 60 V/m liegt (Abbildung 18).

Lediglich direkt an der Oberfläche von unter Spannung stehenden Eindrahtleitungen sind hohe Feldstärken von ca. 300 kV/m möglich, die jedoch auch bereits in 1 cm Entfernung auf ca. 8 kV/m abgesunken sind. In 10 cm Entfernung liegen sie nur mehr bei 440 V/m. Berücksichtigt

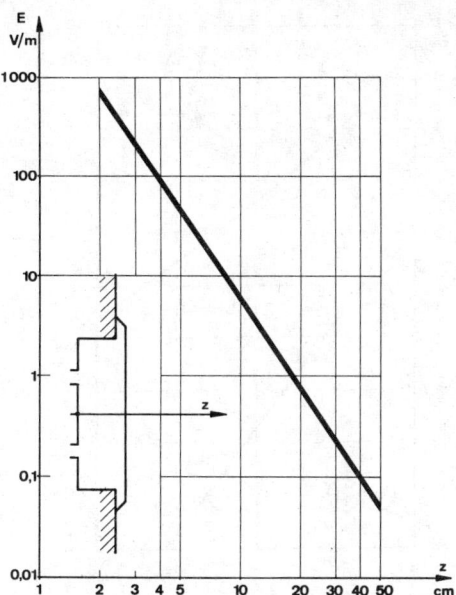

Abb. 18: Berechnete elektrische Feldstärke vor einer 220-V-Steckdose in Abhängigkeit der Entfernung z (doppelt-logarithmische Darstellung).

man jedoch die stets vorhandene Rückleitung, so liegen selbst an der berührbaren Oberfläche die Werte der elektrischen Feldstärke nur mehr bei ca. 40 V/m (Abbildung 19).

Da es sich hierbei um stark inhomogene Felder handelt, sind diese Werte wegen der geringen Feldstärkenerhöhung für einen Vergleich mit homogenen Feldern um eine Größenordnung kleiner anzusetzen. Sie liegen daher etwa um das 100fache unter den unter Hochspannungsleitungen auftretenden Feldstärken.

Elektrogeräte
Ähnlich wie bei der Elektroinstallation hängt bei der Anwendung von Elektrogeräten die auftretende elektrische Feldstärke von der Entfernung und Anordnung der spannungsführenden Teile ab. Je nach Konstruktion und Verwendungsart können dabei (inhomogene) elektrische Feldstärken im Bereich bis zu einigen kV/m auftreten. Die höchsten Werte von ca. 6 bis 7 kV/m wurden in Gebrauchsentfernung von elektrischen Heizdecken gemessen. Da hierbei eine Feldstärkeerhöhung nicht mehr auftritt, entsprechen diese Werte direkt den Werten an der Körperoberfläche.

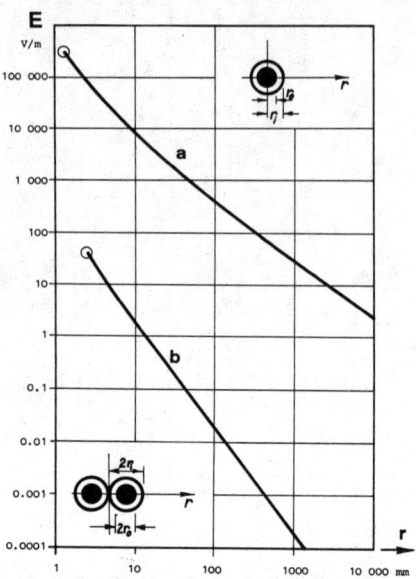

Abb. 19: Berechnete Feldschwächung durch die Rückleitung eines Netzkabels (b) im Vergleich zu einer einadrigen Leitung (a) in Abhängigkeit der Entfernung r (doppelt-logarithmische Darstellung).

Lötkolben weisen ebenfalls in unmittelbarer Nähe, d. h. in Gebrauchsentfernung, 2,3 kV/m auf.

Infrarotlampen, die ebenfalls körpernah angewendet werden, verursachen in unmittelbarer Nähe bis zu 1 kV/m.

Heizplatten von Elektroherden weisen in der Nähe bis zu 350 V/m auf.

Fernseher verursachen bei Netzfrequenz ca. 300 V/m mit langsam abklingenden Oberwellen, die bis 11 kHz erkennbar sind. Ein steiles Maximum von ca. 30 V/m ergibt sich bei der Zeilenfrequenz von ca. 15,5 kHz bei Annäherung auf 1 m.

Alle Geräte mit Kollektormotor (z. B. Mixer, Haarfön, Bohrmaschine) zeigen Feldstärkemaxima im Bereich zwischen 10 und 20 kHz mit Werten in der Größenordnung zwischen 10 und 20 V/m.

2.3 Biologische Wirkungen elektrischer Wechselfelder

Die Feldstärken der durch technische Vorgänge erzeugten und in der Umwelt ständig anzutreffenden elektrischen Felder sind um mehrere Größenordnungen größer als die in der Natur vorkommenden. Die Netzfrequenz liegt in jenem Frequenzbereich, in dem der Organismus für Beeinflussungen besonders empfindlich ist.

Leben wir also in einer Umwelt, in der elektrische Felder der Energieversorgung zu einer Bedrohung unserer Gesundheit oder unseres Wohlbefindens werden? Sind Befürchtungen berechtigt, wenn sich das Wohnhaus oder die Wohnung in der Nähe von Hochspannungsleitungen befinden? Ist es sinnvoll oder gar notwendig, sich durch teure »biologische« Installationsmaßnahmen vor elektrischen Feldern im Haushalt zu schützen?

2.3.1 An der Oberfläche des Körpers

Das Vibrieren der Haare

Manche von uns, die unter einer Hochspannungsleitung spazieren gehen, können das elektrische Feld aufgrund der Vibration ihrer Haare wahrnehmen.

Dies erklärt sich so:

Ähnlich, wie bereits im Kapitel 1 beschrieben, sammeln sich durch die Influenzwirkung im elektrischen Wechselfeld gleichnamige Ladungen an den (elektrisch schlecht leitenden) Haaren, die nun aufeinander gegenseitig abstoßende Kräfte ausüben. Da im elektrischen Wechselfeld die Feldstärke periodisch zu- und abnimmt, gilt dies auch für die Kraftwirkungen, so daß nun die Haare im Takt der einwirkenden Kräfte zu vibrieren beginnen, allerdings nicht mit der gleichen, sondern mit der doppelten Frequenz der Feldstärke. Der Grund liegt darin, daß sich zwar in der positiven und negativen Schwingungshalbwelle auch das Vorzeichen der im Haar angesammelten Ladungsträger umkehrt, in beiden Fällen jedoch die gleichnamigen Ladungen gleich gerichtete, nämlich gegenseitig abstoßende Kräfte aufeinander ausüben, so daß die Kräfte in einer Schwingungsperiode zwei Mal ihr Maximum erreichen und die Vibration daher mit doppelter Frequenz erfolgt. (Abbildung 20.)

Kurz nach dem Ausziehen eines Wollpullovers oder dem Kämmen der Haare, wenn also die Haare bereits elektrostatisch aufgeladen sind, werden diese Ladungen in einer Schwingungshalbwelle vom Feld angezogen und in der folgenden, bei entgegengesetzt gerichteter Feldstärke abgestoßen, so daß sich der Vibration mit doppelter Frequenz zusätzlich ein Bewegungsanteil mit einfacher Frequenz überlagert.

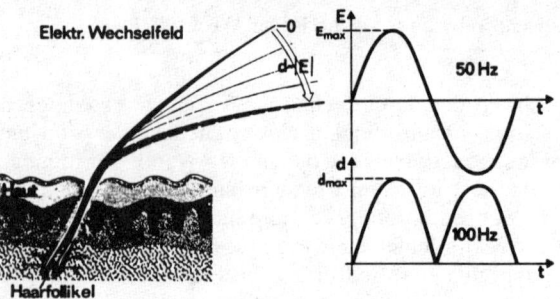

Abb. 20: Vibration der Haare im elektrischen Wechselfeld.

Die Wahrnehmbarkeitsschwelle für Haarvibrationen ist individuell sehr verschieden. Eine Feldstärke von ca. 1 kV/m wird von etwa 1,5 bis 3% der Versuchspersonen, die zehnfach höhere Feldstärke von ca. 20 bis 55% wahrgenommen (Abbildung 21).

Elektrisierungen
Funkenentladungen, die als schmerzhafte Stiche wahrgenommen werden, sind uns als Folge statischer Aufladungen im Alltag durchaus vertraut. Man bezeichnet sie meist als »Elektrisierung«. Sie können auch in elektrischen Wechselfeldern auftreten, wenn man z. B. das Auto unter

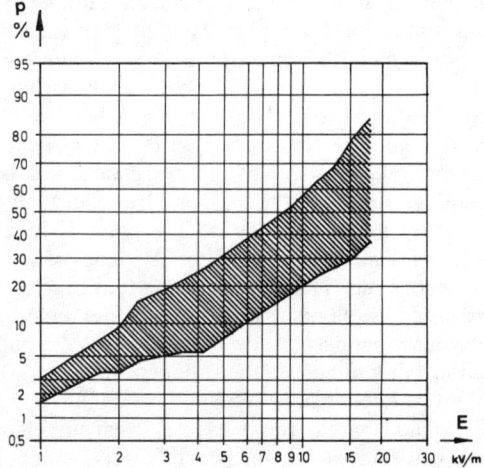

Abb. 21: Schwelle der Wahrnehmbarkeit elektrischer Felder durch Wirkungen an der Körperoberfläche (Zusammenfassung der Ergebnisse verschiedener Arbeitsgruppen; Feldstärke in logarithmischer Darstellung).

einer Hochspannungsleitung parkt und barfuß, also gut geerdet, die Finger dem Türgriff nähert. In diesem Fall befindet sich ein großer leitfähiger Gegenstand, nämlich das Auto, durch seine Reifen isoliert, in einem starken elektrischen Feld. Dabei kommt es im Takt des Wechselfeldes periodisch zu Ladungsumverteilungen und im Zeitpunkt einer genügend großen Ladungsansammlung zur Funkenentladung auf den (geerdeten) Finger.

Gegenüber statischen Entladungen bestehen jedoch in diesem Fall zwei wichtige Unterschiede:

Erstens ist die Möglichkeit der Funkenentladung in Wechselfeldern ständig gegeben, da durch die periodischen Feldänderungen in jeder Halbwelle die durch Influenz gebundenen Ladungen wechseln, so daß den Restladungen (mit umgekehrtem Vorzeichen) weniger Zeit bleibt, über den Isolationswiderstand abzufließen.

Zweitens ist die Funkenentladung kein einmaliger Vorgang: Bei ausreichender Annäherung wiederholt sie sich immer wieder, bis es zur Berührung kommt oder bis wegen des Zurückschreckens der Abstand wieder zu groß geworden ist (Abbildung 22).

Die Wahrnehmbarkeitsschwelle für Funkenentladungen hängt wie im elektrostatischen Fall von der Empfindlichkeit der betroffenen Körperstelle und damit vom Geschlecht und Alter der Person und der Hautdurchblutung ab. Die Stärke der Empfindung ist um so größer, je größer die an der Entladung beteiligte elektrische Energie ist. Diese wird bestimmt von der Kapazität des Objektes, das entladen wird, also von dessen geometrischen Abmessungen, seiner Lage und Form und der herrschenden Feldstärke.

Bei Elektrisierungen können zwei Fälle unterschieden werden. Einmal die Entladung einer isolierten Person auf einen geerdeten Gegenstand, z. B. wenn man im Garten unter einer Hochspannungsleitung Gummistiefel trägt und eine geerdete Wasserpumpe anfassen will. Die Entladung ist durch kurze Zeiten (z. B. ns) und hohe Impulsströme charakterisiert. Sie ist jedoch unkritisch und kann zu keiner Gefährdung

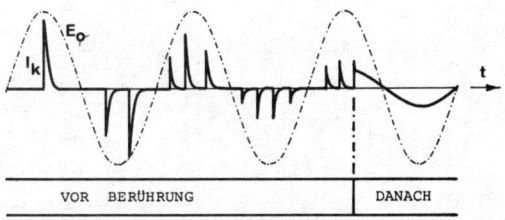

Abb. 22: Wiederholte Funkenentladungen vor Berührung isolierter leitfähiger Objekte im elektrischen Wechselfeld (I_K = Körperstrom bei Funkenentladung, E_O = äußere Feldstärke).

führen: Da der menschliche Körper, elektrisch gesehen, nur eine kleine Kapazität darstellt, sind die möglichen Entladeenergien begrenzt. Die Wahrnehmbarkeitsschwelle liegt bei Feldstärken von etwa 4,5 kV/m und ist bei niedrigen Frequenzen frequenzunabhängig.

Die Angaben, ab welcher Reizstärke die Wahrnehmung als Belästigung empfunden wird, sind sehr unterschiedlich. Ähnlich wie bei anderen Umweltreizen wie z.B. Lärm oder Staub, hängen sie nicht nur von der objektiven Reizstärke, sondern zusätzlich auch von einer Reihe subjektiver Faktoren ab. Bei größeren Feldstärken kommt es zunehmend auch zu Mikroentladungen an der Hautoberfläche selbst, z.B. zwischen Kragen oder Brillenrand und Haut. Sie werden zunächst als Kribbeln empfunden. Bei weiterer Erhöhung der Feldstärke wird das Gefühl immer unangenehmer, es wird zum Sticheln und schließlich zum schmerzhaften Stechen. Diese Effekte hängen stark von der Körperhaltung ab. Durch die Witterung werden sie nur wenig beeinflußt.

Abbildung 23 zeigt eine Zusammenfassung von Untersuchungsergebnissen an insgesamt 179 gesunden Versuchspersonen. Wenngleich diese Ergebnisse nicht repräsentativ für die gesamte Bevölkerung sind, vermitteln sie doch einen Anhaltspunkt über die Reaktion auf (netzfrequente) elektrische Felder. Dabei erkennt man, daß eine Feldstärke von 5 kV/m von ca. 1% der Versuchspersonen als belästigend empfunden wurde; der Prozentsatz erhöhte sich bei 10 kV/m auf ca. 3%.

Obwohl diese Ergebnisse noch keine Antwort auf die Frage nach einer eventuellen Gefährdung der Gesundheit geben können, zeigen sie

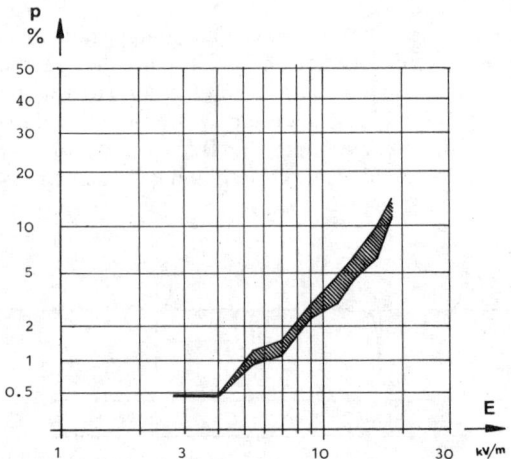

Abb. 23: Belästigungsschwelle elektrischer Felder durch Wirkungen an der Körperoberfläche (Feldstärke in logarithmischer Darstellung).

doch, daß Feldstärken, die in unserer Umwelt auftreten, zu negativen Reaktionen von Personen führen können, auch wenn keine unmittelbare Beeinträchtigung der Gesundheit vorliegt.

Diese Situation ist nicht neu. Sie ergab sich auch bei anderen Umweltfaktoren wie Lärm, Staub oder Abgasen, wo es nicht möglich war, Grenzwerte festzulegen, die, wenn schon nicht eine Wahrnehmung, so doch eine Belästigung ausgeschlossen hätten.

Der zweite Fall von Elektrisierung ist die Entladung größerer Objekte, z. B. von einem Reisebus, auf geerdete Personen. Die Entladungen können sehr groß sein, sind im Vergleich zum ersten Fall aber durch wesentlich längere Entladungszeiten (z. B. µs) charakterisiert. Bei Reisebussen können z. B. unter ungünstigen Umständen Elektrisierungen bereits bei Feldstärken von ca. 500 V/m wahrgenommen werden, ab ca. 50 kV/m, die derzeit jedoch selbst unter den Hochspannungsleitungen mit den größten Bodenfeldstärken weit unterschritten werden, müßte mit einer Gefährdung durch Herzkammerflimmern gerechnet werden. Dieses Beispiel zeigt jedoch, daß die Feldstärken nicht beliebig groß werden dürfen. Zur Vermeidung von Gefährdungen sind daher entsprechende Grenzwerte festzulegen und größere Objekte wie z. B. parallel zu Hochspannungsleitungen verlaufende Zaunanlagen zu erden.

2.3.2 Im Inneren des Körpers

Die meisten Untersuchungen über mögliche biologische Wirkungen äußerer elektrischer Wechselfelder hatten zum Ziel, überhaupt biologische Veränderungen festzustellen, ohne bestimmte Wirkungshypothesen durch gezielte Versuche systematisch zu prüfen. Gerade darin liegt eine große Gefahr, voreilige Schlußfolgerungen zu ziehen: Selbst wenn während der Wirkungsdauer des Feldes biologische Veränderungen zu beobachten sind, muß erst der Nachweis erbracht werden, daß tatsächlich das Feld und nicht andere zum Teil bedeutendere Einflußfaktoren die Ursache dafür waren. Die Gleichzeitigkeit des Auftretens von Feld und Veränderungen ist noch kein Beweis dafür, daß das Feld auch die Ursache war!

Die Fachliteratur nennt eine Vielzahl von Ergebnissen, aus denen man einander widersprechende Schlußfolgerungen gezogen hat. So wurden z. B. in sowjetischen Untersuchungen bei Arbeitern in Umspannwerken eine Reihe von psychosomatischen Störungen wie Kopfschmerzen, Übelkeit, Schlaflosigkeit und Potenzstörungen festgestellt und auf die Wirkung der dort herrschenden starken elektrischen Wechselfelder zurückgeführt. Dies führte zu der aufsehenerregenden Begrenzung der Aufenthaltsdauer in elektrischen Feldern über 5 kV/m. Im Westen konnten diese Ergebnisse jedoch unter Laborbedingungen nicht bestätigt werden. Erst als man gleichzeitig den hohen Lärmpegel wirken ließ, der in Umspannwerken wegen des Brummens der leistungsstarken Transformatoren herrscht, konnte man die Wirkungen nachweisen. Man mußte also davon ausgehen, daß der Lärm Ursache der psychosomatischen Störungen gewesen war.

In anderen Fällen hatten Wissenschaftler Streßsymptome bei Versuchstieren festgestellt, die elektrischen Wechselfeldern ausgesetzt worden waren. Untersuchungen von Fachkollegen bestätigten diese Ergebnisse. Erst als man feststellte, daß beim Trinken aus dem Trinkgefäß immer wieder Funkenentladungen auftraten und die Tiere dabei Elektroschocks erhielten, war die eigentliche Ursache geklärt und die voreilige Schlußfolgerung, das Feld hätte im Körperinneren die biologischen Veränderungen direkt verursacht, mußte zurückgezogen werden.

Nicht immer ist es jedoch möglich, eine eindeutige Klärung von Widersprüchen herbeizuführen. Gerade die Widersprüchlichkeit ist es jedoch, die darauf hindeutet, daß eine Beeinflussung, wenn überhaupt, so nur schwach gegeben sein kann. Vielmehr ist die Wahrscheinlichkeit groß, daß bei den Versuchen bekannte oder nicht bekannte Einflußfaktoren gleichzeitig mit dem Feld wirksam waren und dadurch zu falschen Schlußfolgerungen geführt haben.

Mögliche Faktoren, die eine direkte Feldwirkung im Inneren des Körpers vortäuschen können, sind:

- Haarvibrationen: Sie führen zur Wahrnehmung des Feldes und machen dadurch Blindversuche bei höheren Feldstärken unmöglich. In Tierexperimenten können die Wahrnehmungen z. B. zu Irritierungen und Streßreaktionen führen und dadurch feldbedingte Verhaltensänderungen wie erhöhte Aufmerksamkeit, Anstieg der Herzfrequenz, Änderung der Bewegungsfreudigkeit und damit des Stoffwechsels, des Sauerstoffverbrauchs usw. vortäuschen.
- Mikroschocks: Sie können Versuchstiere veranlassen, ihr Verhalten zu ändern.
- Haltungsabhängige Feldverzerrungen: Im Tierversuch können sie in jenen Feldstärkebereichen zu Verhaltensänderungen führen, wo die Wahrnehmung bzw. ihre Intensität von der Körperhaltung der Tiere abhängt.
- Ungleiche Versuchsbedingungen wie z. B. Licht-, Wärme-, Temperatur-, Lüftungs- oder Geräuschverhältnisse, ungleiche Behandlung oder Versorgung von Test- und Kontrollgruppe können zu Abweichungen führen, die dann irrtümlich als Feldwirkung interpretiert werden.
- Mangelhafte statistische Auswertung: Beispielsweise eine zu kleine Versuchsgruppe, die Anwendung ungeeigneter statistischer Testverfahren zur Ermittlung der Signifikanz von Unterschieden zwischen

den Gruppen, oder gar der willkürliche Ausschluß von Testresultaten können zu falschen Ergebnissen oder Schlußfolgerungen führen.

– Unbekannte Dosimetrie: Während es im Laborversuch noch möglich ist, die Aufenthaltsbedingungen im Feld zu erfassen, ist dies in epidemiologischen Studien nicht möglich: Hier ist bereits die grundlegende Annahme, daß Versuchs- und Kontrollgruppe unterschiedlichen Feldbelastungen ausgesetzt sind, unsicher, so daß die Schlußfolgerungen erst recht in Frage gestellt werden müssen.

Es ist daher wichtig abzuklären, welche Wechselwirkungsmöglichkeiten im Bereich der niederfrequenten elektrischen Wechselfelder als Ursache biologischer Veränderungen überhaupt in Frage kommen.

Aufgrund der bisherigen Erkenntnisse wirken elektrische Felder vor allem durch elektrische Stromdichten, die sie im Körper hervorrufen.

Andere Wirkungsmechanismen, die theoretisch noch in Frage kommen könnten, sind in diesem Frequenzbereich zu vernachlässigen. Dazu zählen Kraftwirkungen auf geladene Teilchen und Moleküle oder die Veränderung von Molekülen und chemischen Verbindungen durch die Wirkung von Strahlungsquanten. Für beide Wirkungsmechanismen sind die realisierbaren Feldenergien um viele Größenordnungen zu klein.

Wenn jedoch elektrische Ströme für biologische Wirkungen verantwortlich sind, hat dies wichtige Konsequenzen:

Es kann bereits auf vielfältige Forschungsergebnisse und Erfahrungen zurückgegriffen werden, die seit der Entdeckung der Elektrizität und in Zusammenhang mit der Analyse von Elektrounfällen sowie der medizinischen Anwendung der Reizstromtherapie gewonnen wurden. Daraus kann auf die Folgen der kurzzeitigen Einwirkung starker elektrischer Felder geschlossen werden. Dies ist schließlich auch eine der Grundlagen zur Abschätzung von Gefährdungsgrenzwerten.

Es kann die Bedeutung von lange dauernden Einwirkungen kleiner Stromstärken untersucht werden. Selbst wenn dazu keine gesicherten experimentellen Ergebnisse vorliegen, können doch Abschätzungen vorgenommen werden.

Eine Dosisbeziehung kann ausgeschlossen werden. Das bedeutet, daß bei langfristigem Aufenthalt in schwächeren Feldern keine Summierung kleiner Wirkungen bis hin zu gravierenden Veränderungen möglich ist. Wenn es überhaupt feststellbare Wirkungen gibt, dann nur, solange wir uns im Feld aufhalten. Bleibende Veränderungen, die auch nach dem Verlassen des Feldes andauern, konnten bisher nicht nachgewiesen werden.

Um diese Ergebnisse jedoch voll nützen zu können, ist es erforderlich zu wissen, wie die (äußeren) elektrischen Feldstärken und die von ihnen verursachten Ströme im Körperinneren zusammenhängen. Da man dies aus humanitären Gründen durch invasive Methoden nicht ermitteln kann, sind dazu theoretische Abschätzungen erforderlich. Mit diesen Ergebnissen ist es dann möglich festzustellen, bei welchen äußeren Feldstärken mit welchen biologischen Effekten zu rechnen ist.

Durch elektrische Felder erzeugte Ströme

Wenn man sich in einem elektrischen Wechselfeld befindet, so fließt durch den Körper ein Strom, auch wenn man keinen Kontakt zu einer Spannungsquelle hält. Dieser Strom ist um so größer, je höher die Frequenz des Wechselfeldes ist. Unter einer Hochspannungsleitung der Bundesbahn (mit einer Frequenz von $16\,^2/_3$ Hz) beträgt daher bei gleicher Feldstärke die Stromstärke nur ein Drittel des Wertes, der unter einer netzfrequenten Freileitung auftritt.

Die Stromstärke hängt darüber hinaus noch wesentlich davon ab, ob man sich in einem homogenen Feld befindet, wie es z. B. unter Hochspannungsleitungen auftritt, oder ob das Feld inhomogen ist, wie dies z. B. vor Steckdosen der Fall ist.

Im homogenen Feld ist die Feldstärke zunächst überall gleich groß. Wenn wir in das Feld eintreten, bewirkt unser leitfähiger Körper ähnlich wie ein Blitzableiter eine Feldverzerrung: Er zieht gleichsam die Feldlinien an sich. Dies bewirkt eine Feldstärkenerhöhung an unserem Kopf um das 15- bis 20fache.

Im inhomogenen Feld nimmt hingegen die Feldstärke mit der Entfernung rasch ab, so daß es bereits innerhalb unserer Körperabmessungen zu einer starken Verringerung der äußeren Feldstärke kommt. Darüber hinaus ist in diesem Fall die Spitzenwirkung unseres Körpers und damit die Feldstärkenerhöhung wesentlich geringer und beträgt etwa nur das Zweifache.

Ein Vergleich der Feldstärken von homogenen und inhomogenen Feldern in Hinblick auf ihre biologischen Wirkungen muß daher diese Unterschiede berücksichtigen. Dies kann z. B. näherungsweise dadurch geschehen, daß Feldstärken inhomogener Felder durch den Bewertungsfaktor 10 dividiert werden.

Im folgenden werden homogene Felder betrachtet. Ähnlich wie beim elektrischen Gleichfeld richtet sich die Höhe der felderzeugten elektrischen Körperströme danach, ob man sich allein im Feld befindet oder gleichzeitig ein (isoliertes) leitfähiges Objekt berührt.

Im Fall der frei stehenden Person werden sowohl die Stärke des Stromes als auch seine Verteilung im Körperinneren wesentlich von der Körperhaltung und den Erdungsbedingungen bestimmt. Diese hängen nicht nur vom Schuhwerk ab, sondern auch davon, in welcher Tiefe die leitende (durchfeuchtete) Erdschicht beginnt.

Der ungünstigste Fall, auf den sich diese Überlegungen auch beziehen müssen, tritt auf, wenn man auf nassem Boden gut geerdet ist, und die Körperlängsachse, ähnlich wie die Antenne eines Rundfunkgeräts, nach dem Feld ausgerichtet ist, wenn man also im vertikalen Feld einer Hochspannungsleitung aufrecht steht. Der in diesem Fall an den Füßen austretende Gesamtstrom läßt sich sowohl theoretisch als auch experimentell gut bestimmen. Er ist um so größer, je höher die Frequenz und die Feldstärke sind und beträgt unter Hochspannungsleitungen (bei 50 Hz) 14 μA pro kV/m äußerer (ungestörter) Feldstärke. Dieser Wert tritt jedoch erst an den Füßen auf: Am Kopf ist die Stromstärke am geringsten. Sie nimmt erst mit der Anzahl der auf uns mündenden Feldlinien vom Scheitel bis zur Sohle hin zu.

Im zweiten Fall der Berührung isolierter leitfähiger Objekte durch eine geerdete Person kann im ungünstigsten Fall zusätzlich auch der vom Objekt erfaßte (kapazitive) Dauerstrom über die Person abfließen. Da im ungünstigsten Fall bei großflächigen Objekten auch eine Gefährdung nicht ausgeschlossen werden kann, müssen einerseits die zulässigen Feldstärken begrenzt und andrerseits kritische Objekte, wie z. B. parallel zu Hochspannungsleitungen verlaufende Drahtzäune, geerdet werden.

Bei der Berührung eines Pkw können die netzfrequenten Ströme ca. 0,15 mA pro kV/m, bei Berührung eines Busses sogar ca. 0,4 mA pro kV/m betragen, so daß bei Feldern über ca. 23 kV/m bereits die Loslaßschwelle überschritten werden könnte.

Gefährdung bei der Berührung spannungsführender Teile

Bedingungen für die Wirkung elektrischer Ströme auf Zellen
Bereits vor zwei Jahrhunderten machte Galvani die Entdeckung, daß er einen toten Froschschenkel scheinbar wieder zum Leben erwecken konnte: Als er ihn mit einer Spannungsquelle verband, zuckte der Froschschenkel. Wir wissen heute, daß durch einen kurzen Stromstoß Zellen erregt und Muskeln zum Anspannen gebracht werden können und können dieses Wissen z. B. in Form von Herzschrittmachern oder Muskelstimulatoren in der Medizin wertvoll anwenden.

Bei der Erregung von Zellen ist erstens zu beachten, daß es eine Abhängigkeit von Reizstärke und Reizdauer gibt (Abbildung 24). Ist nämlich die Reizstärke groß genug, um eine Erregung auslösen zu können, also überschwellig, so kommt die Erregung umso früher zustande, je größer sie ist. Die Erregung braucht jedoch auch Zeit, um sich ausbilden zu können: Ist die Reizdauer zu kurz, können auch noch so große Reize zu keiner Erregung führen.

Zweitens ist zu beachten, daß jedoch die Erregung selbst dem »Alles-oder-Nichts«-Gesetz gehorcht. Das bedeutet: Es gibt eine Reizschwelle, die überschritten werden muß, um eine Erregung auszulösen. Ist diese jedoch überschritten, so wird die Erregung nicht mehr stärker, auch wenn die Reizstärke zunimmt.

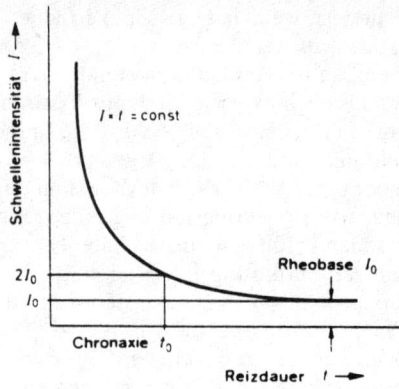

Abb. 24: Abhängigkeit der Erregungsschwelle von der Reizdauer.

Daraus ergeben sich folgende Konsequenzen für die Wirkung elektrischer Ströme und damit elektrischer Felder:

1. Die Stromstärke muß einen Mindestwert übersteigen: Unterschwellige Reize können an der Zelle lediglich zu einer vorübergehenden geringen lokalen Änderung des Gleichgewichtszustandes der Zellmembran führen (lokale Reizantwort).

2. Der Strom muß während einer Mindestdauer fließen, um die Erregungsvorgänge vollständig ablaufen zu lassen: Das bedeutet einerseits, daß die Dauer gleicher Stromrichtung, also die halbe Periodendauer, größer oder gleich jener Mindestdauer sein muß, die zur Ausbildung einer Erregung erforderlich ist. Es gibt daher eine Grenzfrequenz, oberhalb der keine Erregung von Zellen mehr möglich ist.
   Die Mindesterregungsdauer beträgt etwa 20 µs. Damit daher Ströme und damit auch Wechselfelder überhaupt eine Reizwirkung auslösen können, darf ihre Frequenz nicht größer als ca. 25 kHz sein.
   Tatsächlich liegt die Grenzfrequenz etwas höher. Sie ist individuell verschieden und kann bis zu ca. 100 kHz reichen. Der Grund dafür liegt im nichtlinearen Verhalten der Zellmembran, das bewirkt, daß bei zunächst noch ausreichender Reizstärke in der folgenden Schwingungshalbwelle die erregende Wirkung nicht völlig aufgehoben wird und dadurch jede Schwingung die Erregbarkeit der Zelle erhöht, bis es schließlich zur Auslösung der vollständigen Erregung kommt.
   Oberhalb der Grenzfrequenz spürt man zwar subjektiv den Stromdurchgang noch, jedoch infolge der Wärmewirkung erst als Gefühl der Spannung an den Stellen größter Stromdichte, nach einigen Sekunden schließlich als zunehmendes Wärmegefühl.

3. Die Frequenz des Stromes darf nicht zu klein sein: Ist nämlich die

Änderungsgeschwindigkeit des Reizes zu langsam, kommt es auch bei großen Reizstärken zu keiner Erregung. Dieser Effekt ist bekannt: In einem Büro mit verrauchter Luft nimmt man den Geruch nach einiger Zeit nicht mehr wahr, da sich keine Änderung mehr ergibt. Erst, wenn wir im Freien waren und zurückkehren, können wir den Geruch wieder wahrnehmen. In der Reizstromtherapie wird dieser Effekt gezielt ausgenützt: Durch langsame Stromerhöhung können auch hohe Stromdichten angewendet werden, ohne eine Erregung hervorzurufen. Man bezeichnet dies als »Einschleichen«.

Durchströmung des Körpers bei Unfällen
Wesentliche Erkenntnisse über die biologischen Wirkungen elektrischer Ströme wurden durch Versuche an freiwilligen Testpersonen und Unfälle gewonnen, in denen Personen spannungsführende Teile direkt berührt hatten. Die Auswirkungen hängen vom Weg und der Verteilung des Stromes im Körperinneren ab. Am häufigsten tritt bei Elektrounfällen der Stromfluß von Hand zu Hand auf. Für diesen Fall wurde auch die Wahrnehmbarkeitsschwelle ermittelt (Abbildung 25). Sie gibt an, welche Stromstärke gerade schon wahrgenommen wird. Wegen der unterschiedlichen individuellen Empfindlichkeiten streuen die Schwellenwerte über einen breiten Bereich.

Verschiedene Körperbereiche reagieren auf den Stromfluß unterschiedlich. Die größte Empfindlichkeit weist die Zunge auf.

Bei der Durchströmung von den Händen zu den Füßen, wenn man z. B. im Garten gut geerdet einen defekten (unter Spannung stehenden) Elektrorasenmäher umfaßt, sind zur Wahrnehmung ca. 2,5mal höhere

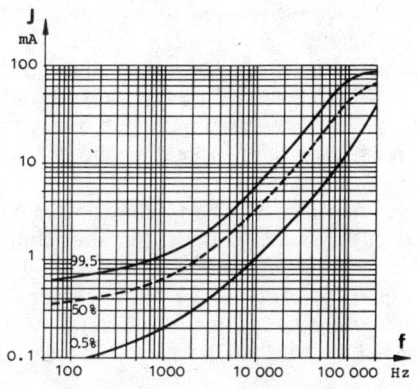

Abb. 25: Wahrnehmbarkeitsschwelle für elektrische Wechselströme bei Durchströmung von Hand zu Hand (Dalziel 1950) in doppelt-logarithmischer Darstellung.

Durchströmung		Herzstromfaktor
linke Hand (Hände)	– Fuß (Füße)	1,0
rechte Hand	– Fuß	0,8
Hand	– Hand	0,4
Fuß	– Fuß	0,06
Gesäß	– Hand (Hände)	0,7
Brust	– linke Hand	1,5

Tab. 2: Herzstromfaktoren nach Sam (1969).

Stromstärken erforderlich. Der Grund dafür liegt darin, daß nicht die Stromstärke an sich, sondern die lokal auftretende Stromdichte für die Wirkung verantwortlich ist. Die größere Kontaktfläche muß daher durch eine höhere Stromstärke kompensiert werden.

Durch Messungen an Leichen wurden für verschiedene Stromwege jene elektrischen Spannungsabfälle bzw. Feldstärken am Herzen ermittelt, die gleich große Gesamtströme verursachten. Daraus konnten die sogenannten Herzstromfaktoren bestimmt werden, indem man die gemessenen Feldstärken auf jene bezog, die bei Längsdurchströmung (von den Händen zu den Füßen) auftraten. Mit diesen Ergebnissen lassen sich beliebige Teildurchströmungen auf die wirkungsgleiche Längsdurchströmung umrechnen (siehe Tabelle 2).

Daraus ergibt sich, daß die gefährlichste Durchströmung die von der Brust zur linken Hand ist. Bei der Durchströmung von Fuß zu Fuß, wie sie z. B. beim Abgreifen der Schrittspannung in der Nähe eines Erders oder eines Blitzeinschlages auftreten kann, wird hingegen die Gefahr für das Herz eher überschätzt.

Wird ein Strom überschwellig, also wahrnehmbar, so verspürt man mit steigender Stromstärke zunächst ein Kitzeln und Kribbeln wie durch Ameisen, dann ein Gefühl wie das Einschlafen des Armes, gefolgt von einer schwachen Versteifung der Muskulatur, die mit weiterer Stromerhöhung zur Verkrampfung führt.

Jene Stromstärke, die nicht nur zu schmerzhaften Verkrampfungen führt, sondern bei der bereits der umfaßte spannungsführende Teil gerade nicht mehr selbst losgelassen werden kann, wird als Loslaßschwelle bezeichnet (Abbildung 26). Auch sie ist stark von der Frequenz abhängig und individuell verschieden. Von der Internationalen Elektrotechnischen Kommission (IEC) wird für sie bei 50 Hz ein Wert von 10 mA angenommen.

Bei weiter zunehmender Stromstärke besteht die Gefahr des Erstickens wegen der Verkrampfung der Atemmuskulatur. Wenn schließlich der über das Herz fließende Stromanteil so groß wird, daß auch Teile des Herzmuskels erregt werden, kann der koordinierte Ablauf der Pumptätigkeit des Herzens gestört werden, so daß es zum Herzkammerflimmern und damit zum Tod kommt. Die Flimmerschwelle ist von der Einwirkungsdauer abhängig: Bei kurzen Durchströmungszeiten unter einer Herzperiode kommt es bei Längsdurchströmung erst bei 400 bis 500 mA zum Herzkammerflimmern. Bei längerer Einwirkungsdauer reichen jedoch bereits wesentlich geringere Ströme von 40 bis 50 mA aus, um Herzkammerflimmern zu verursachen.

Bei Frequenzen über 10 kHz dominiert mit steigender Stromstärke immer mehr die Wärmewirkung, so daß die Gefahr des Herzkammerflimmerns, insbesonders bei längerer Einwirkungsdauer, gegenüber der Verbrennungsgefahr zurückgeht.

In Tabelle 3 sind die biologischen Wirkungen in Abhängigkeit von der Stromstärke und der Einwirkungsdauer für netzfrequente Ströme zusammengefaßt.

Wirkungen von Stromdichten

Die gut gesicherten experimentellen Ergebnisse für die Wahrnehmbarkeits-, Loslaß- und Flimmerschwelle können auch zur Abschätzung der Beeinflussung durch elektrische Felder herangezogen werden, wenn die Stromwerte in Stromdichten und weiter in die entsprechenden äußeren Feldstärken umgerechnet werden.

Die Angaben über den Zusammenhang zwischen der Feldstärke und der durch sie im Körperinneren verursachten Stromdichte gehen weit auseinander. Dies hat folgende Gründe:

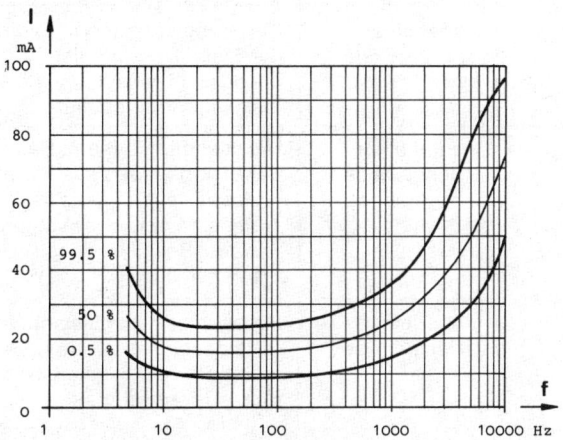

Abb. 26: Loslaßschwelle bei Durchströmung von Hand zu Hand (Dalziel 1943). (Frequenz in logarithmischer Darstellung).

Stromstärke (in mA_{eff})	Einwirkungsdauer	Physiologische Wirkung auf den Menschen
0–1	beliebig lang	Bereich bis zur Wahrnehmbarkeitsschwelle, Elektrisierung nicht spürbar
1–15	beliebig lang	Bereich bis zur Krampfschwelle, selbständiges Lösen der Hände vom umfaßten Gegenstand dann nicht mehr möglich, darunter kräftige, zum Teil schmerzhafte Wirkungen auf die Muskeln in Fingern und Armen
15–30	Minuten	Krampfartiges Zusammenziehen der Arme, Atmungsbeschwerden, Blutdrucksteigerung, Grenze der Erträglichkeit
30–50	Sekunden bis Minuten	Herzunregelmäßigkeiten, Blutdrucksteigerung, starke Krampfwirkungen, Bewußtlosigkeit, bei langer Einwirkungsdauer an der oberen Bereichsgrenze: Herzkammerflimmern
50 bis einige hundert	unter einer Herzperiode	Kein Herzkammerflimmern, starke Schockwirkung
	über einer Herzperiode	Herzkammerflimmern, Beginn der Elektrisierung relativ zur Herzphase nicht wesentlich, Bewußtlosigkeit, Strommarken
über einige hundert	unter einer Herzperiode	Herzkammerflimmern, Beginn der Elektrisierung relativ zur Herzphase wesentlich, Auslösung des Flimmerns nur in der vulnerablen Periode, Bewußtlosigkeit, Strommarken
	über einer Herzperiode	Reversibler Herzstillstand, Bereich der elektrischen Defibrillation, Bewußtlosigkeit, Strommarken, Verbrennungen

Tab. 3: Physiologische Wirkungen elektrischer Wechselströme bei 50 Hz-Durchströmung.

Wegen der großen individuellen Unterschiede ist trotz genauer Messungen an Einzelfällen oder komplexen Modellrechnungen eine Verallgemeinerung der Ergebnisse und somit die Annahme von Mittelwerten erforderlich, die in Einzelfällen nicht zutreffen müssen.

Die Bestimmung der Stromdichten durch Division der gut gesicherten Gesamtkörperstromwerte durch die Körperquerschnittsfläche ist für allgemeine Aussagen ausreichend genau (sie liegt den folgenden Angaben zugrunde).

Die Zunahme der Gesamtstromstärke vom Scheitel zu den Füßen hin auf etwa das 3fache darf nicht vernachlässigt werden.

Die Stromdichten variieren entlang der Körperachse mit der Körperquerschnittsfläche um eine Größenordnung. Die höchsten Stromdichtewerte ergeben sich an den Einschnürungen, am Hals und den Knöcheln. Als kritischer Bereich ist jedoch die Herzgegend anzunehmen.

Und schließlich: Wegen der unterschiedlichen Leitfähigkeiten ist auch die Stromdichteverteilung im Querschnitt nur näherungsweise konstant.

Im Herzbereich ergibt die Abschätzung der feldverursachten Stromdichte 0,02 $\mu A/cm^2$ pro kV/m.

Die Wahrnehmung bei der Durchströmung von Hand zu Hand erfolgt an den Handflächen. Dividiert man mit einer mittleren Handflächengröße, ergibt sich bei 50 Hz, daß eine Stromdichte von 1 $\mu A/cm^2$ bei ca. 0,5% der Personen eine Wahrnehmung auslöst. An der Wahrnehmungsschwelle beginnt der Bereich, in dem zunächst zwar noch keine Gefährdung, aber immerhin eine geringfügige Reizwirkung von Zellen möglich wird.

Die Loslaßschwelle ergibt sich mit der mittleren Querschnittsfläche des Unterarmes bei 0,5% der Personen zu ca. 110 $\mu A/cm^2$. Die Schwelle zum Herzkammerflimmern kann mit der mittleren Thoraxquerschnittsfläche für 5% der Personen zu ca. 80 $\mu A/cm^2$ bestimmt werden. Stromdichten über dieser Schwelle bedeuten eindeutig ein Gefährdungspotential und müssen vermieden werden.

Mit der Kenntnis des Zusammenhangs zwischen innerer Stromdichte und äußerer Feldstärke können diese Ergebnisse auch zur Beurteilung der Feldwirkungen herangezogen werden.

Die Schirmwirkung unseres Körpers nimmt zwar mit zunehmender Frequenz ab. Im Niederfrequenzbereich ist sie jedoch noch erheblich: Bei Netzfrequenz werden äußere Felder noch um das 1 000 000- bis 100 000 000fache abgeschirmt.

In Abbildung 27 wurden zusätzlich jene Feldstärkewerte eingezeichnet, die im Fall einer frei stehenden Person die angegebenen Stromdichten im Körperinneren verursachen würden.

Wegen der ca. 20fachen Feldstärkenerhöhung wird bereits bei einer (ungestörten) Feldstärke von 100 kV/m am Kopf die Durchschlagsfestigkeit der Luft überschritten. Da daher in zugänglichen Bereichen

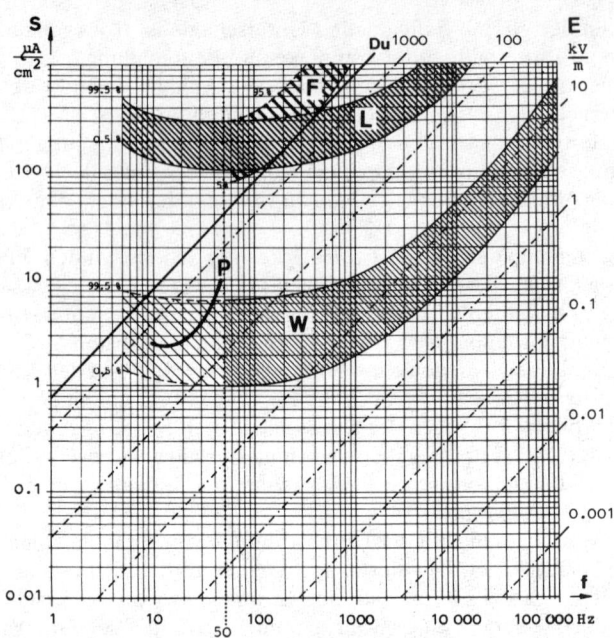

Abb. 27: Biologische Wirkungen elektrischer Stromdichten im Körperinneren in Abhängigkeit der Frequenz (doppelt-logarithmische Darstellung; W = Bereich der Wahrnehmbarkeitsschwelle, L = Bereich der Loslaßschwelle, F = Bereich der Flimmerschwelle, P = (magnetisch verursachte) Sehphänomene, D_u = Grenze der Durchschlagsfestigkeit der Luft).

100 kV/m nicht überschritten werden dürfen, können so hohe äußere Feldstärken gar nicht auftreten, die bei Netzfrequenz eine Gefährdung darstellen würden.

Veränderung der Erregbarkeit von Zellen durch Ströme
Die Wirkungen elektrischer Vorgänge sind dem Körper nicht fremd. Wenn der Arzt mit Hilfe von einfachen Elektroden von der Brustwand das Elektrokardiogramm des Herzens aufnimmt, um anhand des immer wiederkehrenden charakteristischen Signals die Tätigkeit des Herzmuskels zu beurteilen, so nützt er den Umstand aus, daß das Funktionieren des Organismus letztlich auf elektrischen Vorgängen beruht, die sich auch an der Körperoberfläche durch elektrische Spannungen bemerkbar machen: Jede Erregung einer Nervenzelle, jede Anspannung eines Muskels, sogar die Tätigkeit des Gehirns leistet dazu ihren Beitrag.
    Während die biologischen Wirkungen überschwelliger Ströme gut un-

tersucht sind, ist die Beeinflussung durch schwache Ströme nach wie vor Gegenstand der Forschung. Die Frage, ob uns elektrische Felder bereits beeinflussen können, noch ehe sie zur Erregung von Zellen führen, ist jedoch durch eine makroskopische Betrachtungsweise und Messungen an der Körperoberfläche nicht zu klären. Es können jedoch im mikroskopischen Bereich geringe Änderungen untersucht und abgeschätzt werden, die auftreten können, noch ehe es zu einer vollständigen Erregung kommt. In jedem Fall dürfen die feldverursachten Stromdichten gegenüber den vom Körper selbst hervorgerufenen nicht zu klein sein, um berücksichtigenswerte Wirkungen zu verursachen.

Alle Zellen des menschlichen Körpers besitzen eine Membran, die das Zellinnere gegenüber der extrazellulären Flüssigkeit abgrenzt. Sie ist 5 bis 15 nm dick und mit Poren durchsetzt, durch die verschiedene Stoffe verschieden gut hindurchtreten können. Diese selektive Durchlässigkeit führt zu unterschiedlichen Ionenkonzentrationen im Zellinneren und Außenraum. Damit verbunden ist auch ein Ungleichgewicht der elektrischen Ladungsträger, das an der Membran ähnlich wie an einem geladenen Kondensator zur Ausbildung einer elektrischen Spannung, dem sogenannten Membranpotential, führt. Im Ruhezustand liegt das Potential im Bereich von ca. -90 mV, wobei das Zellinnere gegenüber dem Außenraum negativ aufgeladen ist. Vereinfacht gesagt, können daher die meisten Zellen im Ruhezustand als eine Art Batterie angesehen werden.

Wird das Ruhepotential durch einen überschwelligen Reiz genügend stark zu positiven Werten hin ausgelenkt, kommt es ab dem Erreichen eines bestimmten Potentials, der Erregungsschwelle, zur Auslösung eines lawinenartigen Zusammenbruchs des Membranpotentials und damit zur vollständigen Erregung der Zelle. Die dabei auftretenden Stromdichten betragen etwa $100\,\mu A/cm^2$. Der zeitliche Verlauf des Membranpotentials von der Erregung bis zur Rückkehr in den Ruhezustand ist für die Zelle charakteristisch und wird Aktionspotential genannt. Seine Dauer ist kurz und liegt im Bereich weniger Tausendstel Sekunden. Lediglich beim Herzmuskel ist sie um das ca. 100fache länger.

Ist der Reiz unterschwellig, wird also die Erregungsschwelle nicht überschritten, so können bei nicht zu kleinen Reizstärken dennoch selbständige Verhaltensänderungen der Membran ausgelöst werden, die zwar zu keiner vollständigen Erregung führen, jedoch die Auslenkung des Membranpotentials hin zu positiveren Werten verstärken und damit die Erregbarkeit erhöhen. Man spricht in diesem Fall von einer »lokalen Antwort« der Membran. Die Stromdichten, die eine derartige Antwort auslösen könnten, liegen im Bereich von etwa $0,75\mu A/cm^2$.

Bei noch geringeren Stromdichten kommt es zwar zu keiner aktiven Verstärkung der Erregbarkeit durch die Membran. Wegen des unterschiedlichen Verhaltens der Membran in der positiven und negativen Schwingungshalbwelle des Stromes kann jedoch ihre Ausgangslage für eine Erregung durch andere Reize verändert werden. Diese Beeinflussung hängt stark von der Frequenz der einwirkenden Stromdichten ab.

Die Steigerung der Erregbarkeit ist der einwirkenden Stromdichte direkt proportional, und selbst kleinste Stromdichten können theoretisch noch zu einer Änderung des Membranruhepotentials führen, deren Ausmaß und Richtung von der Frequenz abhängt. Ihre biologische Bedeutung hängt davon ab, wie groß diese Veränderung im Vergleich zu den üblichen physiologischen Schwankungen ist.

Da die zur Erregung erforderliche Reizstärke vom Membranruhepotential abhängt, bedeutet seine Verschiebung nach negativeren Werten eine Herabsetzung und eine nach positiveren Werten eine Erhöhung der Erregbarkeit.

»Verstimmung« von »Schrittmacherzellen«
Biologische Feldwirkungen sind stark frequenzabhängig. Bei der Diskussion möglicher Feldwirkungen wird daher immer wieder die Frage gestellt, ob nicht die »Information« der Schwingungen zu Beeinflussungen führen könnte, auch wenn ihr Energiegehalt für eine Erregung zu klein sein sollte.

Im Sinne der Informationstheorie ist der Informationsgehalt von Signalen dann groß, wenn sich ihr Wert ständig auf unvorhersehbare, also zufällige Weise ändert. Der Informationsgehalt einer harmonischen Schwingung, bei der ja bereits nach einer Periodendauer nichts Neues mehr geschieht, ist daher klein. Es kann daher weniger die Information

Exkurs: Sicherheit elektrischer Geräte

Da es nicht möglich ist, die elektrische Spannung unendlich gut zu isolieren, fließt von elektrischen Geräten immer ein geringer Teil des Stromes auch über uns ab, wenn wir sie beim Gebrauch anfassen. Die Sicherheitsvorschriften verlangen eine Begrenzung dieser Leckströme. Unter ungünstigsten Bedingungen dürfen sie bei Haushaltsgeräten höchstens 0,75 mA betragen. Die Leckströme bei fest installierten Elektro-Herden dürfen sogar bis 5 mA betragen. Bei elektromedizinischen Geräten müssen sie allerdings sehr gering sein und dürfen 0,1 mA nicht überschreiten, da Patienten wegen ihrer Krankheit oder der eingenommenen Medikamente ein verringertes Reaktionsvermögen besitzen und z. B. in der Intensivstation auch lange Zeit mit den Geräten verbunden sein könnten.

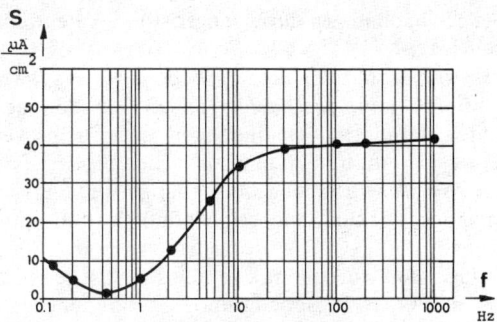

Abb. 28: Änderungsschwelle der Eigenfrequenz von Schrittmacherzellen (f_o = 0,8 Hz) bei Einwirkung elektrischer Stromdichten verschiedener Frequenzen (Frequenz in logarithmischer Darstellung).

an sich als vielmehr die Existenz von *Resonanzeffekten* von Bedeutung sein, bei denen es ähnlich wie beim Anstoßen einer Schaukel durch die zeitgerechte Wirkung kleiner Energien zu größeren Effekten kommen könnte.

Tatsächlich gibt es im menschlichen Körper sogenannte Schrittmacherzellen, die in der Lage sind, sich periodisch immer wieder selbst zu erregen. Derartige Zellen wirken z. B. als Taktgeber für unseren Herzschlag. In Versuchen konnte festgestellt werden, daß bei diesen Zellen besonders früh Reaktionen erkennbar sind, wenn die Stimulationsfrequenz in die Nähe ihrer Eigenerregungsfrequenz kommt: In diesem Fall konnte eine »Verstimmung«, nämlich eine Angleichung an die Stimulationsfrequenz, festgestellt werden. Die dazu erforderlichen Stromdichtewerte lagen in Versuchen an isolierten Zellen bei etwa 1 µA/cm². Je größer der Unterschied zwischen Stimulations- und Eigenfrequenz war, desto höher waren die zur Beeinflussung erforderlichen Stromdichtewerte. (Siehe Abbildung 28.)

Theoretisch besteht auch die Möglichkeit von Resonanzeffekten bei gleichzeitiger Einwirkung elektrischer Wechselfelder und eines magnetischen Gleichfeldes. Dies wird z. B. in der Kernphysik zur Erzeugung hochenergetischer Teilchen in Teilchenbeschleunigeranlagen ausgenützt. Bei der ungestörten Bewegung im Vakuum nehmen dabei Ladungsträger unter Resonanzbedingungen in Zyklotronen ständig Energie aus dem elektrischen Feld auf. Es läßt sich jedoch zeigen, daß Zyklotronresonanzeffekte wegen der starken Beeinflussung durch Nachbaratome in unserem Körper keine Bedeutung besitzen.

Gesundheitliche Schädigungen durch langfristigen Aufenthalt in elektrischen Wechselfeldern?

Ob das Leben in elektrischen Feldern bedenkliche Auswirkungen zur Folge haben könnte, kann aus naheliegenden Gründen nicht in Laborversuchen unter definierten Bedingungen untersucht werden. Auch Langzeit-Tierversuche führen zu umso unsichereren Ergebnissen, je geringer etwaige Wechselwirkungen und je länger die Versuchsdauer ist, da die gleichzeitige Wirkung anderer Einflußfaktoren immer schwerer auszuschließen ist.

Aus diesen Gründen wurden und werden statistische Untersuchungen durchgeführt, in denen Personengruppen, von denen angenommen wird, daß sie häufiger elektrischen Feldern ausgesetzt sind, mit einer gleich großen Gruppe verglichen werden, für die dies nicht angenommen wird, die sich jedoch in ihrer Zusammensetzung und ihren sonstigen Lebensbedingungen nicht unterscheiden dürfen.

Die statistische Analyse birgt jedoch viele Probleme und Unsicherheiten in sich; sie sind nicht nur von den unterschiedlichen Interpretationen gleicher Meinungsumfragen durch politische Parteien bekannt.

Eine wesentliche Voraussetzung für statistische Analysen ist, daß die untersuchten Gruppen hinsichtlich ihrer Anzahl und Zusammensetzung dem Problem angepaßt sind: Je geringer die Wechselwirkung, desto größer muß die Gruppengröße sein, um eine gesicherte Aussage treffen und um zufällige, durch die Gruppengröße verursachte Abweichungen ausschließen zu können. Dies ist z. B. auch der Grund, warum bis heute nicht nachgewiesen werden konnte, ob die viel energiereichere radioaktive Strahlung bei geringen Dosen das Krebsrisiko tatsächlich erhöht (Kapitel 7).

Es ist schwierig, das Ausmaß der Feldbelastung von Personen im Alltag überhaupt festzustellen: Wie Untersuchungen gezeigt haben, sind höhere Feldstärken selbst unter Hochspannungsleitungen nur auf einen schmalen Bereich direkt unter den Leitungen beschränkt und können dort überdies durch Bewuchs oder Bebauung auf ein vernachlässigbares Maß reduziert sein. Innerhalb von Gebäuden ist darüber hinaus vor dem Hintergrund der installationseigenen Felder keine Feldstärkenerhöhung durch in der Nähe befindliche Hochspannungsleitungen festzustellen.

Dies bedeutet, daß Personen, die in einer Gegend mit vielen Hochspannungsleitungen wohnen, keineswegs dauernd oder auch nur häufiger stärkeren Feldern ausgesetzt sein müssen als Vergleichspersonen aus anderen Gegenden, zumal anzunehmen ist, daß sie kaum einen Großteil ihrer Zeit im Freien, direkt unter der Leitung verbringen und sich als Berufstätige oder Schüler meist überhaupt an anderen Orten aufhalten.

Die Auswahl von Personengruppen nach Wohngegenden ist daher keine Methode, mit der sich Feldwirkungen nachweisen lassen. So ist z. B. die auf diese Weise festgestellte Erhöhung der Selbstmordrate von

Stadtbewohnern in der Nähe von Hochspannungsleitungen vermutlich eher durch andere, soziale Faktoren bedingt als durch den ungewissen Aufenthalt mit unbekannter Dauer in Feldern unbekannter Höhe.

Auch der Versuch, über die Berufsbezeichnung auf eine erhöhte Feldbelastung zu schließen, ist problematisch: Eine Erhöhung des Leukämierisikos, wie sie z.B. aus einer nach Berufssparten aufgeschlüsselten Todesstatistik für »Elektriker« abgeleitet wurde, kann zwar als Hinweis für die Existenz berufsbedingter Risikofaktoren angesehen werden. Der Beweis für eine chronische Wirkung elektrischer Felder kann daraus jedoch aus mehreren Gründen nicht abgeleitet werden:

Einerseits sind andere berufsspezifische Einflußfaktoren, wie z.B. die Wirkung von Lötdämpfen, der häufigere Umgang mit Kupfer usw. nicht ausgeschlossen.

Andrerseits umfaßt die Berufsbezeichnung Elektriker eine Reihe von Sparten, die nicht zwangsläufig tatsächlich einer überdurchschnittlichen Feldbelastung ausgesetzt sind, wie z.B. Elektroinstallateure, die einen Großteil ihrer Arbeit unter spannungslosem Zustand der Leitungen oder gar noch vor der Vornahme eines Elektroanschlusses leisten, Elektroniker, die vorwiegend mit haushaltsüblichen Feldern konfrontiert sind usw.

Schließlich sagt die Berufsbezeichnung auf dem Totenschein nichts darüber aus, ob und wie lange dieser Beruf tatsächlich ausgeübt wurde.

Es gibt daher bis heute keine Beweise für gesundheitsgefährdende oder -schädigende Wirkungen durch einen langfristigen Aufenthalt in elektrischen Feldern, denen wir in unserer Umwelt ausgesetzt sind, die einer kritischen Überprüfung standhalten; dennoch wird dieser Aspekt weiterhin untersucht.

2.4 Grenzwerte

Das Ziel der Festsetzung von Grenzwerten ist es, eine Gefährdung auszuschließen und Beeinträchtigungen des Wohlbefindens so weit wie möglich zu vermeiden. Im Fall der niederfrequenten elektrischen Wechselfelder sind dabei verschiedene Einflußfaktoren zu berücksichtigen:
- Durch direkte Funkenentladungen von Personen auf geerdete Objekte kann es zunächst unabhängig von der Frequenz bereits ab ca. 32 kV/m zu Schockwirkungen kommen, die zu folgeschweren Sekundärwirkungen führen könnten. Sie sind daher zu vermeiden.
- Bei indirekter Funkenentladung von Objekten auf Personen sollten Schockwirkungen bei der Berührung von Bussen, die ab ca. 24 kV/m möglich sind, vermieden werden.

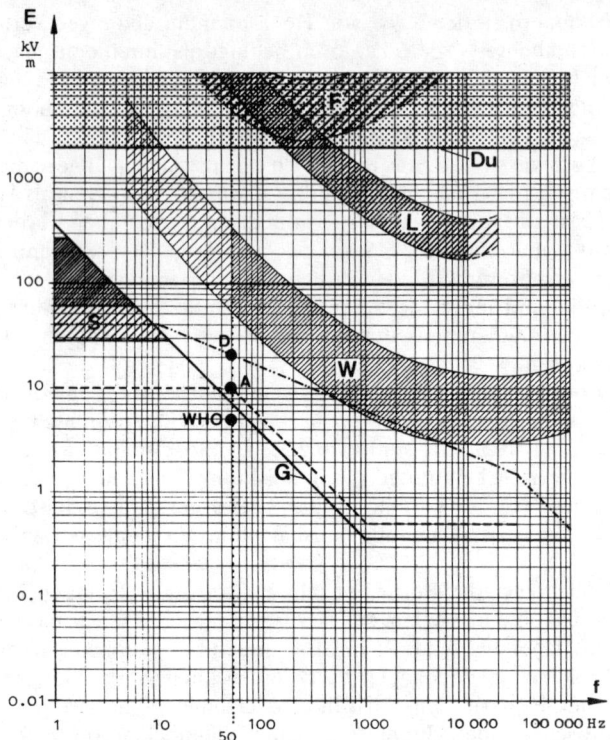

Abb. 29: Grenzwertverlauf elektrischer Feldstärken in Abhängigkeit der Frequenz aufgrund verschiedener Wirkungsmechanismen (D_u = Grenze der Durchschlagsfestigkeit der Luft, F = Flimmerschwelle, L = Loslaßschwelle, W = Wahrnehmbarkeitsschwelle der Zellerregung, G = dauernd zulässige Geräteleckströme, S = Schockwirkungsgrenzwertebereich bei Entladungen, D = Grenzwert der BRD, A = Grenzwertvorschlag in Österreich).

– Zur Vermeidung unzulässiger Reizwirkungen können die Grenzwerte an den Ergebnissen der Feldstärkeabschätzungen orientiert werden, die den verschiedenen Wirkungsschwellwertkurven zugeordnet wurden (Abbildung 29).

Daraus kann der prinzipielle Verlauf der Grenzwerte abgeleitet werden: Zunächst sind sie mit zunehmender Frequenz abzusenken, können dann wegen der abnehmenden Erregbarkeit konstant belassen werden, bis schließlich die zunehmende Wärmewirkung eine erneute Absenkung erforderlich macht.

Die konkrete Festsetzung der Werte richtet sich nach der zugrundegelegten Grenzwertphilosophie: In der Bundesrepublik, wo durch die Grenzwerte eine Gefährdung verhindert werden soll, wurde z.B. die zulässige Feldstärke bei Netzfrequenz bei 21 kV/m vorgeschlagen, 30 kV/m sollen bis zu 2 Stunden täglich zulässig sein (DIN VDE 0848, Teil 4). In Österreich, wo bereits eine Beeinträchtigung des Wohlbefindens vermieden werden soll, werden derzeit für die Allgemeinbevölkerung 10 kV/m, für Personen, die während der Ausübung ihres Berufes elektrischen Feldern ausgesetzt sein müssen, eine Feldstärke von 20 kV/m diskutiert. Eine verbindliche Regelung existiert noch nicht.

Auf die Beeinflussung von Herzschrittmachern durch Felder, wie sie in unserer Umwelt auftreten können, wird in Kapitel 5 gesondert eingegangen.

Vertiefende Informationen

Stromdichten
Will man die vom elektrischen Wechselfeld hervorgerufenen Stromwirkungen abschätzen, ist es erforderlich, daß ein Zusammenhang zwischen den im Körperinneren auftretenden Stromdichten und den zugeordneten (äußeren) elektrischen Feldstärken gefunden werden muß. Unsicherheiten in den Annahmen sind bei der Festlegung von Grenzwerten dadurch zu berücksichtigen, daß die Überlegungen für den ungünstigsten Fall (worst case) angestellt werden und man entsprechende Sicherheitsfaktoren wählt. Der ungünstigste Fall für eine frei stehende Person ergibt sich, wenn die Körperlängsachse mit der Feldrichtung übereinstimmt und sie gut geerdet ist.

Der Gesamtstrom I_G durch den Körper läßt sich z.B. durch ein Meßinstrument in der Erdverbindung ermitteln und stimmt mit der Theorie überein: Da die Stromlinien gleich den Feldlinien sind, kann man im ungestörten homogenen Feldbereich jene Fläche, die sogenannte Einzugsfläche A_E bestimmen, durch die alle Stromlinien hindurchgehen, die schließlich an den Körper münden. Sie ist ungefähr doppelt so groß wie die Körperoberfläche und beträgt beim Erwachsenen ca. 5 m^2.

Damit kann man den Gesamtstrom ähnlich wie für einen Plattenkondensator berechnen. Mit der Dielektrizitätskonstanten ε_o erhält man:

$$I_G = (2\pi\varepsilon_o A_E) \cdot f \cdot E_o = 2{,}78 \cdot 10^{-10} \cdot f \cdot E_o$$

Der Gesamtstrom ist also umso höher, je höher die Frequenz des Wechselfeldes ist. Setzt man für die Netzfrequenz f = 50 Hz ein, erhält man:

$$I_G \,(50\,Hz) = 14\,\mu A \text{ pro kV/m}$$

Wegen der nicht idealen Isolationsfähigkeit der Luft fließt zusätzlich ein Leckstrom, der durch ihre Leitfähigkeit bestimmt wird. Er ist jedoch um mehr als das 1000fache kleiner und kann daher vernachlässigt werden.

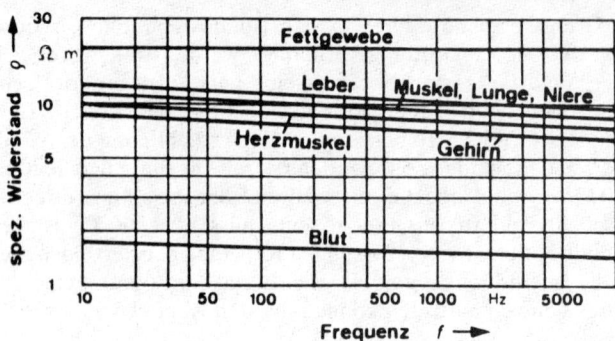

Abb. 30: Spezifische elektrische Widerstände biologischer Gewebe in Abhängigkeit der Frequenz (Biegelmeier 1986) in doppelt-logarithmischer Darstellung.

Der Gesamtstrom tritt erst an den Füßen auf. Da vom Kopf bis zu den Füßen immer Stromlinien am Körper münden, erhöht sich der Wert etwa auf das 3fache. Dies kann durch den Verlauf g(z) berücksichtigt werden, der experimentell an mit Kochsalzlösung gefüllten Phantomen bestimmt wurde. Mit der Körperlänge h ergibt sich (Frazier 1978):

$$g(z) = 1 - 0{,}69 \left(\frac{z}{h}\right)^{2{,}14}$$

In Kopfhöhe beträgt der Strom somit ca. 30 bis 50%, im Herzbereich ca. 63% des Gesamtstromes.

Zur Abschätzung der Stromdichte im Körperinneren kann der Körperstrom durch die Körperquerschnittsfläche dividiert werden. Dabei wird eine gleichmäßige Stromverteilung vorausgesetzt. Tatsächlich ergeben sich jedoch Variationen wegen der unterschiedlichen elektrischen Widerstände verschiedener Körpergewebe. Sie werden vor allem durch deren Wassergehalt bestimmt und hängen darüber hinaus auch von der Frequenz und Temperatur ab. Den geringsten spezifischen Widerstand besitzt Blut mit ca. 1,6 Ohmmeter, Organgewebe liegen typisch im Bereich von ca. 10 Ohmmeter. Die höchsten Werte weist (wasserarmes) Fettgewebe mit über 20 Ohmmeter auf (Abbildung 30).

Mit diesen Ergebnissen kann nun die wichtige Abschätzung der Stromdichten erfolgen: Da der Stromfluß axial erfolgt, ist die elektrische Feldstärke über den Körperquerschnitten konstant, so daß geschlossen werden kann, daß die Stromdichte S_i entsprechend dem Verhältnis von mittlerem spezifischen Widerstand $\bar{\varrho}$ zum lokalen Wert ϱ variiert:

$$S_i = \frac{\bar{\varrho}}{\varrho} \cdot \bar{S}_i$$

Das einfachste und durchaus nicht schlechteste Ergebnis für die mittlere Stromdichte $\bar{S}_i$ erhält man durch Division des lokalen Körperstromes durch die Körperquerschnittsfläche A_K:

$$S_i = 2 \pi\varepsilon_o \frac{A_E}{A_K} \cdot g(z) \cdot f \cdot E_o$$

Setzt man für den kritischen Herzbereich eine kreisförmige Querschnittsfläche mit $d = 0{,}25$ m ein, so erhält man eine mittlere Stromdichte von

$$\bar{S}_i(\text{Herz}) = 3{,}6 \cdot 10^{-9} \cdot f \cdot E_o$$

so daß man für die Netzfrequenz einen Wert von ca. 20 nA/cm^2 pro kV/m erhält.

Wie gut diese einfache Abschätzung ist, geht auch aus dem Vergleich mit aufwendigeren Modellrechnungen hervor: Mathematische Nachbildungen des menschlichen Körpers durch einfache Kugelmodelle, zweischalige Ellipsoide oder aufwendige Blockmodelle führen zu ähnlichen Resultaten.

Die Schirmwirkung unseres Körpers kann durch Vergleich der im elektrischen Strömungsfeld verursachten inneren elektrischen Feldstärken mit jenen im Freien abgeschätzt werden: Mit Hilfe des allgemeinen Ohmschen Gesetzes

$$E = \varrho \cdot S$$

erhält man durch Einsetzen der Formel für die Stromdichte

$$\frac{E_i}{E_o} = 2\pi\varepsilon_o\varrho \, \frac{A_E}{A_K} \cdot g(z) \cdot f$$

woraus sich für den Herzbereich mit dem mittleren spezifischen Widerstand von $\bar{\varrho} = 5$ Ohmmeter der Schirmfaktor als Verhältnis der Feldstärken errechnen läßt:

$$\frac{E_i}{E_o} = 2 \cdot 10^{-8} \cdot f$$

Daraus ergibt sich, daß zwar die Schirmwirkung mit zunehmender Frequenz abnimmt, jedoch bei 50 Hz immer noch 6 Größenordnungen beträgt.

Wärmewirkungen
Große Stromdichten können zu Gewebeverbrennungen führen. Diese werden bei Elektrounfällen als Strommarken bezeichnet. In der Medizin wird bei der Elektrochirurgie durch hohe Stromdichten Gewebe so rasch erwärmt, daß Zellen explosionsartig zerbersten und Blutgefäße versiegelt werden, so daß blutungsarme Schnitte durchgeführt werden kön-

nen. Die dazu erforderlichen Stromdichten liegen sehr hoch bei ca. 10 bis 100 mA/cm² und damit um 4 bis 5 Größenordnungen über jenen Werten, bei denen eine Reizwirkung einsetzt.

Eine dauernde Einwirkung unterschwelliger Ströme ist theoretisch mit einer ständigen Zufuhr von Wärmeenergie verbunden, die in zu großem Ausmaß zu einer Veränderung unserer Körpertemperatur führen könnte. Dies hätte jedoch Auswirkungen auf wichtige Kenngrößen der biochemischen Abläufe im Körperinneren wie z. B. Diffusionsgeschwindigkeit, Ionenbeweglichkeit, Durchlässigkeit der Membranen, Zähigkeit der Flüssigkeiten usw. Aus diesem Grund besitzen wir ein Temperaturregelsystem, das die Aufgabe hat, die Temperatur in unserem wichtigen zentralen Körperbereich mit großer Genauigkeit konstant zu halten. Die im Normalfall auftretenden Abweichungen sind dabei meist kleiner als 0,5 °C, die Zeitkonstante der Wärmeregulation liegt im Bereich weniger Minuten.

Die Temperaturerhöhung ΔT im Körper nach der Einwirkungsdauer t ist der dem Gewebe zugeführten Wärmeleistung P' proportional: Diese ergibt sich aus dem Quadrat der Stromdichte und dem spezifischen Gewebewiderstand:

$$P' = \varrho \cdot S_i^2$$

Im Herzbereich erhält man

$$P' = 3,2 \cdot 10^{-17} \cdot f^2 \cdot E_o^2$$

Wenn man im unrealistisch ungünstigsten Fall die Wärmeabgabe an die Umgebung und die Auswirkung unseres Temperaturregelsystems nicht berücksichtigt, erhält man die Temperaturerhöhung durch Division der zugeführten Wärmeenergie P·t durch die Wärmekapazität des Gewebes, die näherungsweise gleich jener von Wasser ist, nämlich $C_W = 4{,}19 \cdot 10^6$ Ws pro °Cm³

$$\Delta T = 0.76 \cdot 10^{-23} \cdot t \cdot f^2 \cdot E_o^2$$

Bei Netzfrequenz ergäbe sich unter diesen Annahmen eine Temperaturerhöhung von lediglich

$$\Delta T (50 \, Hz) = 7 \cdot 10^{-11} \, °C \text{ pro } (kV/m)^2 \text{ und Stunde}$$

In Tierversuchen wurde festgestellt, daß durch eine Temperaturänderung von 0,1 °C/s die Eigenerregungsfrequenz der besonders empfindlichen Schrittmacherzellen beeinflußt werden kann.

Die für eine derartige Temperaturänderung erforderliche Feldstärke kann abgeschätzt werden und ergibt sich zu:

$$E = \frac{10^{11}}{f}$$

Daraus folgt, daß z. B. bei Netzfrequenz die Feldstärke um 3 Größenordnungen über der Durchschlagsfestigkeit der Luft liegen müßte, um eine derartige Wirkung zu verursachen.

Aus diesen Ergebnissen kann geschlossen werden, daß bei Netzfrequenz Wärmewirkungen des elektrischen Feldes im Körperinneren vernachlässigt werden können.

Kraftwirkungen

Biologische Objekte bestehen aus vielen Teilchen und Molekülen, die sowohl unterschiedliche elektrische Ladungen als auch unterschiedliche Beweglichkeit besitzen. Kraftwirkungen können daher auftreten an geladenen Teilchen und Molekülen bzw. -gruppen, an Molekülen mit inhärentem Dipolmoment in einem inhomogenen elektrischen Feld und an neutralen durch das Feld polarisierbaren Molekülen.

Die durch das elektrische Feld verursachten Kräfte sind jedoch nicht die einzigen, die im Körperinneren wirksam sind. Darüber hinaus wirken Kräfte der thermischen Molekularbewegung, elektrostatische Kräfte anderer Ladungsträger, Diffusionskräfte aufgrund von Konzentrationsunterschieden, chemische Bindungskräfte (z. B. Van-der-Waals-Kräfte) und Hydrationskräfte, die die Lösung von angelagerten Teilchen bewirken. Letztlich sind Kraftwirkungen auf frei bewegliche Ladungsträger auch für das Auftreten elektrischer Ströme verantwortlich.

Sollen durch Kraftwirkungen biologische Effekte verursacht werden, indem z. B. der Bindungszustand von Molekülen oder -gruppen geändert wird, so müssen die durch das elektrische Feld hervorgerufenen Kräfte in die selbe Größenordnung kommen, wie die anderen Kräfte, die im Körper wirksam sind, insbesonders jene der thermischen Molekularbewegung.

Aus dieser Forderung kann ein ungefährer Wert für elektrische Feldstärken abgeleitet werden. Aus der Berechnung des ungefähren Wertes ergibt sich, daß Kraftwirkungen erst bei elektrischen Feldstärken zu berücksichtigen wären, die um 4 Größenordnungen über der Durchschlagsfestigkeit der Luft liegen.

So ergibt sich die Energie der Brownschen Molekularbewegung für eine Körpertemperatur von 36 °C zu

$$W = k \cdot T = 4{,}26 \cdot 10^{-21} \ Ws$$

Für einen Dipol der Länge d, dessen Ladung q gleich der Elementarladung e $= 1.6 \cdot 10^{-19}$ As entspricht, ergibt sich das maximale Dipolmoment in einem Feld der Feldstärke E_i zu

$$M = d \cdot q \cdot E_i$$

Somit ergibt sich die Schwellenfeldstärke E_{si}, wenn dieses Moment in der Größenordnung der Brownschen Molekularbewegung kommt, nämlich

$$E_{si} = \frac{kT}{d \cdot q} = \frac{0.0266}{d}$$

Setzt man für d die Abmessung eines Makromoleküls, nämlich ca. 100 nm ein, erhält man als Grenzfeldstärke im Körperinneren $E_{si} = 26,6$ kV/m, was einer äußeren Feldstärke E_o von ca. 26 600 MV/m entspricht, die um 4 Größenordnungen über der Durchschlagsfestigkeit der Luft liegt.

Quantenmechanische Wirkungen
Manche Wirkungen elektromagnetischer Wechselfelder wie z. B. die Ionisation oder der Photoeffekt können nur erklärt werden, wenn man sie nicht nur als wellenförmige Vorgänge, sondern auch als energietragende Teilchen, sogenannte Strahlungsquanten, ansieht (Dualitätsprinzip). Die Quantenenergie ist umso kleiner, je geringer die Frequenz ist. Grundsätzlich kann nach dieser Vorstellung auch für niederfrequente Felder die Quantenenergie berechnet werden.

Mit dem Planckschen Wirkungsquantum $h = 6,626 \cdot 10^{-34}$ Ws^2 ergibt sich die maximale Quantenenergie W an der Grenze des Niederfrequenzbereichs bei 30 kHz.

$$W_{max} = h \cdot f \approx 20.10^{-29}$$

Die zur Ionisation erforderlichen Energien liegen im Bereich einiger Elektronenvolt, also im Bereich von 10^{-18} Ws, so daß sich gegenüber dieser Wirkung ein Sicherheitsabstand von 11 Zehnerpotenzen ergibt, bei 50 Hz beträgt er sogar ca. 14 Zehnerpotenzen.

Wegen der extrem niedrigen Energien können daher auch quantenmechanische Effekte für biologische Wirkungen vernachlässigt werden.

2.5 Wissenswertes für die Praxis

Vermeidung von Elektrisierungen durch elektrische Wechselfelder
Unangenehme Elektrisierungen durch Wechselfelder treten in Wohnungen nicht auf. Im Freien und am Arbeitsplatz lassen sie sich leicht vermeiden, z. B. durch Schuhe mit Gummisohlen.

Für empfindliche Personen ist die Erdung von Autos durch flexible Erdungsbänder nicht nur zur Verhinderung elektrostatischer Aufladungen, sondern auch zur Vermeidung von unangenehmen Funkenentladungen in elektrischen Wechselfeldern vorteilhaft.

Kapitel 3
Magnetostatische Felder –
Tomographie und Hochenergiebeschleuniger

Die Entdeckung, daß sich Zugvögel unter anderem mit Hilfe des Erdmagnetfeldes orientieren, zeigt, daß Magnetfelder eine biologische Wirkung hervorrufen können. Während elektrische Felder sich nur bis zur Durchschlagsfestigkeit der Luft ausbilden können, existiert eine derartige Obergrenze für magnetische Felder nicht. So werden in der medizinischen Diagnostik heute zum Beispiel Untersuchungsverfahren angewandt, bei denen Patienten extrem hohen magnetischen Feldstärken ausgesetzt sind, deren Stärke etwa das 80000fache der Stärke des Erdmagnetfeldes beträgt. Nicht ganz zu Unrecht wird deshalb die Frage nach möglichen biologischen Wirkungen starker magnetostatischer Felder gestellt.

Das folgende Kapitel zeigt zunächst, welche Rolle magnetostatische Felder in unserer heutigen Umwelt spielen, und geht dann auf die Frage nach möglichen Gesundheitsgefährdungen ein.

3.1 Einige Grundbegriffe

Im Gegensatz zu elektrischen Feldern, die bereits entstehen, wenn elektrische Ladungen getrennt sind, treten magnetische Felder immer dann auf, wenn elektrische Ladungen bewegt werden, wenn also elektrische Ströme fließen. Ein magnetostatisches Feld entsteht, wenn Gleichstrom fließt.

Das magnetische Feld ist, so wie das elektrische, ein *Kraftfeld* und kann analog durch Feld- bzw. Kraftlinien veranschaulicht werden. Während im elektrischen Feld Kräfte bereits auf ruhende Ladungen ausgeübt werden, wirken im magnetischen Feld Kräfte nur auf bewegte elektrische Ladungen oder auf Teilchen, die selbst ein Magnetfeld besitzen. Aus diesem Grund kann z. B. der Verlauf der Feldlinien auf die bekannte Weise durch Eisenspäne sichtbar gemacht werden, die sich im Magnetfeld entlang der Kraftlinien ausrichten.

Im Gegensatz zum elektrischen Feld, wo die Feldlinien (an positiven Ladungen) beginnen und (an negativen Ladungen) enden, sind magnetische Feldlinien in sich geschlossen und umschließen den sie erzeugenden Strom (Abbildung 31). Man spricht daher von *Wirbelfeldern*. Bei einem

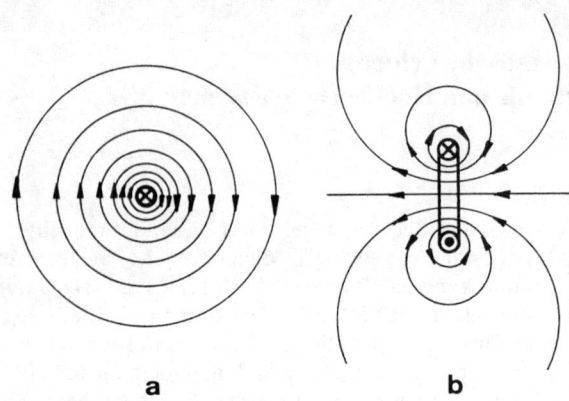

a   **b**

Abb. 31: Magnetische Feldlinien eines stromdurchflossenen Leiters (a) und einer stromdurchflossenen Windung (b).

stromdurchflossenen Leiter sind die Feldlinien z. B. konzentrische Kreise.

Es gibt daher keine den elektrischen Ladungen entsprechenden isolierten magnetischen Teilchen, an denen die Feldlinien beginnen oder enden könnten: So fein man auch unterteilt, immer treten magnetische Pole paarweise auf.

Die *magnetische Feldstärke H* ist um so größer, je größer die Summe der elektrischen Ströme ist, die sie umschließen. Darin liegt auch der Grund, weshalb man z. B. bei Magnetspulen das Feld verstärken kann, indem man die Windungsanzahl vergrößert: Indem man den stromführenden Leiter immer wieder herumwickelt, kann die von den Feldlinien umschlossene Stromsumme erhöht werden.

Zur Beschreibung der Wirkung des Magnetfeldes reicht die Angabe der Feldstärke H nicht aus, es muß vielmehr auch die Eigenschaft der Materie berücksichtigt werden, in dem es auftritt. Aus diesem Grund wurde die *magnetische Induktion* oder *magnetische Flußdichte* B eingeführt, in der die magnetische Materialeigenschaft, die *Permeabilität*, bereits erfaßt ist. Bei gleicher Feldstärke ist die Induktion und damit die Feldwirkung umso größer, je größer die Permeabilität ist.

Die Einheit der magnetischen Induktion ist 1 Tesla (1 T = 1 Vs/m^2). Sie ist von der Kraftwirkung auf einen stromdurchflossenen Leiter abgeleitet.

Eine ältere noch viel verwendete Einheit ist das Gauß (G), wobei gilt 1 G = 10^{-4} T = 0,1 mT.

Je nach dem Verhalten von Materialien im Magnetfeld unterscheidet man

– *diamagnetische Stoffe,* deren Moleküle sich im Magnetfeld so ausrichten, daß es insgesamt zu einer Schwächung des Magnetfeldes kommt,
– *paramagnetische Stoffe,* deren Moleküle sich im Magnetfeld so ausrichten, daß es insgesamt zu einer Erhöhung des Magnetfeldes kommt, und
– *ferromagnetische Stoffe* wie z.B. Eisen, Kobalt und Nickel, die sich zwar qualitativ wie paramagnetische Stoffe verhalten, jedoch eine besonders große Feldverstärkung bewirken.

Ähnlich wie Gegenstände hoher, elektrischer Leitfähigkeit elektrische Feldlinien anziehen und damit das Feld verzerren, verursachen auch Gegenstände hoher Permeabilität Verzerrungen des Magnetfeldes.

Die magnetischen Eigenschaften unseres Körpers unterscheiden sich kaum von jenen der Luft. Im Gegensatz zu elektrischen Feldern kommt es daher zu keiner Erhöhung der magnetischen Feldstärke an der Körperoberfläche, aber auch zu keiner Schutzwirkung: Die magnetische Induktion tritt in unserem Körper ungeschwächt auf und ist praktisch gleich jener in Luft.

3.2 Magnetostatische Felder im Alltag

3.2.1 Das Erdmagnetfeld

Das magnetostatische Feld der Erde spielt für das Leben auf ihr eine entscheidende Rolle: Es schützt weite Bereiche vor gefährlicher aus der Sonne und dem Weltraum kommender Strahlung (Kapitel 6). Dabei ist es jedoch keineswegs so unveränderlich, wie die Bezeichnung es nahelegt: Auch die sogenannten natürlichen magnetostatischen Felder ändern sich sowohl im täglichen, jährlichen und mehrjährigen Zyklus als auch kontinuierlich über Jahrhunderte hinweg. Im Vergleich mit den physiologischen Vorgängen können sie jedoch als stationär angesehen werden.

Erstmals wurde im Jahr 1600 bekannt, daß die Erde ein Magnetfeld besitzt. Die Hauptursache sind elektrische Ströme im Erdinnern, die vermutlich durch Relativbewegung des aus schweren Atomen bestehenden dichten Erdkerns gegenüber dem Erdmantel zustande kommen. Beide sind durch eine leichtflüssige Schicht voneinander getrennt, so daß Relativbewegungen möglich sind. Die elektrischen Ströme in der Atmosphäre und die magnethaltigen Gesteine der Erdkruste tragen ebenfalls zum Gesamtmagnetfeld bei.

Die ursprüngliche Annahme, daß im Erdinneren gelegenes Magnetgestein (Dauermagnete) die Ursache des Erdmagnetfeldes sei, ist deshalb falsch, weil bereits ab ca. 50 km Tiefe so hohe Temperaturen herrschen, daß ferromagnetisches Material seine Dauermagnetisierung verlieren würde. Im inneren Erdkern von ca. 600 km Radius herrschen hohe Drücke von ca. $3,5 \cdot 10^{11}$ Pa und hohe Temperaturen, die nach neuesten Schätzungen nicht, wie bisher angenommen, bei 3700 °K, sondern sogar bei ca. 7000 °K liegen dürften.

Im Verlauf der Erdgeschichte hat das Erdmagnetfeld nicht nur häufig seine Stärke verändert, sondern auch seine Richtung verkehrt.

Diese Kenntnis stammt aus der Untersuchung vulkanischen Gesteins: Bei der Abkühlung nahm die Magnetisierung die Richtung des herrschenden Erdmagnetfeldes an, dessen Stärke wiederum den Grad der Orientierung bestimmte. In den letzten hundert Jahren hat das Erdmagnetfeld um ca. 4% abgenommen. Als Ursache dafür werden Änderungen in der Erdrotation und damit in der Relativbewegung zwischen Erdmantel und -kern angesehen, die durch die Gravitationswirkung des Mondes (z. B. Gezeitenreibung), die Massenverlagerung durch Kontinentalschollendrift und die Drehimpulsänderung durch Meteoritenaufprall hervorgerufen werden.

Das Erdmagnetfeld kann in guter Näherung als das Feld eines magnetischen Dipols beschrieben werden, der sich im Erdmittelpunkt befindet und dessen Achse gegen die Erd(rotations-)achse geneigt ist.

Auf diesen Dipol werden die geomagnetischen Koordinaten bezogen. Dabei unterscheiden sich die geographische und geomagnetische Nordrichtung um einen Winkel, die Deklination (Mißweisung). Die Deklination unterliegt sowohl örtlichen als auch zeitlichen Änderungen und beträgt derzeit ca. 11,4°.

Die an der Erdoberfläche auftretende magnetostatische Feldstärke hängt außer von der geometrischen Lage auch vom lokalen geologischen Aufbau der obersten Erdkruste ab.

Der zeitliche und räumliche Mittelwert ihres Betrages steigt von ca. 31 µT am (geomagnetischen) Äquator auf etwa 50 µT in unseren Breiten und erreicht mit ca. 62 µT an den Polen seinen Maximalwert. Gleichzeitig ändert sich die Richtung des Feldstärkevektors von waagrecht bis auf senkrecht (Abbildung 32).

Darüber hinaus unterliegt die geomagnetische Feldstärke auch zeitlichen Schwankungen, die nicht nur durch Änderungen im Erdinneren (Säkularvariationen), sondern auch durch magnetohydrodynamische Kreisströme in der Dynamo- bzw. Magnetosphäre verursacht werden. Damit beeinflußt die Sonnenaktivität auch wesentlich das Magnetfeld, das somit auch entsprechende tages- und jahreszeitliche Schwankungen aufweist.

Die Erwärmung von Luftschichten durch die Sonneneinstrahlung führt in der Dynamosphäre (D-, E-, F-Schicht) zu globalen Luftströmungen (Gezeitenwinde).

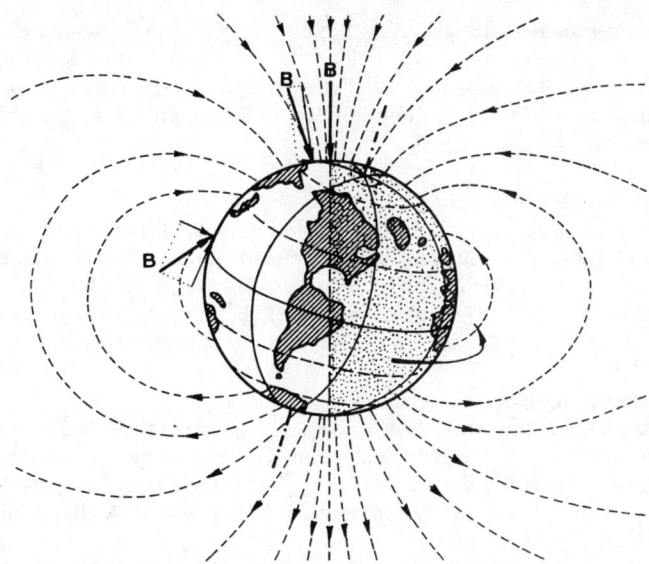

Abb. 32: Das Erdmagnetfeld mit beispielhaften Aufteilungen des Induktionsvektors in die horizontale und vertikale Komponente.

In der Magnetosphäre hingegen wird das Erdmagnetfeld durch die Wechselwirkung mit der von der Sonne ausgehenden Partikelstrahlung (Sonnenwind) beeinflußt.

Die resultierenden Schwankungen sind im allgemeinen sehr klein und liegen im Bereich einiger 10 nT. Bei Auftreten magnetischer Stürme als Folge von Sonneneruptionen können sie jedoch auch wesentlich höhere Werte erreichen.

An der Sonnenoberfläche beträgt die magnetische Flußdichte ca. 100 μT, an der Mondoberfläche ca. 50 nT, im interplanetarischen Raum ca. 10 nT.

3.2.2 Technisch erzeugte Felder

Magnetostatische Felder spielen in unserer Umwelt im Vergleich zu anderen Feldern nur eine untergeordnete Rolle. Sieht man von Feldern von Permanentmagneten ab, wie sie z. B. in unserem Haushalt bei Magnetverschlüssen vorkommen können, hängen sie vom Fließen elektrischer (Gleich-)Ströme ab und treten daher nur dann auf, wenn elektrische Energie tatsächlich verbraucht wird; sie unterliegen daher auch den Schwankungen des Energieverbrauchs.

Die im Freien in den der Allgemeinheit zugänglichen Bereichen auftretenden technisch erzeugten Felder überschreiten die Größenordnung
des Erdmagnetfeldes nicht. Lediglich an manchen Arbeitsplätzen und in
der medizinischen Anwendung können Induktionen um mehrere Größenordnungen höher liegen.

Bei der Energieübertragung
Wie bereits im Kapitel 1 besprochen, sind mit Gleichspannung betriebene Hochspannungsleitungen erst in wenigen Ländern in Verwendung.
Aufgrund der aus Sicherheitsgründen erforderlichen großen Leiterhö-
hen ist jedoch die Stärke des magnetostatischen Feldes am Boden gering
und erreicht mit ca. 20 µT nur ca. 40 % des Erdmagnetfeldes.

Bei Verkehrsmitteln
Im schienengebundenen Nahverkehr (Straßenbahn, U-Bahn, Stadt-
bahn) werden überwiegend Fahrdraht-Gleichspannungen von 600 V
eingesetzt. Aufgrund der wesentlich geringeren Leiterhöhe ist die Stärke des Magnetfeldes am Boden deutlich höher als bei Hochspannungsleitungen.

Aufgrund einer Abschätzung ergibt sich im Fahrgastraum von Stra-
ßenbahnen, deren Fahrstrom im Bereich von 0,5 kA liegt, ein statisches
Magnetfeld von ca. 80 µT (Abbildung 33).

Bei gleichstrombetriebenen Eisenbahnen mit einer Leistung von
20 MW ergibt sich bei einer Fahrdrahtspannung von 1,5 kV ein maximaler Strom von ca. 13 kA, der analog zu einem Magnetfeld von ca.
2000 µT führt.

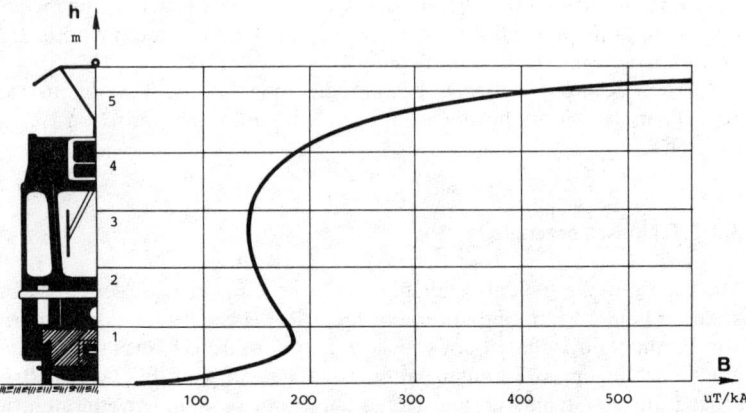

Abb. 33: Abgeschätzter Verlauf des Magnetfeldes unter einer Fahrdrahtleitung einer Straßenbahn.

Exkurs: Abschirmung magnetostatischer Felder

Elektrische Felder können durch leitfähige Umhüllungen (Faraday-Käfige) sehr gut und vergleichsweise billig abgeschirmt werden, da sich die elektrische Leitfähigkeit der Materialien enorm, bei Kupfer z. B. um 21 Größenordnungen, von jener der Luft unterscheidet.

Eine Abschirmung magnetostatischer Felder durch Umhüllungen mit Stoffen hoher Permeabilität ist hingegen nicht so gut möglich, da die erreichbaren Unterschiede zu Luft wesentlich geringer sind. Sie betragen z. B. bei Eisen nur 5 Größenordnungen. Magnetische Schirme hoher Permeabilität sind daher nicht annähernd von vergleichbarer Effektivität wie elektrische, selbst wenn große Dicken und daher ein hohes Gewicht und große Kosten in Kauf genommen werden.

Elektrodynamische Schwebesysteme benötigen wegen ihrer großen Schwebehöhen hohe magnetische Flußdichten. Bei Gleichfeldantrieben wird das Feld durch supraleitende Luftspulen erzeugt, die an der Schiene ein Nutzfeld im Bereich von 1 T hervorrufen. Je nach dem Konzept des Linearmotors mit Frequenzregelung oder gepulstem netzfrequenten Betrieb liegen die magnetischen Streufelder im Fahrzeug ohne zusätzliche Abschirmung im Frequenzbereich von 0 bis 100 Hz bei 1 bis 10 mT.

Am Arbeitsplatz

Starke Magnetfelder treten vor allem auf, wenn hohe Stromstärken fließen. In der Industrie können die Induktionen am Arbeitsplatz in den Bereich von 50 bis 100 mT kommen.

Quellen hoher magnetostatischer Felder sind z. B. Lichtbogen- und Plasmaschmelzöfen (Stromstärke einige 10 kA) mit 50 mT, Aluminiumelektrolyse (Stromstärken bis zu 150 kA) mit ca. 10 mT, Hochleistungsgleichstrommotoren (z. B. in Walzwerken) mit einer Leistung von mehreren MW.

In Sonderfällen, z. B. bei Generatorfunktionsprüfungen mit Stromstärken von 35 kA, wurden maximale Induktionen von 30 mT gemessen. Hubmagnete erzeugen insbesondere im unbeladenen Zustand erhebliche Streufelder.

Hohe Induktionen treten auch bei der Erzeugung von magnetischen Materialien und Permanentmagneten auf.

Schweißgeräte werden in Industrie und Handwerk häufig verwendet.

Dabei wird der stromdurchflossene Handgriff umfaßt, so daß die Hand Induktionen im Bereich von einigen mT ausgesetzt sein kann.

Darüber hinaus gibt es neue Technologien, bei denen in Bereichen, die dem Bedienungspersonal zugänglich sind, hohe magnetostatische Felder auftreten können, beispielsweise bei Anlagen zur magnetischen Energiespeicherung. In den USA kann z. B. an der supraleitenden Magnetspeicheranlage in Bonneville, die für eine Speicherung von 30 MWs ausgelegt ist, an der Wicklungsoberfläche ein Magnetfeld bis zu 4 T auftreten. Das Bedienungspersonal kann Feldern bis 50 mT ausgesetzt sein. Anlagen für 1000 MWs sind bereits geplant.

Bei Kernfusionsreaktoren kann das Bedienungspersonal bei Anlagen mit Impulsbetrieb Induktionen im Bereich von 0,2 bis 6 T mit Impulsdauern bis 5 s ausgesetzt sein, bei Anlagen mit Dauerbetrieb liegen die Expositionen im Bereich von 10 bis 30 mT.

Bei Hochenergiebeschleunigern wie z. B. CERN und DESY gibt es Bereiche mit Magnetfeldern, in denen das Personal hantieren muß. So sind z. B. beim Wechseln von Filmkassetten die Hände Feldstärken im Bereich von 0,6 bis 1,5 T ausgesetzt.

In der Medizin
In der medizinischen Diagnostik ist die Anwendung der Kernspintomographie mit hohen magnetischen Feldern verbunden. Dabei sind nicht

Exkurs: Magnetresonanz-Tomographie (MR)

Durch Magnetfelder hervorgerufene Orientierungseffekte werden in der Medizin in der Magnetresonanz-Tomographie zur Herstellung von Schnittbildern des Körperinneren bereits routinemäßig diagnostisch ausgewertet. Bei dem Verfahren werden durch hohe magnetostatische Felder von 0,5 bis zu einigen T die Magnetfelder der Moleküle zunächst in eine definierte Richtung ausgerichtet. Gepulste Hochfrequenzfelder lenken danach selektiv bestimmte Atome, meist Wasserstoff, in eine andere Richtung ab. Bei der Rückkehr der Atome in ihre Ausgangslage wird die bei der Auslenkung aufgenommene Energie in Form von hochfrequenter Strahlung wieder abgegeben (z. B. bei Wasserstoff 42 MHz pro T). Durch Messung und Auswertung der Stärke dieser Signale und der Rückkehr-Zeit der Atome kann man die Verteilung der Moleküle in Form von Querschnittsbildern darstellen und krankhafte Gewebsveränderungen im Körperinneren erkennen.

nur Patienten bei der Untersuchung hohen Feldstärken (bis zu 4000 mT) exponiert. Auch das Bedienungspersonal ist erheblichen Flußdichten bis zu 100 mT ausgesetzt. Die höchsten Flußdichten treten im Gerätetunnel auf, in den die Patienten eingeschoben werden. Dort werden mit Widerstandsmagneten Magnetfelder bis 500 mT erzeugt. Zu Erreichung einer Induktion über 500 mT werden supraleitende Magneten eingesetzt. Noch höhere Induktionen werden für spektroskopische Untersuchungen verwendet.

Bei einem (abgeschirmten) 2,5-T-Kernspintomographen tritt z. B. noch in 6 m Entfernung, d. h., auch außerhalb des Untersuchungsraumes, eine Induktion von 1 mT auf. Wegen der hohen Feldstärken muß durch Metallsuchgeräte sichergestellt werden, daß keine ferromagnetischen Gegenstände in die Nähe des Tomographen gelangen. Da bereits Feldstärken von ca. 0,1 mT Verzerrungen auf den Bildschirmen verursachen können, ist ein entsprechender Sicherheitsabstand einzuhalten oder eine hinreichende Abschirmung erforderlich.

Im Haushalt

Hier sind vor allem Gleichstrommotoren und Batteriegeräte als Quellen magnetostatischer Felder zu nennen. Sie haben jedoch, verglichen mit den Wechselfeldern, nur untergeordnete Bedeutung. Darüber hinaus sind noch Felder von Kopfhörern und von Telefonhörern zu erwähnen, die im Auflagebereich 0,35 bis 1 mT betragen können.

3.3 Biologische Wirkungen magnetostatischer Felder

Es ist heute bekannt, daß bereits so schwache Felder wie das Erdmagnetfeld bei einer Reihe von Tieren, insbesonders den Zugvögeln, eine wichtige Orientierungshilfe darstellt. In Untersuchungen wurden zwei Gruppen von Brieftauben gebildet: Den Tieren der ersten Gruppe wurde ein kleiner Permanentmagnet am Hinterkopf befestigt, jene der Kontrollgruppe erhielten lediglich ein unmagnetisches Messingstück. Danach wurden die Tiere an einem für sie noch unbekannten Ort freigelassen. Es zeigte sich, daß es bei schönem Wetter beiden Gruppen gleich gut gelang, zum Heimatschlag zurückzufinden. Bei bewölktem Wetter hingegen war die Orientierung der Magnetfeld-Gruppe gestört, während sich die Kontrollgruppe unverändert gut orientieren konnte.

Die Wahrnehmung der schwachen Erdmagnetfelder durch manche Tiere wirft daher die Frage auf, ob auch beim Menschen mit biologischen Wirkungen gerechnet werden muß.

3.3.1 Die Trennung von Ladungsträgern im Inneren des Körpers

Bewegen sich elektrische Ladungen in einem magnetischen Feld, so wirken auf sie Kräfte, die sie von ihrer Bahn ablenken. Darin besteht z. B. das Prinzip der Fernsehröhre, in der Elektronen in einem elektrischen Feld erst beschleunigt und danach durch Magnetfelder so abgelenkt werden, daß sie auf dem Leuchtschirm zeilenweise unser Fernsehbild zusammensetzen.

Befinden wir uns in einem Magnetfeld, so werden im Körperinneren elektrische Spannungen erzeugt. Der Grund liegt darin, daß auch im Körperinneren elektrische Ladungen bewegt werden. Bewegen sich jedoch positiv und negativ geladene Teilchen in gleicher Richtung, wie dies z. B. in den Blutgefäßen der Fall ist, so wirken die Magnetfeldkräfte entgegengesetzt und führen zu einer Ladungstrennung und damit zum Auftreten einer elektrischen Spannung quer zur Bewegungsrichtung. Diese ist um so größer, je höher die Bewegungsgeschwindigkeit ist.

Biologische Auswirkungen sind daher überall dort denkbar, wo im Körper schnelle Bewegungsabläufe auftreten oder wo man sich z. B. mit einem Fahrzeug schnell durch ein Magnetfeld bewegt.

Die größten Bewegungsgeschwindigkeiten im menschlichen Körper treten am Herzen auf.

Durch die Kontraktion des Herzmuskels wird das Blut mit großer Geschwindigkeit in die Aorta ausgepumpt. Dort können dabei Spitzengeschwindigkeiten von weit über 1 m/s erreicht werden. Bei Steigerung der Herztätigkeit, z. B. bei körperlicher Arbeit oder sportlicher Betätigung, ist darüber hinaus eine Steigerung der Herztätigkeit und damit ein Anstieg der Blutgeschwindigkeit um mehr als das 5fache möglich. Dies bedeutet, daß quer zur ca. 2,5 cm messenden Aorta im ungünstigsten Fall ein Spitzenwert der Spannung von 125 mV pro Tesla auftreten kann. Dadurch können außerhalb der Aorta im Takt der Herzfrequenz Stromdichten-Spitzenwerte in der Größenordnung von ca. $10\,\mu A/cm^2$ pro Tesla verursacht werden, die jedoch mit der Entfernung rasch abnehmen.

Durch die rasche Bewegung des Herzmuskels entstehen Ladungstrennungen und damit auch elektrische Stromdichten direkt im sensiblen Herzmuskel selbst. Die auftretenden Bewegungsgeschwindigkeiten liegen dabei im Bereich von ca. 5 cm/s. Dadurch werden Stromdichten im Bereich von ca. 1 bis $2\,\mu A/cm^2$ pro Tesla verursacht. Da diese Stromdichten jedoch in jenem Zeitabschnitt auftreten, in dem die Herzmuskelzellen bereits erregt bzw. noch nicht oder nur erschwert wieder erregbar sind, ist die Möglichkeit einer Gefährdung gering, dennoch können bei Patienten mit bestehenden Erregungsausbreitungsstörungen Risiken bei Induktionen über 300 mT derzeit nicht ausgeschlossen werden.

Die durch das Magnetfeld verursachten elektrischen Vorgänge zeigen

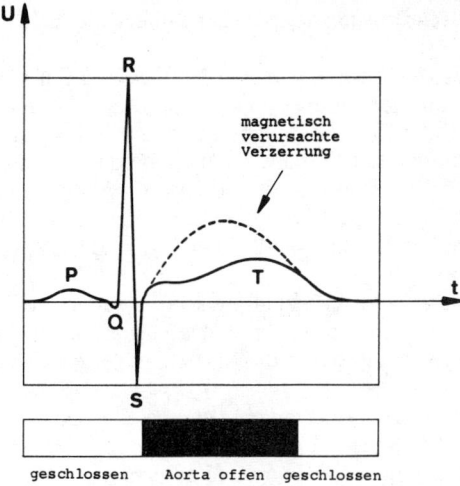

Abb. 34: Veränderung der Kurvenform des Elektrokardiogramms durch magnetisch verursachte Vorgänge (P, Q, R, S, T = genormte Kennzeichnung der EKG-Zeitabschnitte).

sich bei der Ableitung des EKG durch eine Veränderung der Kurvenform in der Auswurfphase des Ventrikels, also dem Zeitabschnitt großer Bewegungsgeschwindigkeiten, bei Induktionen über ca. 300 mT (Abbildung 34).

In Versuchen mit Tieren konnten bei derart hohen Feldern keine Veränderungen der Herzfrequenz oder Arhythmien festgestellt werden, nach Beendigung der Feldexposition stellte sich der Ausgangszustand unmittelbar wieder ein.

Bei Untersuchungen an Menschen zeigten sich Veränderungen im EKG bei Induktionen über 350 mT, die jedoch erst bei 2 T außerhalb des Normalbereiches lagen.

Auch wenn sich die gesamte Person in einem magnetischen Feld bewegt, kommt es zu Ladungstrennungen. Dadurch kann z. B. zwischen Scheitel und Sohle eine elektrische Spannung verursacht werden. Eine Abschätzung zeigt jedoch, daß diese selbst unter ungünstigsten Annahmen vernachlässigbar ist: Selbst bei einer Geschwindigkeit von 100 km/h entstehen nur ca. 50 V pro Tesla, das bedeutet, daß im Erdmagnetfeld auch bei dieser Geschwindigkeit nur ca. 2,5 mV bzw. im Körperinneren eine Stromdichte von nur ca. $0,025 \, \mu A/cm^2$ verursacht werden, die somit weit unter jenem Bereich liegen, in dem relevante biologische Wirkungen beginnen.

3.3.2 Ist eine Beeinflussung der Nervenleitungen möglich?

Die Fortleitungsgeschwindigkeit von Nervenimpulsen hängt vom Aufbau und Durchmesser unserer Nervenfasern ab. Sie liegt maximal bei ca. 120 m/s. Bei der Erregungsausbreitung in der Herzkammer treten im Erregungsleitungssystem Geschwindigkeiten von ca. 2 m/s und im Herzmuskel noch ca. 1 m/s auf. Diese Geschwindigkeiten sind jedoch nicht gleichzusetzen mit der Geschwindigkeit, mit der sich dabei die Ladungsträger bewegen: Diese ist wesentlich geringer und hängt von der Beweglichkeit der Ionen ab.

Eine Beeinflussung der Reizleitung könnte dadurch erfolgen, daß die dabei bewegten Ladungsträger durch das Magnetfeld abgelenkt werden, so daß sich ihr Weg und damit die Übertragungsgeschwindigkeit verändert.

Unsere Nervenfasern besitzen eine elektrisch isolierende Hülle, die in regelmäßigen Abständen durch Einschnürungen unterbrochen wird. Die Fortpflanzung einer Erregung erfolgt nicht durch kontinuierlich entlang der Faser fließende Ströme, sondern durch Teilströme, die sich über den Außenraum von Schnürring zu Schnürring schließen und dort zu einer neuerlichen Erregung führen. Auf diese Weise wird verhindert, daß es zu einer Abschwächung des Nervensignals kommt (saltatorische Reizleitung).

Eine Ablenkung der Stromwege ist nur dann möglich, wenn die Ablenkkräfte gegenüber den Antriebskräften der Ionen nicht vernachlässigbar klein sind. Es kann jedoch abgeschätzt werden, daß selbst bei den höchsten derzeit auftretenden Magnetfeldern eine Beeinflussung der Reizleitung vernachlässigt werden kann.

Tatsächlich konnten auch experimentell keine Verhaltensänderungen als Hinweis für eine Beeinflussung des Gehirns und damit der Nervenleitung festgestellt werden. Erst bei hohen Induktionen über 4,6 T wurde über eine Beeinflussung des Lernvermögens von Affen berichtet, deren genaue Ursache jedoch noch nicht bekannt ist.

3.3.3 Magnetisierung von Zellen und Molekülen

Die Tatsache, daß sich manche Gegenstände »magnetisieren« lassen und danach ihr magnetisches Kraftfeld auch über lange Zeit ungeschwächt beibehalten können, scheint der Feststellung zu widersprechen, daß Magnetfelder durch bewegte elektrische Ladungen verursacht werden.

Wir wissen jedoch heute, daß diese Vorstellung auch im Bereich der Atome und Moleküle gültig ist. Auch diese setzen sich aus bewegten elektrischen Ladungsträgern, z.B. um den Atomkern kreisende Elektronen, zusammen. Jeder verursacht daher auch kleinste magnetische Felder, die sich je nach Ladungsvorzeichen und Bewegungsrichtung gegenseitig aufheben oder aber auch verstärken können, so daß das Atom ein resultierendes magnetisches Gesamtfeld besitzen kann.

Im allgemeinen sind die atomaren Magnetfelder ungeordnet, so daß sie sich nach außen hin aufheben und Gegenstände unmagnetisch erscheinen. Die Magnetisierung besteht nun darin, daß durch starke äußere Magnetfelder eine Orientierung der Atome verursacht wird, die meist nach Ausschalten des Feldes nach verschieden langer Zeit wieder verloren geht. Diese »Relaxationszeiten« sind für verschiedene Atome verschieden und können z.B. in der Medizin für diagnostische Zwecke ausgewertet werden.

Die Magnetisierbarkeit des Eisens ist ein deutlicher Hinweis darauf, daß durch äußere Magnetfelder Kräfte auch auf Atome und Moleküle in unserem Körperinneren ausgeübt werden können. Die Stärke der Kräfte ist umso größer, je größer das Eigenfeld der Atome und je stärker das äußere Magnetfeld ist.

Bei ferromagnetischen Molekülen, wie sie z.B. im Kopf und dem Nacken von Brieftauben und Zugvögeln nachgewiesen worden sind, sind jedoch die Feldkräfte wesentlich stärker, so daß angenommen wird, daß derartige Moleküle, z.B. Fe_3O_4, bei der Magnetfeldorientierung eine Rolle spielen.

Da diese Moleküle jedoch das dichteste und härteste Material bilden, das von Organismen aufgebaut werden kann, wird es auch zu anderen Zwecken als zur Orientierung eingesetzt. Es wurde daher auch bei anderen Lebewesen wie z.B. Bakterien, Krebsen, Schildkröten, Schmetterlingen, Bienen und beim Menschen gefunden.

Wenngleich Zellen und Moleküle keine ferromagnetischen Eigenschaften aufweisen, sind sie doch meist leicht diamagnetisch, so daß auch auf sie magnetische Kräfte wirken können, die eine Orientierung zur Feldrichtung anstreben. Derartige Orientierungseffekte wurden in vitro, z.B. an Suspensionen von Sichelzellen der Netzhaut, bei Induktionen von 1 T beobachtet. Da die Zeitkonstante der Ausrichtung ca. 4 s betrug, sind diese Vorgänge jedoch zu träge, um schnelleren Richtungsänderungen, z.B. bei Bewegung der Person oder bei magnetischen Wechselfeldern, folgen zu können.

Auch bei komplexeren Molekülen mit inhomogenen Eigenschaften, wie z.B. Enzymen oder der DNS als Träger unserer Erbanlagen konnten bei hohen Induktionen von 1 T in vitro Orientierungseffekte festgestellt werden.

Untersuchungen der Beeinflußbarkeit chemischer Vorgänge ergaben erst bei Induktionen über 6 T Änderungen der Aktivität von Enzymen.

Irreversible Veränderungen, die auch nach Beendigung der Feldwirkung bestehen bleiben, konnten nicht festgestellt werden.

3.3.4 Gefährdung durch die auf ferromagnetische Gegenstände wirkenden Kräfte

Ferromagnetische Teile besitzen ein besonders großes magnetisches Moment. Auf sie wirken im Magnetfeld Drehmomente, die mit der Magnetfeldinduktion zunehmen. In inhomogenen Feldern werden zusätzlich Verschiebungskräfte wirksam, die vom magnetischen Moment und der lokalen Feldänderung (Feldgradient) abhängen.

Im Körperinneren können bei starken Magnetfeldern daher gefährliche Lageänderungen von ferromagnetischen Implantaten verursacht werden. So sind z. B. Blutungen bei Verschieben von ferromagnetischen Klammern zur Behandlung von Arterienerweiterungen oder Änderungen der Lage von Stimulationselektroden z. B. von Herzschrittmachern möglich.

In Räumen mit starken inhomogenen Magnetfeldern, z. B. in der Umgebung von MR-Tomographen können ferromagnetische Gegenstände mit großer Kraft in das Feld hineingezogen werden. Bei großen Beschleunigungen könnten sie dabei zu gefährlichen Geschossen werden. Aus diesem Grund sind z. B. an den Eingängen zu Kernspintomographie-Räumen Metallsuchschleusen notwendig.

Da auch magnetische Informationsträger beeinflußt werden, sollten Scheckkarten, Tonbandkassetten und dergleichen keinen starken Magnetfeldern ausgesetzt werden. Auch Armbanduhren können gestört werden.

Eine weitere indirekte Wirkung, die Möglichkeit der Beeinflussung von Herzschrittmachern, wird in einem gesonderten Abschnitt (siehe Seite 176) behandelt.

3.4 Grenzwerte

Die Wirkung magnetostatischer Felder auf den Menschen beruht vor allem auf der Kraftwirkung auf bewegte elektrische Ladungen, so daß eine Beeinflussung elektrophysiologischer Vorgänge zu beachten ist. Es kann jedoch abgeschätzt werden, daß die Stärke magnetostatischer Felder in unserer Umwelt und am Arbeitsplatz im allgemeinen derzeit noch keine Bereiche erreicht hat, in denen biologisch relevante Veränderungen zu erwarten sind. Lediglich in der medizinischen Anwendung von Magnetresonanzverfahren und speziellen Arbeitsplätzen, z. B. an Hochenergiebeschleunigern und Kernfusionsreaktoren können Personen hohen magnetischen Feldstärken ausgesetzt werden, bei denen eine Gefährdung von Risikogruppen mit Reizleitungsstörungen nicht mehr ausgeschlossen werden kann. International bestehen derzeit mehrere, meist nicht offiziell anerkannte Grenzwertvorschläge, die vorwiegend von jenen Institutionen erstellt worden sind, bei denen sich aufgrund der Arbeitsbedingungen Arbeiten in starken Magnetfeldern nicht vermeiden lassen. Dabei ging man davon aus, daß Expositionen so kurz wie möglich zu halten sein sollten, so daß sich zeitliche Begrenzungen an den notwendigen Arbeitsabläufen und nicht an physiologischen Wirkungsmechanismen orientierten. Im Gegensatz zu anderen Frequenzbereichen weichen die bestehenden Grenzwertbestimmungen von Land zu Land nicht gravierend voneinander ab: Die Grenzwerte liegen in derselben Größenordnung im Bereich zwischen 10 und 30 mT, wenn der gesamte Körper dem Feld ausgesetzt ist.

In der Bundesrepublik Deutschland legt der DIN/VDE-Entwurf 1989 noch keinen Grenzwert fest. In Österreich wurde für beruflich exponierte Personen ein Grenzwert von 50 mT vorgeschlagen. Für die Allgemeinbevölkerung sieht ein Vorschlag 5 mT für den unbefristeten Aufenthalt vor, für einen zeitlich befristeten Aufenthalt einen höheren Wert von 10 mT.

Vertiefende Informationen

Die Stärke der Kraft F auf bewegte elektrische Ladungen hängt von deren Ladungsmenge q, ihrer Geschwindigkeit v und der magnetischen Induktion B ab. Sie ist maximal, wenn Induktion und Bewegungsrichtung aufeinander senkrecht stehen. Dann gilt:

$$F = B \cdot q \cdot v$$

Die Kraft auf die bewegte elektrische Ladung kann auch durch die Wirkung einer durch das Magnetfeld induzierten elektrischen Feldstärke E_i erklärt werden. Durch Gleichsetzen

$$F = E_i \cdot q = B \cdot q \cdot v$$

erhält man

$$E_i = B \cdot v$$

In unserem leitfähigen Körper wird dadurch in bewegten Teilen ein (Wirbel-)Strom verursacht, dessen Stromdichte S_i nach dem allgemeinen Ohmschen Gesetz berechnet werden kann:

$$S_i = \frac{B \cdot v}{\varrho}$$

Da die Richtung der Ablenkkraft vom Vorzeichen der Ladung abhängt, kommt es bei gleichgerichteter Bewegung ungleichnamiger Ladungsträger zu einer Ladungstrennung und zum Auftreten einer auch meßbaren elektrischen Spannung, die umso größer ist, je größer die Breite der Teilchenströmung ist, so daß man erhält:

$$U_i = E_i \cdot d$$

Ein auf der Begrenzung der zulässigen Stromdichten basierender Grenzwert für die magnetische Induktion kann mit folgender Beziehung ermittelt werden:

$$B \leq \frac{S_i \varrho}{v}$$

Die Beeinflussung der Nervenleitung ist umso größer, je größer die Ablenkung der dabei fließenden Ionenströme ist. Diese hängt vom Verhältnis der durch das Magnetfeld induzierten elektrischen Feldstärke E_i zu der die Ionenbewegung verursachenden Feldstärke E_d ab.

Die Geschwindigkeit der Ionenbewegung v_d ist wesentlich geringer als die der Reizleitung selbst und hängt auch von der Ionenbeweglichkeit μ_i ab

$$v_d = \mu_i \cdot E_d$$

Setzt man dies in die Gleichung für die magnetisch induzierte Feldstärke ein, erhält man das Verhältnis

$$\frac{E_i}{E_d} = \mu_i \cdot B$$

Die Beweglichkeit unserer dominierenden Ionen liegt im Bereich von 5 bis $8 \cdot 10^{-8}$ m^2/Vs, so daß sich für das Verhältnis der Feldstärken ergibt:

$$\frac{E_i}{E_d} = (5 \ldots 8) \cdot 10^{-8} \text{ pro Tesla}$$

Damit zeigt sich, daß die Ablenkung der Ionenströme auch bei sehr hohen Induktionen von einigen Tesla vernachlässigt werden kann.

Kapitel 4
Niederfrequente magnetische Wechselfelder –
Transformatoren und Ionosphärenströme

Während sich elektrische Felder mit einem vergleichsweise geringen Aufwand wirksam abschirmen lassen, ist eine Abschirmung niederfrequenter magnetischer Wechselfelder mit einem wirtschaftlich vertretbaren Aufwand nicht möglich. Jeder von uns kann deshalb im Alltag magnetischen Feldern ausgesetzt sein, deren biologische Wirksamkeit größer ist als die der elektrischen Felder von Hochspannungsleitungen. In der Forschung besteht Einigkeit darüber, daß vor allem an manchen Arbeitsplätzen magnetische Wechselfelder auftreten, die relevante biologische Wirkungen verursachen können.

Das folgende Kapitel geht zunächst auf die natürlichen niederfrequenten magnetischen Wechselfelder, auf die Erzeuger solcher Felder im industriell-technischen Bereich und im Haushalt ein. Danach werden die Möglichkeiten des Menschen, starke Magnetfelder wahrzunehmen, und Einflüsse dieser Felder auf das Wohlbefinden und die Gesundheit behandelt.

4.1 Einige Grundbegriffe

Magnetische Wechselfelder werden durch bewegte elektrische Ladungen, also elektrische Ströme verursacht.

Die *magnetische Feldstärke* H ist um so stärker, je stärker der Strom und je geringer die Entfernung zum fließenden Strom ist. Die *magnetische Induktion (magnetische Flußdichte)* B ist proportional der magnetischen Feldstärke. Durch sie werden jedoch auch die magnetischen Eigenschaften der Materie berücksichtigt, in dem das Magnetfeld auftritt. Sie bestimmt die Größe der Wirkung des Magnetfeldes.

Unter *magnetischem Fluß* wird die Anzahl der durch eine Fläche hindurchtretenden magnetischen Feldlinien verstanden. Er kann im einfachsten Fall als Produkt aus magnetischer Flußdichte (Induktion) und der Fläche berechnet werden. Er kann sich daher nicht nur mit dem Magnetfeld ändern, sondern auch, wenn sich die Größe der Fläche oder deren Lage relativ zum Feld ändern.

Durch die zeitliche Änderung des magnetischen Flusses werden in unserem Körper elektrische Ströme hervorgerufen (induziert), die in

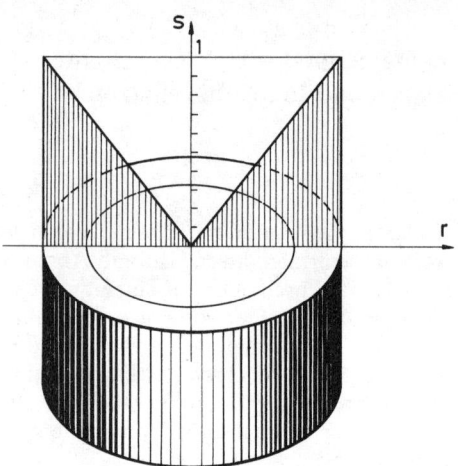

Abb. 35: Stromdichteverteilung elektrischer Wirbelströme in einem zylindrischen Körper.

geschlossenen Strombahnen verlaufen und als *Wirbelströme* bezeichnet werden. Die Wirbelströme sind umso stärker, je rascher die zeitliche Flußänderung erfolgt. Sie nehmen daher mit steigender Frequenz zu. Darüber hinaus sind sie auch vom Verlauf der zeitlichen Änderung abhängig: Rechteckförmige Schwingungen induzieren z. B. wegen der steileren Flanken höhere Stromspitzen als sinusförmige.

Im einfachsten Fall sind die Bahnen der Wirbelströme konzentrische Kreise. Die Fläche, die sie umfassen und damit die Stromstärke ist daher im Mittelpunkt Null und nimmt mit zunehmendem Radius zum Rand hin zu (Abbildung 35).

Grundsätzlich haben die induzierten Wirbelströme ihrerseits wieder ein Magnetfeld zur Folge, das dem äußeren Feld entgegenwirkt. Diese Rückwirkung ist jedoch bei biologischen Objekten vernachlässigbar.

Da sich die magnetischen Feldgrößen zeitlich periodisch ändern, werden sie, wie bereits in Kapitel 3 beschrieben, meist als zeitlicher quadratischer Mittelwert (Effektivwert) angegeben. Die hier angegebenen Werte sind in der Regel *Ersatzfeldgrößen*, die aus den Beträgen der drei Raumkomponenten ermittelt wurden, ohne zu berücksichtigen, daß sie zu unterschiedlichen Zeiten ihren Maximalwert erreichen können. Die Beträge der tatsächlichen Feldgrößen sind daher meist niedriger, höchstens gleich groß.

4.2 Magnetische Wechselfelder im Alltag

Die Stärke der in unserer Umwelt auftretenden magnetischen Wechselfelder wird vor allem durch die Nähe zu bewegten Ladungsträgern bestimmt. Aus diesem Grund dominieren die technisch erzeugten Felder gegenüber den in der Natur vorkommenden.

Obwohl zwar hinsichtlich der biologischen Wirkungsweisen keine Unterschiede bestehen, weisen technische und natürliche Wechselfelder doch unterschiedliche Merkmale auf.

Natürliche Wechselfelder entstehen in großen Entfernungen und sind daher an der Erdoberfläche nahezu homogen, während technische Felder vorwiegend körpernah entstehen, so daß sie durch eine starke Inhomogenität gekennzeichnet sind und sich bereits über geringe Entfernungen stark ändern. Dies bewirkt, daß unser Körper ihnen nicht zur Gänze in gleichem Maß ausgesetzt ist, da ihre Stärke bereits innerhalb unserer Körperabmessungen um Größenordnungen abnehmen kann. Ein direkter Größenvergleich zwischen den homogenen natürlichen und den inhomogenen technischen Feldern ist aus diesem Grund schwierig.

Im Gegensatz zu den natürlichen Wechselfeldern sind wir der Stärke und Häufigkeit technischer Felder vielfach nicht ohnmächtig ausgesetzt, sondern bestimmen ihr Auftreten in vielen Bereichen selbst immer dann mit, wenn wir elektrische Energie verbrauchen.

Natürliche Felder treten als Frequenzgemische auf, bei denen die Energie kontinuierlich über ein Frequenzband verteilt ist, das sich auch wesentlich über die Netzfrequenz hinaus erstreckt. Das bedeutet jedoch, daß jede Frequenzkomponente entsprechend ihrem Anteil, jedoch zusätzlich umso wirksamer, je höherfrequenter sie ist, zum Gesamtbetrag der im Körperinneren induzierten Wirbelströme beiträgt. Im Gegensatz dazu ist bei technischen Feldern die Energie vorwiegend auf eine einzige oder wenige Frequenzen konzentriert.

Bei einer bestimmten Frequenz läuft daher der Vergleich der Energiedichten natürlicher mit technischen Feldern auf einen Vergleich von Äpfeln mit Birnen hinaus. Dennoch kann man feststellen, daß technisch erzeugte magnetische Wechselfelder um mehrere Größenordnungen stärker sein können als natürliche.

4.2.1 Natürliche Magnetfelder: Ionosphärenströme und Blitze

Mit bewegten elektrischen Ladungen sind untrennbar Magnetfelder verbunden. Aus diesem Grund treten diese auch gemeinsam mit elektrischen Entladungserscheinungen und Ladungsbewegungen in der Atmosphäre auf und unterliegen ähnlichen Schwankungen und Veränderungen wie die natürlichen elektrischen Wechselfelder (Kapitel 3).

Eine wichtige Ursache für Magnetfelder sind daher auch hier Änderungen der elektrischen Ströme in der Ionosphäre. Sie werden vor allem durch die Sonneneinstrahlung, in geringerem Maß durch den Mond beeinflußt und ändern sich daher im Tagesverlauf. Die täglichen Schwankungen liegen im Bereich von 30 nT. Bei Sonneneruptionen können magnetische Stürme mit Amplituden im Bereich von 500 nT auftreten.

Darüber hinaus führen atmosphärische Blitzentladungen nicht nur zu elektrischen, sondern auch zu magnetischen Feldkomponenten, die sich entlang der Erdoberfläche ausbreiten. Die Bandbreite der Felder beträgt einige kHz. Wegen des frequenzabhängigen Absorptionsverhaltens (siehe Kapitel 2) der Atmosphäre wird mit zunehmender Entfernung zum Entstehungsort der Bereich um ca. 2 kHz besonders stark geschwächt. Die Ausbreitung der elektromagnetischen Wellen im Bereich zwischen Erde und Ionosphäre führt auch bei Magnetfeldern zum Auftreten von Schumann-Resonanzschwingungen mit der Grundfrequenz von ca. 7 bis 10 Hz und Induktionen von ca. 0,25 bis 3,6 pT pro $\sqrt{Hz}$.

Durch Überlagerung der weltweit durch Blitzentladung entstehenden Komponenten ergeben sich im Fernfeld, also bei Entfernungen zum Entstehungsort, die größer als die Wellenlänge sind, im Bereich bis zu 100 Hz Induktionen in der Größenordnung von 0,1 pT pro $\sqrt{Hz}$.

In unmittelbarer Nähe von Blitzentladungen entstehen aufgrund der hohen Blitzstromscheitelwerte hohe Induktionen, die mit der Entfernung abnehmen. Bei einem Blitzstromscheitelwert von 500 kA tritt somit in 10 cm Entfernung eine Induktion von 1 T auf, die in 100 m auf 1 mT abgesunken ist.

Durch diese hohen magnetischen Induktionen können in Leiterschleifen erhebliche Störspannungen induziert und auf ferromagnetische Teile große Kräfte ausgeübt werden, die zu einer indirekten Gefährdung führen können.

4.2.2 Technisch erzeugte Felder

Elektrische Felder werden wegen der meist geringen Spannungsschwankungen mit nahezu konstanter Stärke erzeugt. Änderungen der auftretenden Feldstärke werden vor allem wegen der Feldverzerrung durch bewegte leitfähige Objekte, in Innenräumen vor allem durch den Menschen selbst, verursacht.

Magnetische Felder spiegeln hingegen alle Änderungen im Verbrauch elektrischer Energie wider und sind daher starken Schwankun-

gen unterworfen. Zusätzliche Änderungen der auftretenden magnetischen Induktion vor allem durch bewegte ferromagnetische Objekte,
z. B. fahrende Autos, durch Hantieren mit Eisenteilen, z. B. in metall-
verarbeitenden Betrieben, haben dagegen eine vergleichsweise geringe
Bedeutung.

Insgesamt muß man davon ausgehen, daß ein längerer Aufenthalt in
hohen Magnetfeldern konstanter Stärke nur in Ausnahmefällen zu erwarten ist.

Der Frequenzbereich technisch erzeugter Magnetfelder beschränkt
sich nicht nur auf die Netzfrequenz. Da nichtlineare Induktivitäten, wie
sie etwa Transformatoren darstellen, häufig verwendet werden, treten
im Gegensatz zu elektrischen Feldern zusätzlich auch Oberwellen, d. h.,
Frequenzen mit einem (ungeradzahligen) Vielfachen der Netzfrequenz
stark in Erscheinung. Hinzu kommen noch breitbandige Frequenzgemische als Folge von Entladungsvorgängen oder elektronischen Leistungs-

Exkurs: Ideale Stromleitung (Supraleitung)

Neue Perspektiven der Energieübertragung und bedeutende Aus-
wirkungen auf den gesamten Bereich der Elektrotechnik und
Elektronik erwartet man sich von der technischen Nutzung der
Supraleitung. Dabei handelt es sich um einen physikalischen
Effekt, bei dem Materialien elektrischen Strom ab einer charakteristischen Temperatur plötzlich ohne jegliche Verluste leiten
können. Bei der Entdeckung dieses Effekts im Jahr 1911 an
Quecksilber lag die Sprungtemperatur in der Nähe des absoluten
Nullpunktes bei 4,17 °K (−268,83 °C). Die Aufrechterhaltung so
tiefer Temperaturen ist sehr aufwendig und erfordert flüssiges
Helium als Kühlmittel. Auch nach 62jähriger Forschung konnte
1973 die Sprungtemperatur mit Hilfe einer Niobium-Germa-
nium-Legierung nur auf 23 °K (−250 °C) angehoben werden. Erst
ab 1983 begann eine dynamische Entwicklung und 1987 gab es
bereits Meldungen über Materialien mit Sprungtemperaturen von
240 °K (−33 °C), für die bereits kostengünstige Kühlsysteme möglich wären. Gelingt es, die Sprungtemperatur so weit zu erhöhen,
daß keine oder nur wenig aufwendige Kühlsysteme erforderlich
sind, könnten Leitungsverluste im elektrischen Stromnetz drastisch reduziert und der Wirkungsgrad der Nutzung elektrischer
Energie entscheidend verbessert werden, was nicht zuletzt auch
Auswirkungen auf das gesamte Energieversorgungskonzept haben würde.

regelungen. Vielfältig wie die Verwendung elektrischer Energie sind auch die Bereiche, in denen man magnetischen Wechselfeldern ausgesetzt ist. Sie werden im folgenden gesondert behandelt.

Bei der Energieübertragung
Um die elektrischen Verluste bei der Energieübertragung, die derzeit bei ca. 20% liegen, möglichst klein zu halten und dennoch große Übertragungsleistungen zu erreichen, wird eine hohe Übertragungsspannung bei möglichst niedrigen Stromstärken gewählt, so daß die auftretenden Magnetfelder, verglichen mit anderen Quellen, gering sind.

Hochspannungsleitungen
Die Energieübertragung erfolgt durch Drehstromsysteme, also durch drei Leitungen, deren Ströme gegeneinander zeitlich versetzte Schwingungen aufweisen. Da jede stromdurchflossene Leitung einen Beitrag zum auftretenden Magnetfeld liefert, ergibt sich das Gesamtfeld durch phasengerechte Überlagerung der einzelnen Feldvektoren. Es hängt daher wesentlich von der Bauart und der Leiterbelegung der Hochspannungsmasten ab (Abbildung 36).

Darüber hinaus hängt das Magnetfeld von den herrschenden Betriebsströmen ab. Es spiegelt damit den Stromverbrauch wider und kann daher in Abhängigkeit der Tages- und Jahreszeit schwanken. Bei symme-

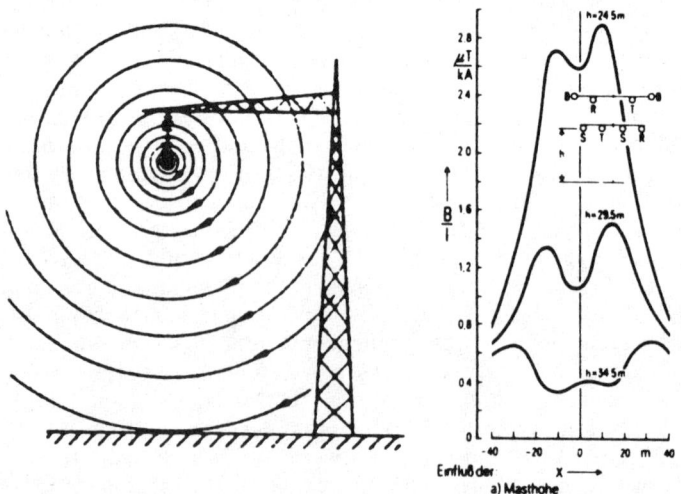

Abb. 36: Magnetische Induktion am Boden unter Freileitungen mit unterschiedlicher Konstruktion und Leiteranordnung.

trischer Belastung ergänzen sich die Ströme der drei Phasenleitungen wegen ihrer Phasenunterschiede zu Null. Da unsymmetrische Belastung hingegen zum Fließen eines Ausgleichsstromes führt, wird das auftretende Magnetfeld zusätzlich von den herrschenden Lastverhältnissen beeinflußt. Darüber hinaus sind nicht immer alle Systeme einer Hochspannungsleitung tatsächlich in Betrieb, so daß das Magnetfeld zeitweise auch völlig fehlen kann.

Die magnetische Induktion in der Nähe des Erdbodens liegt je nach Bauform und Leiterbelegung an der Stelle des maximalen Durchhanges der Leitung bei B = 10 bis 50 µT pro kA, wobei der maximale Betriebsstrom, für den die Leitungen ausgelegt werden, im allgemeinen bei einigen kA liegt. Die Stärke des Magnetfeldes nimmt in der Richtung senkrecht zur Trasse im Verhältnis 1/r ab. Die zur Trassenrichtung parallele horizontale Komponente der magnetischen Induktion ist etwa um eine Größenordnung kleiner als die beiden anderen Komponenten.

Starkstromkabel
In Ballungsgebieten müssen Hochspannungsleitungen verkabelt werden. Durch die geringere Entfernung wäre an der Erdoberfläche ein

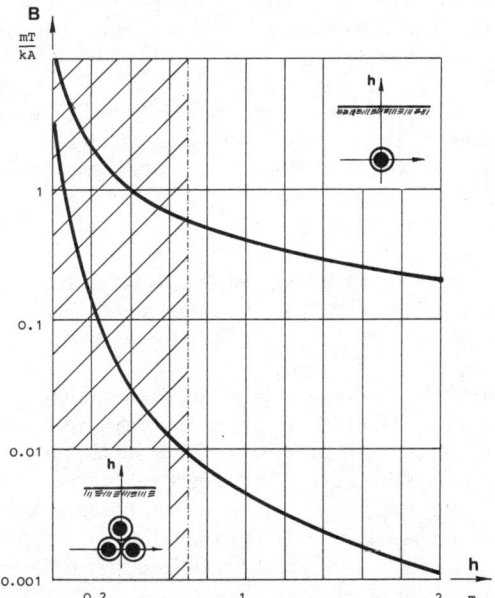

Abb. 37: Berechnete magnetische Induktion über in 70 cm Tiefe verlegten Hochspannungskabeln (Induktion B in logarithmischer Darstellung).

stärkeres Magnetfeld zu erwarten. Da jedoch auch der Abstand der einzelnen Phasenleiter kleiner ist, nimmt die Gesamtfeldstärke wegen der besseren Kompensation der Feldbeiträge schneller ab, so daß die Induktion von im Erdboden verlegten dreiadrigen Kabeln bereits an der Oberfläche mit B = 10 μT pro kA in der gleichen Größenordnung wie bei Hochspannungsfreileitungen liegt.

Im ungünstigsten Fall eines einadrigen Kabels ohne Rückleitung würde die Induktion an der Erdoberfläche ca. 290 μT pro kA betragen (Abbildung 37).

So wie bei der Hochspannungsleitung hängt die magnetische Induktion von der Anzahl und Anordnung der verlegten Kabel sowie vom Stromverbrauch und den Lastverhältnissen ab.

Transformatoren

Zur Änderung der Spannungshöhe werden Transformatoren verwendet, in denen die elektrische Energie mit Hilfe von Magnetfeldern von einer Spannungsebene auf eine andere umgesetzt wird. Leistungsstarke Transformatoren werden daher nicht nur in Umspannwerken, sondern auch in der Nähe großer Verbraucher, in Industriebetrieben und Wohnanlagen eingesetzt. Das Magnetfeld wird dabei in einem geschlossenen Eisenkern geführt. Ein Bruchteil davon tritt jedoch als Streufeld in die Umgebung aus. Die Stärke des Streufeldes in dem Personen zugänglichen Bereich hängt von der Leistung des Trafos und der Entfernung der Personen zum Trafo ab.

Besonders starke Streufelder weisen Luftdrosselspulen auf, die z.B. zur Begrenzung von Kurzschlußströmen in Starkstromanlagen eingesetzt werden. Hier können Flußdichten in zugänglichen Bereichen mit Werten über 20 mT erreicht werden.

Bei Verkehrsmitteln

Eisenbahnen sind das wichtigste mit elektrischer Energie betriebene Verkehrsmittel, wobei 54% aller bestehenden Strecken mit Wechselspannung betrieben werden. In Österreich und in der Bundesrepublik wird eine Frequenz von $16^2/_3$ Hz verwendet. Charakteristisch für die auftretenden Magnetfelder sind die starken Schwankungen, die einen Faktor 10 betragen können. Kurzzeitige hohe Spitzen treten vor allem beim Anfahren und Beschleunigen der Züge auf. In diesen Phasen können die elektrischen Ströme ca. 2 kA betragen.

Schätzt man die magnetische Induktion im Inneren der Waggons ab, ergibt sich in der Anfahrphase eine Induktion im Bereich von 30 bis 300 μT. In Bahnhöfen wurden an Bahnsteigen Magnetfelder im Bereich zwischen 2 und 20 μT gemessen.

Bei elektrodynamischen Schwebesystemen liegen je nach dem Konzept des Antriebes die magnetischen Streufelder im Fahrgastraum, wenn keine zusätzlichen Abschirmmaßnahmen getroffen werden, im Frequenzbereich von 0 bis 100 Hz bei 1 bis 10 mT.

Bei Sicherheitssystemen

Sicherheitssysteme, die sich magnetischer Felder bedienen, sind in unserer Umwelt immer häufiger anzutreffen. Sie dienen, meist als Torsysteme, der Diebstahlsicherung in Kaufhäusern und dem Schutz von Sperrbereichen vor unbefugtem Zutritt ebenso wie als Metalldetektoren auf Flughäfen oder im Bereich der medizinischen Magnetresonanz-Diagnostik zur Verhinderung des Einbringens ferromagnetischer Gegenstände in starke Magnetfelder.

Die Erkennung von Gegenständen beruht auf der Veränderung eines von einer (Tor-)Spule erzeugten Magnetfeldes z. B. durch Waren, die (noch) mit einem Magnetstreifen markiert sind, durch Personen, die eine Erkennungsplakette tragen oder durch ferromagnetische Gegenstände wie z. B. Waffen.

Tor-Sicherheitssysteme arbeiten mit Frequenzen im Bereich von 100 Hz bis 10 kHz. Die maximal festgestellten Induktionen von Durchgeh-Systemen können im Bereich von 0,1 bis 1 mT liegen, so daß eine kurzzeitige Störung von Herzschrittmachern nicht ausgeschlossen werden kann (Kapitel 5).

Von Hand geführte Detektoren, wie sie z. B. an Flughäfen in zunehmendem Maß zur Personenkontrolle eingesetzt werden, beruhen auf dem gleichen Prinzip, sind jedoch mit schwächeren und inhomogeneren Feldern verbunden, die jeweils nur auf einen Teil unseres Körpers einwirken.

Am Arbeitsplatz

Besonders hohe magnetische Induktionen treten in der Nähe von Induktionsöfen auf, wo am Arbeitsplatz Werte bis 70 mT (50 Hz) gemessen wurden. Die verwendeten Frequenzen liegen im Bereich von 50 bis 10000 Hz. Weitere Verursacher erheblicher Magnetfelder sind Schweißmaschinen mit Induktionen bis zu ca. 13 mT und Funkenerosionsmaschinen, die mit offenen Funkenstrecken und Stromstärken bis zu 50 A arbeiten. Sie strahlen elektromagnetische Felder bis in den Hochfrequenzbereich ab. Gießereiöfen mit einer Leistung von einigen MW und Strömen im Bereich von 10 kA verursachen ebenfalls erhebliche Feldstärken.

An Bildschirmarbeitsplätzen sind die magnetischen Induktionen bei 50 Hz nur gering und liegen in 30 cm Entfernung lediglich bei einigen µT.

Im Haushalt

In den Wohnungen sind die auftretenden Magnetfelder wegen der Nähe der stromführenden Leiter sehr inhomogen: Es können zwar an der Oberfläche oder in wenigen Zentimetern Entfernung von Elektrogeräten Induktionen bis zu ca. 1 mT auftreten. Diese nehmen jedoch mit der Entfernung stark ab und liegen bereits in ca. 30 cm Abstand um etwa das 100fache niedriger, bei ca. 10 µT; in 1 m sind sie bereits im Bereich von 0,01 bis 0,1 µT.

Selbst bei Elektroherden, die als leistungsstarke Verbraucher hohe Ströme führen können, liegen die Magnetfelder in der angegebenen Größenordnung. Bei dreiphasig angeschlossenen Geräten (»Kraftstrom«-Anschluß) kann man feststellen, daß sich z. B. beim Zuschalten weiterer Kochplatten das Magnetfeld nicht erhöht, sondern sogar verringert, da die Feldanteile der zusätzlich fließenden Phasenströme eine Kompensation des Magnetfeldes bewirken.

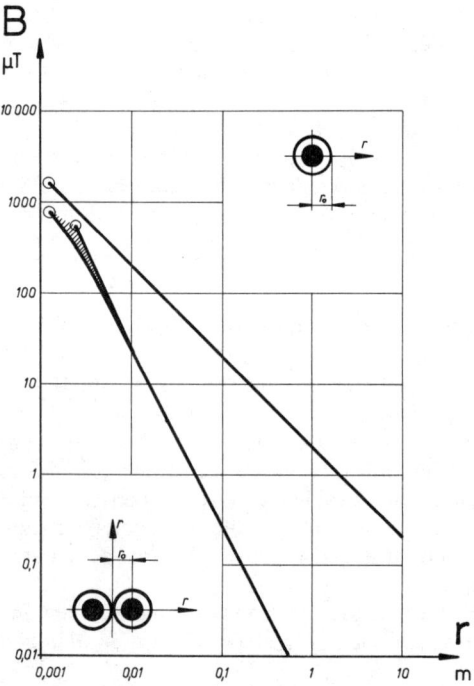

Abb. 38: Magnetische Induktion elektrischer Zuleitungskabel (doppelt-logarithmische Darstellung; a = Eindrahtleitung ohne Berücksichtigung der Rückleitung, b = Zweidrahtleitung [Anschlußkabel]).

Da die Magnetfelder nur so lange auftreten, wie die Elektrogeräte eingeschaltet sind, und überdies eine starke Entfernungsabhängigkeit besteht, ist im Haushalt nur mit einer Feldwirkung auf Teile unseres Körpers und nur für begrenzte Zeit zu rechnen.

Auch bei den Leitungen unserer Elektroinstallation oder den Anschlußkabeln von Elektrogeräten heben sich die Magnetfelder der Hin- und Rückleitung gegenseitig großteils auf. Daher treten nur vergleichsweise geringe Induktionen auf, die überdies mit der Entfernung rasch abnehmen. Wegen der großen Entfernungsabhängigkeit können die Induktionen in der Nähe der Zuleitungskabel nur als Mittelwerte im Bereich der Meßsonde gemessen werden, so daß ihr Verlauf in Abbildung 38 rechnerisch ermittelt wurde: Bei einem durch die üblichen Sicherheitsautomaten zulässigen Maximalstrom von 12 A ergibt sich an der Kabeloberfläche eine Induktion von 1,9 mT. Bereits nach kurzer Entfernung kompensiert jedoch die Rückleitung einen Teil des Feldes, so daß die Feldverringerung wesentlich rascher erfolgt als bei einer einadrigen Leitung. Bereits in 1 cm Entfernung ist die Induktion bereits um 97% auf ca. 50 µT abgesunken. Dreiphasige Kabel verursachen um ca. 13% niedrigere Induktionen als zweiphasige.

Auch im Freien, z. B. an Gehwegen, öffentlichen Plätzen oder Parkanlagen, entsprechen die magnetischen Induktionen den Werten, die in unseren Wohnungen üblich sind, und liegen bei ca. 0,1 bis 1 µT.

4.3 Biologische Wirkungen niederfrequenter magnetischer Wechselfelder

Grundsätzlich müssen biologische Wirkungen magnetischer Felder nicht unbedingt negativ beurteilt werden. Tatsächlich versucht man heute in der Medizin bereits, die Heilung von Knochenbrüchen durch Einwirkung von Magnetfeldern zu unterstützen. Diese bieten die Möglichkeit, nichtinvasiv gezielt elektrische Ströme im Körper hervorzurufen, die an der Frakturstelle das Knochenwachstum stimulieren.

Direkte biologische Wirkungen werden vor allem durch die im Körperinneren induzierten Stromdichten verursacht. Wie bei den elektrischen Feldern ist daher auch hier eine starke Frequenzabhängigkeit zu erwarten.

Alle ermittelten Effekte weisen darauf hin, daß wir durch netzfrequente Magnetfelder mit einer Induktion über 5 mT beeinflußt werden können. Es konnten jedoch auch bei hohen Induktionen über 1 T keine irreversiblen Veränderungen festgestellt werden, die auch nach Beendigung der Feldwirkung bestehen geblieben wären.

Magnetische Wechselfelder unterscheiden sich von elektrischen hinsichtlich ihrer biologischen Wirkungen in folgenden Punkten wesentlich:

– Unser Körper ist gegen Magnetfelder nicht geschützt: Die Felder sind daher im Körperinneren nahezu gleich stark wie im Freien. Es fehlt aber auch die Feldverzerrung und die damit verbundene Feldstärkenerhöhung an der Körperoberfläche.

– Die in unserem Körper induzierten Stromdichten verteilen sich über den Querschnitt nicht gleichmäßig: Im Gegensatz zu den elektrischen Feldern ist der zentrale Bereich gegenüber unseren Randzonen geschützt.

– Der ungünstigste Fall ist nicht die Orientierung des Feldes parallel zur Körperlängsachse, wie bei elektrischen Feldern, sondern quer dazu, da hier die Querschnittsfläche und damit die induzierte Stromdichte maximal werden.

– Es gibt keine physikalische Obergrenze für Magnetfelder: Während elektrische Felder nicht stärker werden können, als dies die Durchschlagsfestigkeit der Luft erlaubt, ist die Begrenzung der Magnetfelder lediglich durch die aktuellen technischen Möglichkeiten gegeben.

– Während elektrische Felder ständig auftreten, sobald elektrische Energie lediglich bereitgestellt ist, sobald also eine Leitung unter Spannung steht, hängt die Einwirkungsdauer und Stärke der Magnetfelder vom tatsächlichen Verbrauch der elektrischen Energie ab und spiegelt daher auch dessen Schwankungen wider.

Da die Bewegung von elektrischen Ladungen untrennbar mit der Entstehung von Magnetfeldern verbunden ist, führen bereits die physiologischen Vorgänge in unserem Körperinneren zu magnetischen Feldern. Es lassen sich daher analog zu den elektrophysiologischen Signalen auch magnetophysiologische Signale durch das Magnetokardiogramm (MKG) oder das Magnetoencephalogramm (MEG) feststellen. Die magnetophysiologischen Signale sind aber sehr schwach. Ihre Messung stellt daher große Anforderungen an die Meßtechnik. So liegen z.B. die Amplituden des MKG bei ca. 100 pT und jene des MEG gar nur bei ca. 3 pT.

Im Fall der magnetostatischen Felder (Kapitel 3) waren als Mechanismen für biologische Wirkungen Kraftwirkungen auf bewegte elektrische Ladungen und auf dia- bzw. paramagnetische Teilchen zu berücksichtigen. Im Fall der magnetischen Wechselfelder kommt darüber hinaus noch die Induktion elektrischer Wirbelströme hinzu.

4.3.1 Reizwirkungen

Die Stärke der in unserem Körper induzierten Stromdichten hängt wesentlich von der Form und Größe der Querschnittsfläche und damit auch

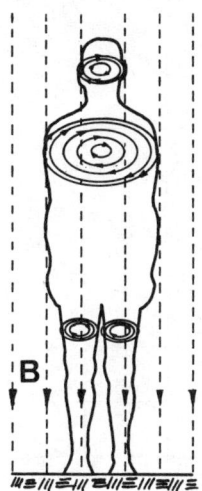 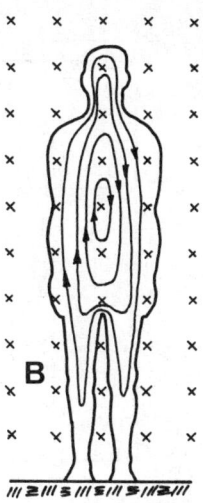

Abb. 39: Strombahnen induzierter Wirbelströme bei längsorientiertem (links) und querorientiertem Magnetfeld (rechts).

von unserer Orientierung zum Magnetfeld ab. Der ungünstigste Fall ist dann gegeben, wenn ein Mensch im horizontalen Magnetfeld aufrecht steht (Abbildung 39). Die maximalen Stromdichten treten dann an den Einschnürungen der Querschnittsfläche im Bereich des Halses, der Hüfte und der Genitalien auf.

Optische Täuschungen
Bereits magnetische Wechselfelder, wie sie am Arbeitsplatz auftreten, können deutliche biologische Effekte bewirken: Sie können Seheindrükke, auch Magnetophosphene genannt, hervorrufen (vom Griechischen phos = Licht und phaínein = leuchten lassen, sichtbar machen). Diese gehören zu den bekanntesten und am besten untersuchten Auswirkungen magnetischer Wechselfelder und wurden bereits im Jahr 1896 von d'Arsonval erstmals beschrieben.

Wodurch werden die Seheindrücke, die individuell verschieden, oft jedoch als Flimmern oder Leuchterscheinung beschrieben werden, hervorgerufen?

Kommt es dabei zu einer massiven Beeinflussung des Gehirns, die sich nur am deutlichsten in Form dieser optischen Täuschungen offenbart und vielleicht noch weitere, weniger offensichtliche Auswirkungen hat?

Aufgrund der zahlreichen Untersuchungen seit d'Arsonval können diese Fragen heute eindeutig beantwortet werden: Es kann als gesichert gelten, daß die Ursache der Magnetophosphene in den induzierten elek-

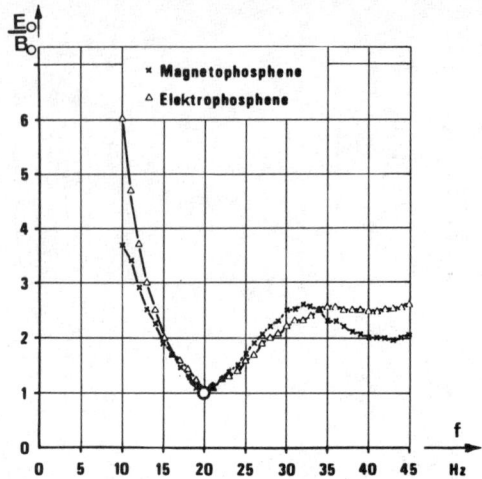

Abb. 40: Vergleich der Frequenzabhängigkeit der Schwellenwerte von Elektro- und Magnetophosphenen, normiert auf den Punkt größter Empfindlichkeit (E_0 = aufgrund direkter Durchströmungsversuche umgerechnete äußere elektrische Feldstärke, B_0 = magnetische Induktion)

trischen Wirbelströmen liegt. Dies wird nicht zuletzt dadurch bestätigt, daß auch bei direkter Einwirkung elektrischer Ströme, z. B. unter Verwendung von Schläfenelektroden, analoge Seheindrücke (Elektrophosphene) hervorgerufen werden können.

Die gute Übereinstimmung der Frequenzabhängigkeit von Elektro- und Magnetophosphenen ist ein weiteres wichtiges Indiz dafür, daß beide Effekte auf den gleichen Wirkungsmechanismen beruhen (Abbildung 40).

Darüber hinaus konnte nachgewiesen werden, daß die Seheindrücke nicht durch Reizung des Sehzentrums im Gehirn selbst ausgelöst werden, sondern im Auge entstehen. Ein Indiz dafür war, daß sie auch von der Hintergrundbeleuchtung des Raumes abhängen. Es ist bekannt, daß außer Licht auch andere physikalische Einflüsse auf das Auge Seheindrücke auslösen können. Dies läßt sich leicht durch Druck auf das Auge überprüfen. Gestützt wird diese Schlußfolgerung auch dadurch, daß bei Patienten, denen beide Augen entfernt werden mußten, keine Magnetophosphene ausgelöst werden konnten.

Wie wir heute wissen, sind es die Rezeptoren der Netzhaut, an denen die elektrischen Ströme die Elektro- bzw. Magnetophosphene auslösen. Dazu muß die magnetische Induktion einen Schwellenwert überschreiten. Dieser ist bei Personen mit gestörtem Farbsehen, z. B. Farbenblin-

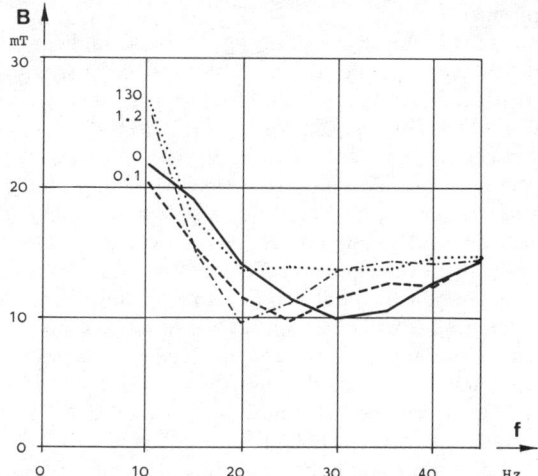

Abb. 41: Abhängigkeit der Schwellenwerte für Magnetophosphene von der Frequenz und dem Adaptationszustand des Auges (Kurvenparameter: Hintergrundbeleuchtung in Candela).

den, verschieden. Darüber hinaus hängt er von der Frequenz des Wechselfeldes ab und wird auch wesentlich vom Adaptationszustand des Auges und damit von der Art und Stärke der Hintergrundbeleuchtung bestimmt.

Die Sinneszellen der Netzhaut führen zwar als erstes zu Phosphenen. Es ist jedoch zu vermuten, daß auch andere Nervenzellen der Retina stimuliert werden können; allerdings sind dazu höhere Induktionen erforderlich. Dies kann aus Versuchen mit blinden Patienten geschlossen werden: Trotz degenerativer Veränderungen der Sinneszellen konnten höhere Induktionen Magnetophosphene hervorrufen.

Im empfindlichsten Frequenzbereich von 20 bis 30 Hz reichen im Mittel bereits Induktionen von 5 bis 10 mT aus, um Magnetophosphene auszulösen (Abbildung 41).

Erste Flimmerwahrnehmungen können am Rande des Sehfeldes bereits früher, bei ca. 2 mT, auftreten. Bei Induktionen unter 2 mT können sie bei mehr als 95% der Personen ausgeschlossen werden.

Bemerkenswert ist, daß die Schwellenwerte noch Minuten nach dem Ausschalten des Magnetfeldes erhöht sein können und daß die Magnetophosphene ein Hystereseverhalten aufweisen, d. h. daß der Beginn der Seheindrücke bei zunehmendem Magnetfeld und die Beendigung bei abnehmendem Magnetfeld nicht bei den selben Induktionswerten auftreten.

Verkrampfungen

Zur Abschätzung biologischer Wirkungen von Stromdichten gelten ähnliche Überlegungen wie sie in Kapitel 3 durchgeführt wurden: Durch Auswertung der zahlreich durchgeführten und gut abgesicherten Experimente bei direkter Durchströmung mit elektrischem Strom ist es möglich, biologische Wirkungen auf Muskelzellen den sie verursachenden Stromdichten zuzuordnen und ihre Frequenzabhängigkeit zu erfassen. Der größere Umfang dieser Versuche erlaubt darüber hinaus auch, den Streubereich anzugeben, der durch die individuellen Unterschiede in der Empfindlichkeit verschiedener Personen verursacht wird. Diese Abschätzungen stimmen auch mit den Ergebnissen anderer Versuche überein, bei denen die Stromdichten direkt bestimmt wurden.

Da für eine Erregung nicht nur eine ausreichende Reizstärke, sondern auch eine genügende Reizänderungsgeschwindigkeit und eine ausreichende Reizdauer erforderlich sind, nimmt die Reizwirkung sowohl zu sehr kleinen als auch zu sehr hohen Frequenzen hin ab.

Obwohl die Wirkungen hoher Stromdichten im Körperinneren bekannt sind, können sie den Werten der magnetischen Induktion nur näherungsweise zugeordnet werden. Dies hat vor allem folgende Gründe:

- Bereits bei der vereinfachenden Annahme, das Körperinnere wäre homogen aufgebaut, ist die Stromdichte stark davon abhängig, ob zentrale oder randnahe Bereiche des Körperquerschnitts den Betrachtungen zugrunde gelegt werden.
- Da die Blutbahnen den relativ geringsten elektrischen Widerstand aufweisen, stellen sie bevorzugte Stromwege dar und beeinflussen so die Stromdichteverteilung. Darüber hinaus führt besonders im wichtigen Bereich des Herzens die schlecht leitende Lunge zu zusätzlichen Verzerrungen.
- Wegen der individuellen Unterschiede sowohl hinsichtlich der Körperquerschnittsflächen als auch in bezug auf deren Zusammensetzung können selbst bei genauer Bestimmung der Stromdichten für einen exemplarischen Einzelfall nur näherungsweise Aussagen gemacht werden, wenn diese Ergebnisse verallgemeinert werden sollen.

Aus diesen Gründen reicht hier für diese Überlegungen zur Abschätzung des Zusammenhanges zwischen Induktion und Stromdichte im Körperinneren die vereinfachende Annahme eines homogenen Körperquerschnittes. Dieses Vorgehen führt zur Abschätzung eher zu niedriger Induktionswerte und liegt daher bei der Ableitung von Grenzwerten besonders hinsichtlich des Herzkammerflimmerns auf der sicheren Seite.

Im ungünstigsten Fall des quer orientierten Feldes, von dem hier ausgegangen wird, ist die induzierte Stromdichte etwa doppelt so groß wie bei Längsorientierung. Die in Abbildung 42 eingezeichneten Linien konstanter Induktion sind für den wichtigen Herzbereich abgeschätzt worden.

Vergleicht man die magnetischen und elektrischen Feldgrößen, die bei 50 Hz zur Erzeugung gleich hoher intrakorporaler Stromdichten im Herzbereich erforderlich sind, zeigt sich, daß bereits magnetische Induktionen von nur 25 bis 40 µT ausreichen, um jene Stromdichten zu erzeugen, für die elektrische Feldstärken von 1 kV/m erforderlich wären.

Das bedeutet, daß z. B. maximal am Arbeitsplatz auftretende Induktionen von ca. 100 mT ungefähr 2000fach höhere Stromdichten erzeugen wie maximal am Arbeitsplatz auftretende Feldstärken, die bei ca. 20 kV/m liegen.

Der Abbildung 42 kann entnommen werden, daß im Bereich der Netzfrequenz mit Erregungsvorgängen an Körperzellen bei Stromdichten ab ca. 1 µA/cm^2 gerechnet werden muß. Dies bedeutet, daß eine Überschreitung der Wahrnehmungsgrenze bei einigen mT möglich ist.

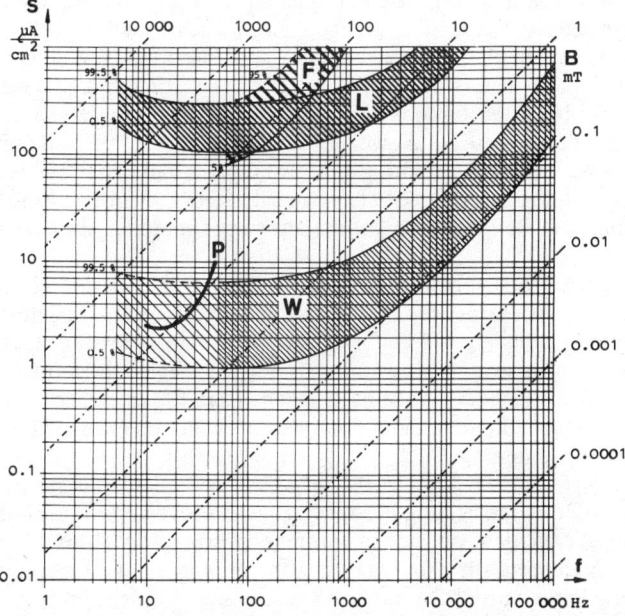

Abb. 42: Biologische Wirkungen von Wirbelstromdichten (im Thoraxbereich) mit eingezeichneten Linien konstanter magnetischer Induktion in doppelt-logarithmischer Darstellung (W = Bereich der Wahrnehmungsschwelle, L = Bereich der Verkrampfung (Loslaßschwelle), F = Bereich des Herzkammerflimmerns, P = Schwelle für Magnetophosphene).

Gefährliche Verkrampfungen setzen erst bei ca. 100fach größeren Stromdichten, also bei Induktionen über ca. 100 mT ein.

Es ist bemerkenswert, daß sich die Bereiche für Herzkammerflimmern und die Loslaßschwelle, also der massiven Verkrampfung der Muskulatur überlappen. Da jedoch die Brust- und die Bauchmuskulatur näher an der Körperoberfläche liegen und daher größeren Stromdichten ausgesetzt sind als der Herzmuskel, ist eine Erregung dieser Muskelpartien noch vor Eintreten des Herzkammerflimmerns zu erwarten. Tatsächlich wurde in Tierversuchen an Hunden festgestellt, daß bei Induktionen von 2,5 T (50 Hz) Zuckungen aufgrund massiver Erregung der Bauchmuskulatur auftraten. Erst bei stärkeren Induktionen wurde das Reizleitungssystem des Herzens blockiert und damit die Herztätigkeit gestört.

4.3.2 Beeinflussung der Nervenleitung

Nicht nur statische Magnetfelder, auch magnetische Wechselfelder üben auf bewegte elektrische Ladungen Kräfte aus, die sie von ihrer ursprünglichen Bahn ablenken könnten und damit die Nervenleitung beeinflussen würden. Wie bereits im Kapitel 3 gezeigt, kann dies aber selbst bei höchsten Induktionen vernachlässigt werden. Der Grund dafür liegt darin, daß die Bewegungsgeschwindigkeit der Ladungsträger viel kleiner als die Reizleitungsgeschwindigkeit und daher die geschwindigkeitsabhängige Ablenkkraft vernachlässigbar klein ist. Eine Beeinflussung der Nervenleitung konnte auch experimentell nicht festgestellt werden.

Bei der Untersuchung einer Beeinflussung des Gehirns spielt die Auswertung des Elektroencephalogramms eine wichtige Rolle. Selbst kleine Änderungen lassen sich dabei durch computerunterstützte Auswertungsverfahren ermitteln, wenn man nur jene Signalabschnitte auswertet, die kurz vor oder kurz nach einem Reiz liegen. Durch Mittelung vieler Versuche können dann noch schwache Veränderungen im Gehirn analysiert werden.

Reagiert z. B. ein Baby nicht auf akustische oder optische Reize, so kann durch Untersuchung der reizbezogenen (evozierten) EEG-Signale festgestellt werden, ob die zugeordneten Hirnregionen durch den Reiz aktiviert wurden, ob also der Reiz wahrgenommen und bis zum Gehirn weitergeleitet wurde. Daraus kann geschlossen werden, ob eine Schädigung des Organs oder eine des Gehirns vorliegt.

Die Untersuchungen am Menschen mit Induktionen bis 60 mT zeigten, daß im Frequenzbereich bis 50 Hz keine mit dem Feld einsetzenden Veränderungen des EEG nachgewiesen werden konnten (magnetisch evozierte Potentiale). Deutlich beeinflußt waren aber Form und Ampli-

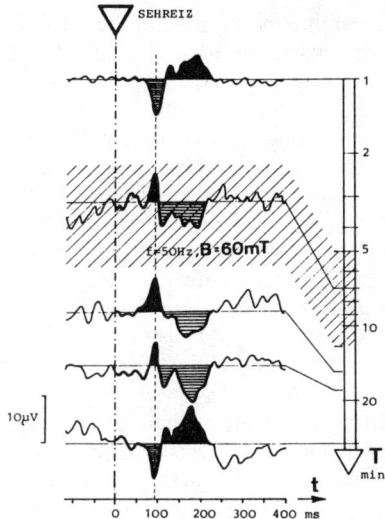

Abb. 43: Durch ein 60-mT-Magnetfeld hervorgerufene Veränderungen am Beispiel von zu verschiedenen Zeitpunkten aufgenommenen visuell evozierten Signalen (VEP) nach Silny 1981 (T = Versuchsdauer, t = Zeitmaßstab für die VEP).

tude der durch optische Reize (Lichtblitze) hervorgerufenen Potentiale (VEP), wenn gleichzeitig so hohe magnetische Induktionen wirksam waren, daß auch Magnetophosphene ausgelöst wurden (Abbildung 43).

Nach dem Einschalten des Feldes änderte sich die Polarität des VEP, und seine Amplitude wurde zunehmend kleiner. Nach Ausschalten stellte sich der Ausgangszustand erst nach einer Erholzeit von einigen Minuten wieder ein, die sich nach jedem weiteren Versuch beträchtlich verlängerte und bis zu 40 Minuten erreichen konnte. Die magnetische Induktion, die eine Umpolung des VEP bewirkt, ist frequenzabhängig und nimmt im untersuchten Bereich von 5 bis 100 Hz kontinuierlich zu. Es muß jedoch darauf hingewiesen werden, daß die Induktionswerte ca. um das 10fache über der Phosphenschwelle lagen.

4.3.3 Wirkungen eines langfristigen Aufenthalts im magnetischen Feld

Theoretische Abschätzungen und Kurzzeitexperimente haben bisher keine Hinweise darauf ergeben, daß es bei längerem Aufenthalt in schwachen magnetischen Wechselfeldern zu einer Summierung kleinster

Effekte kommt, die damit nach langer Zeit zu bleibenden Veränderungen oder gar gesundheitlichen Schäden führen könnten.

Eine experimentelle Langzeituntersuchung dieser Frage unter definierten Laborbedingungen ist aus naheliegenden Gründen am Menschen nicht möglich und an Tieren um so unsicherer, je schwächer etwaige Wirkungen und je länger die Untersuchungsdauer sind.

Aus diesem Grund wurden epidemiologische Untersuchungen durchgeführt. Dabei verglich man Bevölkerungsgruppen, von denen angenommen wurde, daß sie ständig oder lange Zeit höheren magnetischen Feldern ausgesetzt gewesen seien, mit Kontrollgruppen, bei denen vorausgesetzt wurde, daß sie sich nur durch eine fehlende oder geringere Feldbelastung unterscheiden.

Dieses Verfahren bringt aber schwerwiegende Probleme mit sich.

So muß die Auswahl der Versuchs- und Kontrollgruppen unter Beachtung statistischer Kriterien in ausreichender Größe und übereinstimmender Zusammensetzung ohne Verfälschung durch willkürliche Entscheidungskriterien erfolgen, was in der Praxis auf erhebliche Schwierigkeiten stößt.

Andere gleichzeitig wirkende Einflußfaktoren wie Lebens- und Ernährungsgewohnheiten, Freizeitverhalten, das Vorhandensein anderer Risikofaktoren wie Rauchgewohnheiten, Luftverschmutzung usw. müssen vernachlässigbar oder gleich verteilt sein. Dies bedeutet auch, daß es nicht bloß genügt, Unterschiede hinsichtlich krankhafter Veränderungen statistisch abzusichern, also eine Korrelation herauszufinden, sondern auch den Nachweis einer ursächlichen Wirkung des Magnetfeldes zu führen oder zumindest den Einfluß der anderen möglichen oder sogar bedeutenderen Einflußfaktoren auszuschließen.

Schließlich stellt die Erfassung der tatsächlichen Belastung durch magnetische Felder ein besonders schwieriges Problem dar, weil die Magnetfelder je nach dem augenblicklichen Stromverbrauch zeitlich stark schwanken und räumlich äußerst inhomogen sind, so daß sie selbst innerhalb der Wohnung oder am Arbeitsplatz große Unterschiede aufweisen können. Die punktuelle Messung der Magnetfelder an den Hauseingängen (!), wie dies z. B. in Studien durchgeführt wurde, kann daher keinesfalls als geeignetes Kriterium für die Feldbelastung herangezogen werden, noch dazu, wenn die Feldverhältnisse in anderen Lebensbereichen, wie z. B. am Arbeitsplatz, in der Schule oder in der Freizeit völlig unberücksichtigt bleiben.

Werden derartige Untersuchungsmethoden dennoch gewählt und führen sie zu signifikanten Unterschieden zwischen den Gruppen, so kann dies nur als Hinweis auf bestehende Risikofaktoren gedeutet werden. Daß Magnetfelder diese Risikofaktoren darstellen, ist damit nicht erwiesen.

Bis heute existiert eine Reihe von epidemiologischen Studien: So wurde in den USA über Korrelationen zwischen 344 leukämiekranken Kindern und elektrischen Versorgungsleitungen in der Nähe ihrer Wohnungen berichtet, die höher war als bei einer willkürlich (nicht zufällig!) gewählten Vergleichsgruppe, ein Ergebnis, das man auch in einer weiteren Studie an 119 Leukämiepatienten erhielt. In einer schwedischen Studie an 716 Leukämiefällen konnte kein Zusammenhang mit der im Bereich der Wohnungseingangstüre gemessenen Induktion gefunden werden.

In der nach Berufen aufgegliederten Todesstatistik stellte man in den USA bei Elektrikern oder Fernmeldemonteuren, denen eine erhöhte Feldbelastung zugeschrieben wurde, eine höhere Leukämiesterblichkeit fest, eine ähnliche englische Studie führte zu dem gleichen Resultat.

Berücksichtigt man, daß die Ergebnisse einer Studie und die daraus gezogenen Schlußfolgerungen zwei wesentlich verschiedene Dinge darstellen, so kann festgestellt werden, daß heute keine Beweise für besorgniserregende Langzeitwirkungen magnetischer Wechselfelder in unserer Umwelt vorliegen, die wissenschaftlichen Kriterien standhalten würden.

4.3.4 Indirekte Wirkungen: Beeinflussung durch Störspannungen

Magnetische Wechselfelder induzieren nicht nur in biologischen Objekten, sondern in allen Gegenständen und Schleifen aus elektrisch leitfähigem Material elektrische Feldstärken. Bei geschlossenen Schleifen oder Volumenleitern führen sie zu Wirbelströmen, bei offenen Leiterschleifen hingegen zum Auftreten von Potentialdifferenzen zwischen den Schleifenenden. Ihre Größe hängt dabei von der Frequenz und Induktion des magnetischen Feldes und von der Größe der von der Schleife umfaßten Fläche ab.

Magnetisch induzierte Störspannungen können zu Störungen von elektrischen Geräten und insbesondere bei schnellen Induktionsänderungen, z. B. als Folge von Blitzentladungen, zur Zerstörung von Bauelementen führen. Zu einer Gefährdung von Personen kann es kommen, wenn dadurch die Funktion lebenswichtiger Geräte zum Beispiel auf Intensivstationen beeinträchtigt wird.

Besondere Beachtung verdienen dabei die Magnetfelder von Blitzentladungen. In 10 m Entfernung ergeben sich z. B. aufgrund des raschen Blitzstromanstieges Magnetfeldänderungen in der Größenordnung von einigen hundert Tesla pro Sekunde, die in 1 m^2 Schleifenfläche eine Spannung von einigen 1000 V induzieren können.

Auf die Beeinflussung von Herzschrittmachern wird im Kapitel 6 eingegangen.

4.4 Grenzwerte

Gesetzliche Grenzwertfestlegungen für niederfrequente magnetische Wechselfelder gibt es derzeit noch nicht. In der Bundesrepublik existiert aber ein Vorschriften-Entwurf (DIN/VDE 0848, Teil 4), der z. B. bei 50 Hz die Induktion auf 5 mT begrenzt. Dieser Wert wird als Gefährdungsgrenze angesehen. Bei der Festlegung dieser Grenzwerte wurden nur Effekte berücksichtigt, die zu einer Beeinflussung der Gesundheit führen können. Wirkungen, die nur mit der Wahrnehmung zusammenhängen, werden durch diese Grenzwerte nicht ausgeschlossen.

Trägt man die den verschiedenen Stromwirkungen zugeordneten Bereiche von Abbildung 42 in Abhängigkeit der magnetischen Induktion auf, kann der grundsätzliche Verlauf der Grenzwerte abgeleitet werden (Abbildung 44): Im Bereich extrem niederfrequenter Felder, wo einerseits die Induktionswirkung gering und andererseits die Erregbarkeit

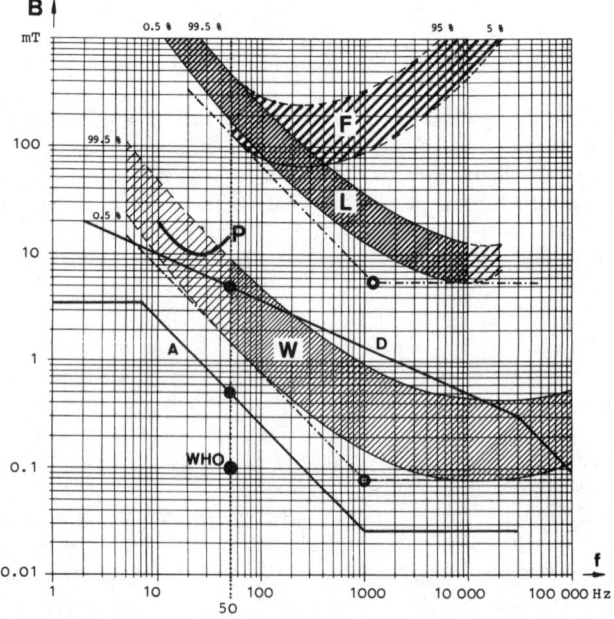

Abb. 44: Ableitung von Grenzkurven aufgrund der Reizwirkung induzierter Wirbelströme (D = Grenzwert der Bundesrepublik, A = Grenzwertvorschlag in Österreich, WHO = Grenzwertvorschlag der WHO, W = Wahrnehmbarkeitsschwelle, L = Loslaßschwelle, F = Flimmerschwelle, P = Magnetophosphene).

wegen der geringen Änderungsgeschwindigkeit der Reize reduziert ist, steht die Begrenzung der in bewegten Körperteilen und -flüssigkeiten hervorgerufenen elektrischen Spannungen und Stromdichten im Vordergrund.

Mit zunehmender Frequenz dominiert dann die Reizwirkung der induzierten Wirbelströme. In diesem Bereich muß die mit der Frequenz zunehmende Induktionswirkung durch eine stetige Absenkung des Grenzwertes so lange ausgeglichen werden, bis die Erregbarkeit unserer Zellen wegen der Verkürzung der Reizdauer neuerlich abnimmt und daher eine weitere Absenkung der Grenzwerte überflüssig macht. Dies bedeutet, daß der Grenzwert ab einer »Knickfrequenz« konstant gehalten werden kann, bis schließlich im Hochfrequenzbereich die mit der Frequenz zunehmende Wärmewirkung eine neuerliche Absenkung erforderlich macht.

Da man in der Bundesrepublik Gefährdungsgrenzen festlegt, die eine Beeinträchtigung der Gesundheit vermeiden sollen, hat man sich an den Kurven für die Flimmer- bzw. Loslaßschwelle orientiert. In Österreich sollen die Grenzwerte bereits eine Beeinträchtigung des Wohlbefindens ausschließen, so daß hier von der Kurve der Wahrnehmbarkeitsschwelle ausgegangen wurde. Dabei nahm man an, daß ein ständiges Auftreten von Magnetophosphenen der Allgemeinbevölkerung nicht zugemutet werden kann und auch ein plötzliches Einsetzen dieser Effekte zu Schreckreaktionen und damit verbundenen Gefährdungen führen könnte und daher ausgeschlossen werden müßte. Der bestehende Vorschlag sieht bei 50 Hz einen Grenzwert von 0,5 mT vor. Für beruflich exponierte Personen und für Fälle, in denen nur Teile des Körpers dem Magnetfeld ausgesetzt sind, werden höhere Induktionen zugelassen.

Zur Begrenzung der Störspannungen liegen die Grenzwerte in der Bundesrepublik und in Österreich im medizinischen Bereich um mehr als das 100fache niedriger. Sie betragen für EKG-Räume 0,4 µT und für EEG-Räume 0,2 µT.

Vertiefende Informationen

Wirbelströme
Die Dichte magnetisch induzierter Wirbelströme im Körperinneren kann mit Hilfe des Induktionsgesetzes und des allgemeinen Ohmschen Gesetzes abgeschätzt werden.

Für das Fließen elektrischer Wirbelströme in geschlossenen Strombahnen kann man sich als Ursache eine magnetisch induzierte elektrische Spannung U_i vorstellen, deren Wert sich durch Summation der elektrischen Feldstärken entlang der Strombahnen ergeben würde. Sie kann mit dem Induktionsgesetz ermittelt und zur Abschätzung der

Stromdichten herangezogen werden. Sie ist gleich der zeitlichen Änderung von magnetischer Induktion und bzw. oder dem von der Strombahn umschlossenen auf die Feldrichtung entfallenden Flächenanteil:

$$U_i = - \frac{d}{dt} (B \cdot A) = - A \frac{dB}{dt} - B \frac{dA}{dt}$$

Diese Spannung entspricht nur einer Modellvorstellung und tritt im Körperinneren tatsächlich nicht auf. Sie läßt sich jedoch im Sonderfall einer im Magnetfeld bewegten Leiterschleife, wie sie z. B. bei elektrischen Generatoren zur Spannungserzeugung verwendet wird, feststellen. Nimmt man an, daß sich die Fläche A nicht ändert, erhält man für konstante Feldverteilungen und sinusförmige zeitliche Änderung die induzierte elektrische Feldstärke E_i durch Division der Spannung U_i durch den Umfang s der Stromlinien zu

$$E_i = 2\pi f \cdot B \cdot \frac{A}{s}$$

Daraus kann schließlich die Stromdichte im Körperinneren mit dem Ohmschen Gesetz $S_i = E_i/\varrho$ ermittelt werden

$$S_i = \frac{2\pi f \cdot B \cdot A}{\varrho \cdot s}$$

In Körpermitte ist die von den Stromlinien umschlossene Fläche und damit der verkettete Fluß Null. Da die Fläche schneller wächst als ihr Umfang, nimmt bei konstantem spezifischen Widerstand die Stromdichte nach außen hin zu.

Ist das Feld parallel zur Körperlängsachse, können die Körperquerschnitte nährungsweise kreisförmig angenommen werden und man erhält mit

$$S_i = \frac{\pi \cdot r \cdot f \cdot B}{\varrho}$$

die in Abbildung 44 dargestellte Stromdichteverteilung.

Bei Orientierung des Feldes quer zur Längsachse kann die Querschnittsfläche näherungsweise durch ein Rechteck mit den Seiten 2 r und h angenommen werden und man erhält

$$S_i = \frac{2\pi \cdot r \cdot f \cdot B}{\varrho \left(1 + \frac{2r}{h} \right)} \approx \frac{2\pi \cdot r \cdot f \cdot B}{\varrho}$$

Daraus ergibt sich, daß bei Orientierung des Magnetfeldes quer zur Körperlängsachse die intrakorporale Stromdichte nahezu doppelt so groß ist wie bei Längsorientierung.

Mit einem mittleren Radius von r = 12,5 cm und einem mittleren spezifischen Widerstand von $\varrho = 5$ Ohmmeter erhält man daher unter ungünstigsten Bedingungen für 1,8 m große Personen

$$S_{i_{max}} \approx 0{,}14 \cdot f \cdot B$$

Der über die Querschnittsfläche gemittelte Stromdichtewert liegt um etwa ein Drittel niedriger, d. h.

$$\bar{S}_{i_{max}} = 0{,}09 \cdot f \cdot B$$

Bei Netzfrequenz (f = 50 Hz) liegen die maximalen Stromdichten unter Annahme ungünstigster Bedingungen, also horizontal orientierter Magnetfelder, bei

$$S_{i_{max}} (50\,\text{Hz}) = 700 \ \frac{\mu A}{cm^2} \text{ pro Tesla}$$

Vergleich elektrischer mit magnetischen Feldern
Ein bemerkenswertes Ergebnis erhält man, wenn man jene äußeren elektrischen und magnetischen Felder ermittelt, die im Körperinneren unter jeweils ungünstigsten Bedingungen die gleiche maximale Stromdichte erzeugen. Mit Hilfe des Ergebnisses aus Kapitel 3 erhält man

$$S_{i_{Mag}} = 0{,}14 \cdot f \cdot B \cdot 3{,}6 \cdot 10^{-9} \cdot f \cdot E_o = S_{i_{Elektr.}}$$

Daraus ergibt sich, daß einer elektrischen Feldstärke von 1 kV/m eine Induktion von nur 25,7 μT gleichwertig ist. Man erhält nämlich

$$B = 25{,}7 \cdot 10^{-9}\, E_o$$

Selbst wenn man dem Vergleich statt der Spitzenwerte nur die über den Querschnitt gemittelten Werte der Stromdichten zugrunde legt, verbessert sich die Relation nur unwesentlich auf

$$B = 40 \cdot 10^{-9}\, E_o$$

Dies zeigt zunächst nur das Verhältnis der Einheiten, doch was bedeutet das Ergebnis in der Praxis? Nimmt man an, daß die maximalen elektrischen Feldstärken im Alltag im Bereich von 1 kV/m und die maximalen magnetischen Induktionen bei 1 mT liegen, bedeutet dies, daß die magnetisch induzierten Ströme etwa um das 4000fache höher liegen als die elektrisch hervorgerufenen. Darüber hinaus bildet die begrenzte Durchschlagsfestigkeit der Luft eine Obergrenze für elektrische Felder, so daß wegen der Feldverzerrung durch den Menschen nur ca. 100 kV/m auftreten können. Eine derartige Begrenzung existiert für magnetische Felder jedoch nicht. Der diesem elektrischen Grenzwert entsprechende Induktionswert von ca. 2,6 mT kann an Arbeitsplätzen sogar erheblich überschritten werden.

4.5 Wissenswertes für die Praxis

Hohe magnetische Wechselfelder sind wahrnehmbar: Während das Auftreten von Seheindrücken (Flimmererscheinungen) auf erhöhte Magnetfelder hinweist, die noch keine unmittelbare Gefährdung bedeuten, ist die Erregung der Brust- oder Bauchmuskulatur, die als Zittern oder Verkrampfung wahrnehmbar ist, als höchstes Gefahrenzeichen anzusehen, und der Bereich des Magnetfeldes ist umgehend zu verlassen.

Maßnahmen zur Verringerung der Magnetfelder sind im Haushalt nicht erforderlich. Eine starke Abschirmung netzfrequenter Magnetfelder ist nur mit unzumutbar großem finanziellem Aufwand möglich. Die billigste und wirksamste Maßnahme ist die Einhaltung möglichst großer Abstände zu Feldquellen wie z. B. Steigleitungen oder Verteilerkästen. Dazu zählt auch das Stemmen tieferer Schlitze für die Verlegung von Installationsrohren. Bevorzugen Sie besonders für leistungsstarke Verbraucher wie Elektro-Herd oder Waschmaschine die meist gleich teuren Kraftstromausführungen. Sie verursachen nur halb so große Magnetfelder. Bereits die Verwendung von Kabeln statt der einadrigen Einziehdrähte bringt wegen der geringeren Leiterabstände den gleichen Schirmeffekt wie die Verwendung teurer Installationsrohre aus Eisen oder Stahl. Darüber hinaus können damit auch bereits bestehende Installationen nachgerüstet werden, wenn dies erforderlich ist. Dreiphasige Kabel reduzieren die Magnetfelder gegenüber zweiphasigen um weitere 13%.

Zur Vermeidung von Störspannungen sollte bei Elektroinstallationen darauf geachtet werden, daß die Verlegung des Schutzleiters sternförmig und nicht in geschlossenen Schleifen erfolgt.

Kapitel 5
Hochfrequente elektromagnetische Strahlung –
Mikrowellenherde, Rundfunksender und Radaranlagen

Hochfrequente elektromagnetische Felder sind in unserer Umwelt allgegenwärtig. Die ständige Zunahme der Leistungsfähigkeit und der Zahl der Strahlungsquellen hat in den letzten Jahren und Jahrzehnten zu einer deutlichen Erhöhung des Strahlungspegels geführt.

Schon während des Zweiten Weltkriegs wurde beobachtet, daß Matrosen, die sich kurzzeitig im Hauptstrahlungsbereich von Schiffsradaranlagen aufhielten, gesundheitliche Schäden davontrugen. Auch die Anwendung hochfrequenter elektromagnetischer Strahlung in Mikrowellenherden zeigt, daß durch diese Art von Strahlung biologisches Gewebe gegart oder – im Sinne des Strahlenschutzes gesprochen – geschädigt werden kann.

Für die Forschung ist deshalb vor allem die Frage von Bedeutung, wie

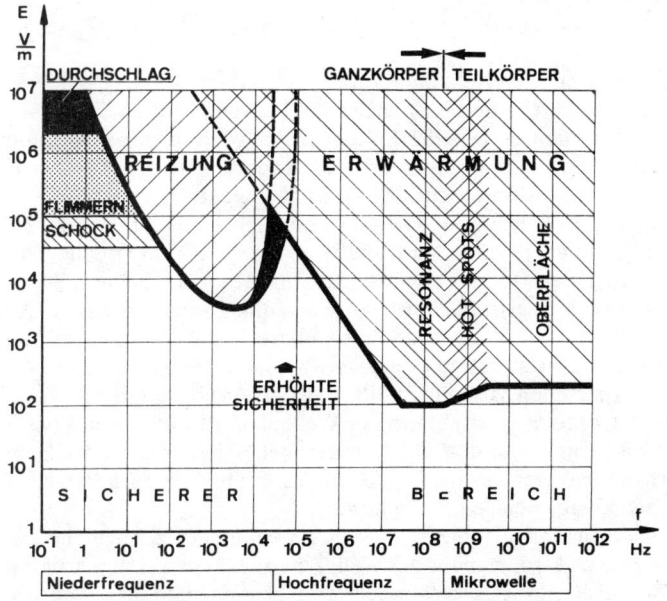

Abb. 45: Frequenzabhängige Wirkungen elektromagnetischer Felder (doppelt-logarithmische Darstellung).

groß die Strahlungspegel sind, die als unschädlich angesehen werden können. (Vergleiche Abbildung 45.)

Im wesentlichen spiegelt sich in der Tatsache, daß sich die existierenden Grenzwerte nahezu um den Faktor 1000 unterscheiden, die Frage, ob es außer der Wärmewirkung noch andere nichtthermische Wirkungen gibt. Ist die Frage mit »nein« zu beantworten, wäre vor allem die zugeführte Strahlungsenergie maßgebend, der zeitliche Verlauf dagegen von untergeordneter Bedeutung.

Ist die Frage mit einem »Ja« zu beantworten, bliebe zu untersuchen, inwieweit die nichtthermischen Wirkungen biologisch relevant sind, welche Feldstärken welche Wirkungen verursachen und wie die biologischen Effekte von der Wirkungsdauer des Feldes abhängen.

Im folgenden Kapitel werden zunächst natürliche und technisch erzeugte Strahlungsquellen aufgeführt. Daran schließt sich eine ausführliche Darstellung der bekannten und möglichen biologischen Wirkungen hochfrequenter elektromagnetischer Strahlung und der einschlägigen Grenzwertregelungen an.

5.1 Einige Grundbegriffe

Wie schon bei der Behandlung der niederfrequenten Felder erwähnt, hängen elektrische und magnetische Felder eng zusammen: Elektrische Felder bewegen elektrische Ladungen, bewegte elektrische Ladungen wiederum verursachen Magnetfelder, Änderungen magnetischer Felder induzieren ihrerseits elektrische (Wirbel-)Felder.

Diese enge Verknüpfung ist umso deutlicher, je schneller die Feldänderung erfolgt, je höher also die Frequenz ist. Man spricht daher im hochfrequenten Bereich von »elektromagnetischen« Feldern.

Unter dem Begriff hochfrequente Strahlung soll im weiteren der große, sich über 7 Größenordnungen erstreckende Frequenzbereich gemeint sein, dessen untere Grenze etwa mit der Grenze der Erregbarkeit von Körperzellen zusammenfällt und dessen obere Grenze der Übergang zur optischen Strahlung bei Wellenlängen unter 1 mm bestimmt. Er reicht somit von den Radiowellen bei 30 kHz bis an das Ende des Mikrowellenbereiches bei 300 GHz. Die Einteilung nach den einzelnen Frequenzbereichen zeigt Tabelle 4.

Sobald sich elektrische Ströme und Spannungen zeitlich ändern, entsteht eine elektromagnetische Welle, die sich in den Raum ausbreitet.

Die Ausbreitungsgeschwindigkeit elektromagnetischer Wellen ist im Vakuum am größten und für alle Frequenzen gleich und daher gleich der Lichtgeschwindigkeit von $c = 300\,000$ km/s. Bei der Ausbreitung in

Hochfrequenzbereich	30 kHz	—	300 MHz
Langwelle (LW)	30 kHz	—	300 KHz
Mittelwelle (MW)	300 kHz	—	3 MHz
Kurzwelle (KW)	3 MHz	—	30 MHz
Ultrakurzwelle (UKW)	30 MHz	—	300 MHz
Mikrowellenbereich	300 MHz	—	300 GHz
Dezimeterwellen	300 MHz	—	3 GHz
Zentimeterwellen	3 GHz	—	30 GHz
Millimeterwellen	30 GHz	—	300 GHz

Tab. 4: Frequenzbereich hochfrequenter elektromagnetischer Strahlung.

Materie ist sie umso kleiner, je größer deren dielektrische und magnetische Eigenschaften von jenen des Vakuums abweichen.

Die Ausbreitungsgeschwindigkeit ist gleich dem Produkt aus Wellenlänge und Frequenz. Sie und damit auch die Wellenlänge ist in unserem Körper etwa um das 100fache kleiner als in Luft.

Durch elektromagnetische Wellen wird Energie transportiert. Diese setzt sich aus den Anteilen der elektrischen und der magnetischen Feldkomponente zusammen. Die Dichte der Energieströmung pro Zeit, also die pro Flächeneinheit einwirkende Strahlungsleistung, wird auch als *Strahlungsintensität* bezeichnet. Sie ist gleich dem (vektoriellen) Produkt aus elektrischer und magnetischer Feldstärke und wird in Watt pro m^2 oder in mW/cm^2 angegeben (1 W/m^2 = 0,1 mW/cm^2).

Während im Niederfrequenzbereich zur Charakterisierung der Wirkung des magnetischen Feldes die Induktion B bevorzugt wurde, steht im hochfrequenten Bereich zur Bestimmung der Strahlungsintensität die *magnetische Feldstärke* H im Vordergrund. Sie wird in Ampère pro Meter (A/m) angegeben (in Luft entspricht 1 A/m $\approx$ 1,3 μT).

Beim Durchgang durch Materie wird Strahlungsenergie der elektromagnetischen Welle absorbiert, d. h. in Wärme umgewandelt. Durch die *Eindringtiefe* wird jene Weglänge angegeben, nach der die Strahlungsenergie auf ca. 37% ihres Ausgangswertes abgenommen hat. Je größer die Eindringtiefe, desto gleichmäßiger ist die Wärmebelastung des Körpers.

Wird die Angabe der in Wärme umgewandelten Strahlungsleistung auf die Körpermasse bezogen, erhält man die *spezifische Absorptionsrate* SAR. Sie wird in Watt pro Kilogramm (W/kg) angegeben.

Das *Abstrahlverhalten* einer Strahlungsquelle wird wesentlich vom Verhältnis der größten Antennenabmessung zur Wellenlänge bestimmt. Auch Schlitze und Öffnungen in Geräten können Anlaß zu unbeabsichtigter Abstrahlung (Streustrahlung) geben und daher als Sendeantennen aufgefaßt werden. Man unterscheidet grundsätzlich drei Fälle:

– Die Antennenabmessung ist wesentlich kleiner als die Wellenlänge:
Hier wird Energie nach allen Seiten gleichmäßig, als Kugelwelle, ab-
gestrahlt. Man spricht von einer Dipolantenne.
– Die Antennenabmessung entspricht näherungsweise der Wellenlän-
ge: Hier findet nur eine geringe Bündelung der abgestrahlten Welle
statt.
– Die Antennenabmessung ist wesentlich größer als die Wellenlänge:
Hier erfolgt eine starke Bündelung im wesentlichen in eine Richtung.
Man spricht daher von einer Richtantenne.

Die Eigenschaften des Strahlungsfelds hängen darüber hinaus auch von
der Entfernung zur Antenne ab. Dabei kann man zwei Bereiche, nämlich das Nah- und das Fernfeld unterscheiden.

Als *Fernfeld* bezeichnet man jenen Bereich, in dem der Abstand zur
Strahlungsquelle groß gegenüber der Wellenlänge der Strahlung ist. Die
elektromagnetische Strahlung verhält sich dann wie eine sogenannte
ebene Welle. In diesem Fall stehen elektrische und magnetische Feldstärke aufeinander senkrecht und sind »in Phase«, d. h. beide Feldkomponenten verändern sich gleichzeitig in gleicher Weise. Dies bedeutet,
daß das Verhältnis von elektrischer zu magnetischer Feldstärke konstant
und reell ist und einen charakteristischen Wert, den sogenannten *Wellenwiderstand* ergibt.

Die elektrische Feldstärke einer ruhenden Ladung nimmt mit dem
Quadrat der Entfernung ab. Im Fernfeld einer Sendeantenne ist jedoch
die Abnahme der elektrischen (und damit auch der magnetischen) Feldstärke nicht mehr so stark und erfolgt nur mehr linear mit der Entfernung.

Im *Nahfeld* einer Strahlungsquelle ist das Strahlungsfeld sehr inhomogen: Elektrische und magnetische Feldstärke sind nicht mehr in Phase,
ihr Verhältnis ist weder reell noch konstant. An Stellen, wo die elektrische Feldstärke ihr Maximum erreicht, kann die magnetische Feldkomponente Null sein und umgekehrt.

Zur Kennzeichnung der Bestrahlungsbedingungen ist im Fernfeld die
Angabe der Leistungsdichte (nach Betrag und Richtung) ausreichend.
Sie ist dem Quadrat der elektrischen und damit auch der magnetischen
Feldstärke proportional und nimmt daher mit dem Quadrat der Entfer-
nung ab. Wegen des engen Zusammenhanges der Feldgrößen können
aus der Messung einer Feldgröße alle anderen abgeleitet werden.

Im Nahfeld hingegen ist die Angabe der Leistungsdichte als Produkt
von elektrischer und magnetischer Feldstärke nicht mehr sinnvoll, so
daß zur Erfassung der Strahlungsbedingungen beide Feldanteile gemessen werden müssen. Dennoch ist es üblich, auch im Nahfeld, selbst wenn
an einer Stelle nur eine einzige Feldkomponente existiert, aus deren
Quadrat und dem Wellenwiderstand eine sogenannte *äquivalente Leistungsdichte* als theoretischen Rechenwert zu ermitteln, der sich leichter

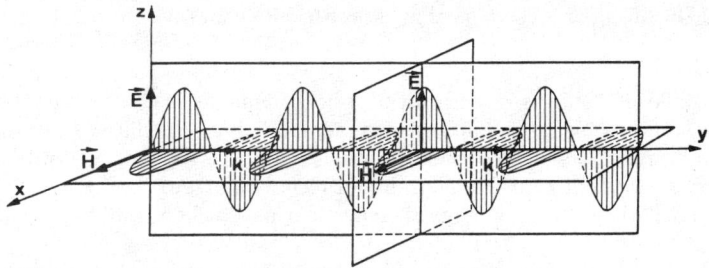

Abb. 46: Schwingungsform des elektrischen (E) und magnetischen (H) Feldanteils einer ebenen Welle (K = Ausbreitungsrichtung).

mit anderen Intensitätswerten vergleichen läßt. Da es sich dabei streng genommen dennoch um die (verschlüsselte) Angabe einer Feldstärke handelt, muß angegeben werden, auf welcher Feldkomponente die Ermittlung beruhte.

Die *äquivalente Leistung* einer Antenne erhält man, wenn man ihre Sendeleistung mit dem Antennengewinn multipliziert. Dieser gibt an, um wieviel sich die Sendeleistung in Hauptstrahlrichtung durch die Richtwirkung im Vergleich zu einer nach allen Seiten gleichmäßig ausstrahlenden Antenne erhöht.

Im Strahlungsfeld können sich Reflexionen an Gebäuden, Masten, Felswänden usw. mit den direkt von der Strahlungsquelle kommenden Wellen überlagern und auch im Fernfeld zu lokal völlig veränderten Feldbedingungen führen.

Die Wechselwirkung elektromagnetischer Strahlung mit unserem Körper ist im allgemeinen von der Schwingungsform der Wellen und ihrer Orientierung relativ zu uns abhängig:

Eine *linear polarisierte,* also ebene Welle liegt vor, wenn sich elektrische und magnetische Feldstärkevektoren immer in einer Ebene bewegen (Abbildung 46): In Ausbreitungsrichtung der Welle gesehen, bewegen sich die Spitzen der Feldvektoren entlang einer Geraden auf und ab.

Zirkular polarisiert ist eine Welle, deren Feldvektor-Spitzen, in Ausbreitungsrichtung der Welle gesehen, einen Kreis durchlaufen.

Die *elliptische Polarisation* ist der allgemeinste Fall einer Polarisation. In diesem Fall durchlaufen die Feldvektor-Spitzen, in Ausbreitungsrichtung der Welle gesehen, eine Ellipse.

5.2 Hochfrequente elektromagnetische Strahlung im Alltag

Wir alle sind ständig der Einwirkung hochfrequenter Felder ausgesetzt, die von verschiedenen Quellen stammen und unterschiedliche Frequenzen besitzen. Jede Radio- und Fernsehstation, die wir empfangen können, ist ein Beleg für die Vielzahl der technisch erzeugten Frequenzen, deren Pegel in unserer Umwelt über dem natürlichen Strahlungspegel liegt.

Im Vergleich zur natürlichen Umgebungsstrahlung konzentrieren sich die zivilisatorisch bedingten Felder jeweils auf schmale Frequenzbereiche und besitzen daher dort wesentlich höhere Intensitätsdichten als die natürlichen. Summiert man jedoch die Anteile über den gesamten Frequenzbereich der hochfrequenten Strahlung, so liegen die Intensitäten der natürlichen und technischen Umgebungsstrahlung in der gleichen Größenordnung.

Wie eine Studie in 15 Großstädten der USA zeigte, ist trotz der zunehmenden Zahl von Sendern der Strahlungspegel, dem der Großteil der Bevölkerung ausgesetzt ist, gering: Er liegt unter 1 μW/cm², typische Werte liegen um das 100fache niedriger. Ein kleiner Anteil, insgesamt ca. 1% der Bevölkerung, kann jedoch z. B. in der Nähe von Sendeanla-

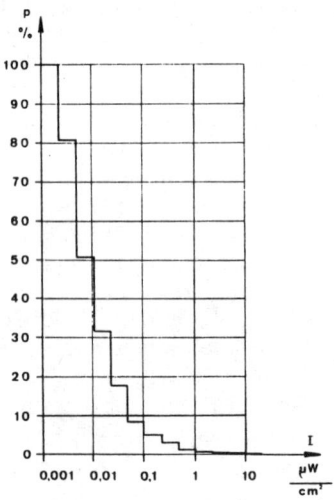

Abb. 47: Prozentsatz der Großstadtbevölkerung in den USA, der einem Umgebungsstrahlenpegel kleiner gleich dem Abszissenwert ausgesetzt ist (Abszisse in logarithmischer Darstellung)

gen auch höheren Intensitäten im Bereich von 1 bis 10 mW/cm^2 ausgesetzt sein (Abbildung 47).

Darüber hinaus kann es insbesonders am Arbeitsplatz in Verbindung mit der Nutzung hochfrequenter Strahlung zu Bestrahlungen kommen, die die bestehenden Grenzwerte erheblich überschreiten können.

Im privaten Bereich stellen vor allem Funksprechgeräte (Walkie-talkies) Strahlungsquellen dar, die infolge ihrer körpernahen Anwendung ebenfalls erhebliche Grenzwertüberschreitungen verursachen können.

5.2.1 Natürliche Strahlungsquellen

Die natürliche Umgebungsstrahlung ist im hochfrequenten Bereich einerseits durch eine starke Abnahme der durch Entladungsvorgänge hervorgerufenen Anteile im Langwellenbereich und andererseits durch eine allmähliche Zunahme der in den hochfrequenten Bereich reichenden Strahlungsanteile warmer Körper (Temperaturstrahlung) charakterisiert. Daraus ergibt sich ein Bereich besonders niedriger natürlicher Strahlungsanteile, was nicht zuletzt eine Voraussetzung für die Möglichkeit der Nachrichtenübermittlung und des Rundfunkempfanges darstellt. (Siehe Abbildung 48.)

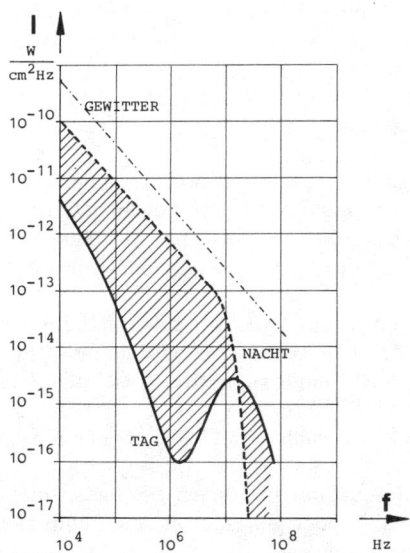

Abb. 48: Natürlicher elektromagnetischer Strahlungspegel (in doppelt-logarithmischer Darstellung)

Jegliche Materie, deren Temperatur vom absoluten Nullpunkt (−273°C) verschieden ist, sendet Wärmestrahlung aus. Da das Strahlungsmaximum im allgemeinen im Bereich der Infrarotstrahlung mit Wellenlängen unter 1 mm liegt, ist der auf den hochfrequenten Bereich entfallende Anteil vergleichsweise gering. Grundsätzlich tragen jedoch alle Gegenstände und Objekte unserer Umgebung zum natürlichen Strahlungspegel bei.

Der Anteil der Erdoberfläche liegt, integriert über den hochfrequenten Bereich, bei ca. 60 bis 80 nW/cm^2 und hängt von der herrschenden Temperatur und damit von der Jahreszeit ab. Auch die Atmosphäre liefert geringe Beiträge, darüber hinaus dominiert vor allem im Mikrowellenbereich die Sonnenstrahlung, deren integrierter Anteil bei ca. 10 pW/cm^2 liegt. Bei Sonneneruptionen kann dieser Anteil kurzfristig um mehrere Größenordnungen ansteigen.

Hinzu kommen noch geringe Anteile des Mondes und, noch geringer, thermisches Rauschen von den Planeten und der Materie im Weltall.

Da die Intensität der ausgesandten Wärmestrahlung von der 4. Potenz der Temperatur abhängt, sind auch homoiotherme (gleichwarme) Lebewesen, insbesondere der Mensch, als natürliche Strahlungsquelle zu berücksichtigen. So liegt z. B. die Intensität der von Personen ausgesandten Strahlung, integriert über das gesamte Spektrum, bei ca. 50 mW/cm^2, wobei auf den hier besprochenen Bereich der hochfrequenten Strahlung ca. 80 nW/cm^2 entfallen.

5.2.2 Technisch erzeugte Strahlung

Es besteht eine große Vielfalt von hochfrequenten technischen Strahlungsquellen, sowohl hinsichtlich der Leistungsstärke, der räumlichen Verteilung und Größe der verursachten Strahlungsintensität als auch hinsichtlich der Frequenz bzw. des Frequenzbereiches der ausgesandten Strahlung.

Dementsprechend können wir auf sehr vielfältige Weise exponiert werden. Obwohl der technisch erzeugte Strahlungspegel im allgemeinen im städtischen Bereich höher ist, erstreckt sich die Zunahme durchaus auch auf den ländlichen Bereich.

Nach der Art des Abstrahlverhaltens kann eine Unterteilung erfolgen in

- offene Strahlungsquellen, bei denen es beabsichtigt ist, Strahlungsenergie gleichmäßig oder gerichtet in den Raum abzustrahlen (z. B. Rundfunksender), und
- umschlossene Strahlungsquellen, bei denen die Strahlung vor allem in einem umschlossenen Nutzraum wirksam werden soll und eine Ab-

strahlung in die Umgebung unbeabsichtigt ist (z. B. Mikrowellenherde).

Offene Strahlungsquellen
Ob wir fernsehen oder Ferngespräche führen, ob sich vor uns automatisch die Türen zum Kaufhaus öffnen oder wir mit dem Flugzeug sicher landen: Alles dies und mehr ermöglichen uns offene Strahlungsquellen. Der gewaltige technologische Fortschritt und die damit verbundene Verbilligung werden darüber hinaus auch im privaten Bereich zur zunehmenden Verbreitung und Erschließung neuer Anwendungsmöglichkeiten führen wie der Einbruchsicherung von Wohnobjekten oder der Auffahrverhütung durch in PKW eingebaute Abstands-Radaranlagen.

Darüber hinaus sind aber auch alle technischen Einrichtungen, wie z. B. Fernsehgeräte oder Hochspannungsleitungen, bei denen durch den Betrieb unbeabsichtigt hochfrequente Streustrahlung entsteht, als offene Strahlungsquellen anzusehen.

Rundfunk
Die Nachrichtentechnik stellt den Hauptanwendungsbereich der hochfrequenten elektromagnetischen Strahlung dar, wobei insbesonders durch Rundfunk- und Fernsehanlagen hohe Leistungen abgestrahlt werden, die pro Sender einige 1000 kW betragen können. Die Feldverteilung in ihrer Nähe kann durch Interferenzen sehr unterschiedlich sein, wobei die Strahlungsintensitäten bzw. die elektrischen oder magnetischen Feldstärken dabei hohe Werte erreichen können.

Sobald eine Radiostation empfangen werden kann, ist dies ein Zeichen, daß die von ihr verursachte Strahlung auch bei großer Entfernung noch über dem natürlichen Strahlungspegel liegt. Im Mittel verursachen lokale Rundfunksender in ihrem Versorgungsbereich Strahlungspegel von ca. 10^{-10} W/cm^2 MHz, UKW-Sender ca. 10^{-16} W/cm^2 MHz.

Wie eine bereits im Jahre 1977 veröffentlichte Studie ergab, in der alle offenen Strahlungsquellen in den USA aufgenommen worden waren, erzeugten damals von den über 55000 Sendeanlagen im Mikrowellenbereich über 82% im Hauptstrahl in 10 m Entfernung und immerhin noch ca. 3% sogar noch in 1 km Entfernung Strahlungsintensitäten größer gleich 1 mW/cm^2.

Das Sendernetz des Österreichischen Rundfunks umfaßte 1985 ca. 1600 Radio- und Fernsehsender. In der Bundesrepublik gab es ungefähr 3,5mal so viele.

Die größten Sendeleistungen haben Fernsehsender (Frequenzbereich 50 bis 800 MHz, Kanal 2 bis 65) im Bereich über 1000 kW mit Strahlungsintensitäten in 100 m Entfernung von 0,8 mW/cm^2 (Abbildung 49).

UKW-Sender im Bereich von 80 bis 100 MHz besitzen Sendeleistun-

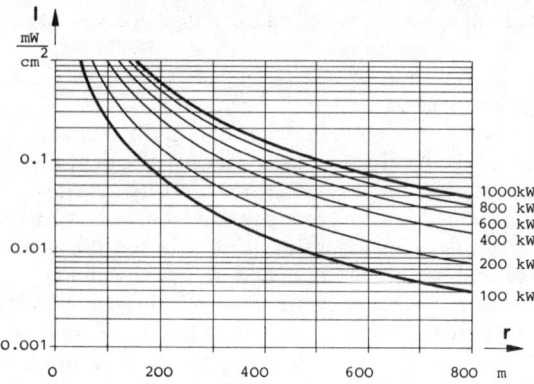

Abb. 49: Abnahme der Strahlungsintensität in Abhängigkeit der Entfernung für Mittelwellensender verschiedener Sendeleistungen (doppelt-logarithmische Darstellung).

gen im Bereich von 100 kW. Mittelwellensender und Kurzwellensender verfügen über Leistungen bis ca. 600 kW entsprechend Intensitäten in 100 m Entfernung von ca. 1,5 mW/cm².

Nachrichtenübertragung
Die österreichische Post betreibt eine große Anzahl von Richtfunkstrekken im Mikrowellenbereich mit einer maximalen Sendeleistung von ca. 20 W. Nach ihren Angaben beträgt die Intensität direkt vor der Antenne im Hauptstrahlenbündel maximal 1,5 mW/cm², in 100 m Abstand nur mehr 30 µW/cm².

Im Satelliten-Fernmeldeverkehr werden von Parabolantennen gut gebündelte Wellen im Frequenzbereich 4 bis 6 GHz und 11 bis 14 GHz ausgesandt, die äquivalenten Leistungen können im Hauptstrahl 1000 kW erreichen, entsprechend einer Intensität in 100 m Entfernung von ca. 0,8 mW/cm².

Die von sonnenbatteriebetriebenen Satelliten an der Erdoberfläche eintreffenden Signale besitzen eine Leistung von ca. 10^{-12} W.

Außerdem sind in Österreich noch ca. 120 000 private Sender (außer Walkie-talkies) für Privatfunkdienste, Autotelefon und Personenrufdienste in Verwendung. Die Sendeleistung beträgt im Durchschnitt 6 W, maximal 25 W. Der Frequenzbereich liegt zwischen 46 und 470 MHz, in Zukunft wird für den Cityfunk (tragbares Telefon) die Frequenz 900 MHz hinzukommen.

Funkamateure besitzen Bewilligungen für Sendeleistungen bis 1 kW (Clubstationen), Funksprechgeräte für CB-Funk sind bis maximal 4 W zulässig, werden jedoch gelegentlich illegal mit Nachverstärkern bei erhöhter Sendeleistung betrieben. (Bei Leistungen ab ca. 50 W wird dies von der Funküberwachung geortet und abgestellt.)

Im Hinblick auf die Strahlenbelastung stellen CB-Handgeräte (Walkie-talkies) ein besonderes Problem dar. Da beim Betrieb die Antenne in unmittelbarer Nähe des Kopfes gehalten wird, können extrem hohe Werte der (äquivalenten) Leistungsdichte wirksam werden: Bei einer Sendeleistung von 4 W ergaben Messungen in den USA Intensitäten am Kopf bis zu $I^E = 250 \, mW/cm^2$. Bei Verwendung eines (illegalen) Nachverstärkers mit einer Ausgangsleistung von 100 W, wie sie von der Funküberwachung der Post bereits mehrfach geortet wurden, sind Intensitäten über $I^E > 6000 \, mW/cm^2$ möglich, die somit um viele Größenordnungen über den zulässigen Grenzwerten liegen.

Radartechnik

In der Radartechnik (Radar: radio detection and ranging) werden die auf einen kurzen Sendeimpuls folgenden Echos zur Ortung von reflektierenden Objekten ausgewertet. Charakteristisch ist daher der im Gegensatz zu anderen Strahlungsquellen gepulste Betrieb, der trotz hoher Spitzenwerte im zeitlichen Mittel zu geringen Strahlungsintensitäten führt.

Radaranlagen werden heute in einer Vielzahl von Fällen angewendet.

Verkehrsradar: Zur Feststellung der Geschwindigkeit aufgrund der Frequenzverschiebung zwischen ausgesandter und empfangener Welle (Doppler-Effekt) arbeiten sie im Dauerbetrieb im Frequenzbereich von 9 bis 35 GHz und mit Sendeleistungen im Bereich zwischen 0,5 und 100 mW. Die mittleren Intensitäten betragen an der Antennenoberfläche 0,17 bis 0,4 mW/cm², ihre Reichweite beträgt maximal 40 m. Bei der Verkehrsüberwachung ist unbeabsichtigt auch eine längere Bestrahlung z. B. von auf der anderen Straßenseite lebenden Personen möglich. Die Intensität beträgt jedoch in Abstand von 5 m nur noch 1,6 bis 7,2 µW/cm².

Flugsicherungsradar: Großanlagen können Impulsleistungen bis zu einigen 1000 kW aufweisen, typische Werte liegen bei 500 kW. Da hier nicht nur kurze Sendeimpulse im Bereich von 0,1 bis 50 µs mit Wiederholfrequenzen von 0,1 bis 4 kHz ausgesendet werden, sondern überdies wegen der rotierenden Antennen die Bestrahlung räumlich variiert, ergeben sich z. B. in 10 m Entfernung trotz hoher Spitzenintensitäten von über 10000 mW/cm² niedrige räumlich und zeitlich gemittelte Werte im Bereich von 10 µW/cm².

Außer dem Bodenradar gibt es das in der Rumpfspitze der Flugzeuge angebrachte Bordradar (RADOM) zur Navigationshilfe. Es arbeitet meist im Frequenzbereich zwischen 5,4 und 9,4 GHz mit Intensitäten an der Radom-Oberfläche von ca. 15 mW/cm², die in einer Entfernung von 1 m auf ca. 3 mW/cm² abgesunken sind.

Leistungsstärkste Radaranlagen werden in der Weltraumforschung z.B. für Satellitenleitsysteme eingesetzt, die bei äquivalenten Sendeleistungen über 3000 GW in 1 km Entfernung noch Intensitäten von über 30 mW/cm² erzeugen können.

Schiffsradar: Während bei Hochseeschiffen leistungsstärkere Radars verwendet werden, die aufgrund der geringen Entfernungen zur Antenne im Hauptstrahl erhebliche Intensitäten verursachen können, treten bei kleineren Radaranlagen, wie sie z.B. im Binnenschiffsverkehr verwendet werden, auch vor der Antenne nur Werte bis ca. 10 mW/cm² auf.

Militärische Radaranlagen werden nicht nur zur Luftraumüberwachung, sondern auch für andere Anwendungen wie z.B. Feuerleitsysteme eingesetzt. Sie können sehr leistungsstark sein und erhebliche Intensitäten verursachen.

Weitere Radaranlagen dienen zur Wetterbeobachtung, Lawinenwarnung, Entfernungsmessung usw.

Bildschirmgeräte
Einen Sonderfall offener Strahlungsquellen stellen elektronische Geräte dar, bei denen im Betrieb unbeabsichtigt hochfrequente elektromagnetische Felder erzeugt werden. Dazu zählen Geräte, bei denen schnelle Vorgänge gesteuert werden müssen wie z.B. Computer, bei denen der Datentransfer durch Taktfrequenzen synchronisiert wird und Bildschirmgeräte, bei denen ein Leuchtbild durch rasche zeilenförmige Abtastung des Leuchtschirmes erzeugt wird.

Die Rolle des Bildschirmes beschränkt sich nicht nur auf die Vermittlung von Unterhaltung durch Fernsehprogramme und Videospiele. Bereits mehr als 10% der erwerbstätigen Bevölkerung arbeiten darüber hinaus mehrere Stunden täglich an einem Bildschirmgerät. Die Frage einer möglichen Beeinflussung der Gesundheit und des Wohlbefindens der Bevölkerung durch Bildschirme wird daher seit vielen Jahren intensiv untersucht. Dabei sind grundsätzlich nicht nur die physikalischen Aspekte, nämlich die erzeugten Strahlungen, zu berücksichtigen, sondern auch physiologische, psychologische und soziale Auswirkungen.

Obwohl Bildschirmgeräte 95% der Energie im hochfrequenten Bereich ausstrahlen, liegen die auftretenden Feldstärken in 30 cm Entfernung nur im Bereich von einigen V/m bis 10 V/m. In 3 m Entfernung reduziert sich die Feldstärke um eine weitere Größenordnung. (Vergleiche Abbildung 50.)

Vom Umgang mit Bildschirmen
Bei der Diskussion der Beeinflussung der Gesundheit durch Fernsehgeräte und Computerterminals sind grundsätzlich folgende Aspekte zu berücksichtigen.

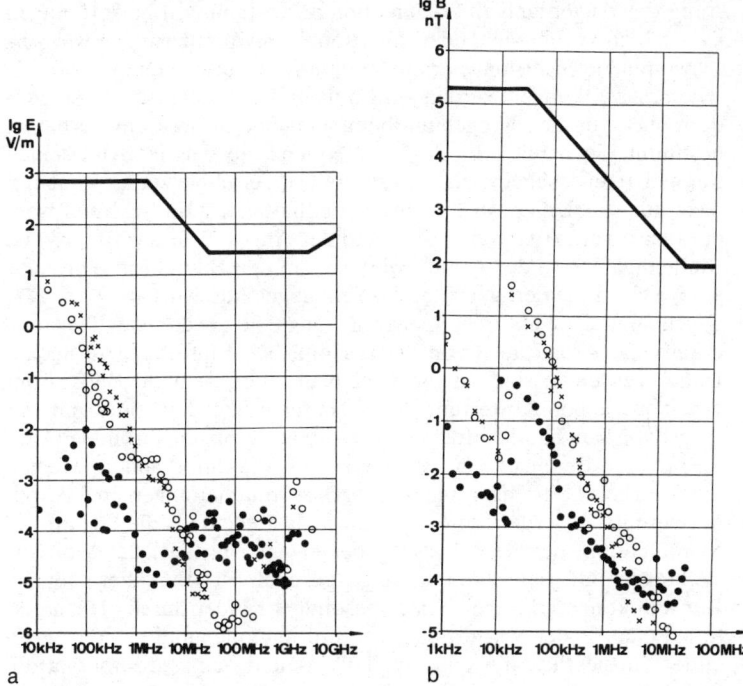

Abb. 50: Durch Bildschirmgeräte erzeugte elektrische (a) und magnetische Feldstärken (b) im Vergleich zu österreichischen Grenzwerten (in logarithmischer Darstellung; o = Farbfernsehgeräte, x = Schwarz-Weiß-Fernsehgeräte, • = Computerterminals).

1. Physikalische Faktoren: Da das Leuchtbild durch das Auftreffen von Elektronen am Leuchtschirm entsteht, die mit einer Spannung von 15 bis 30 kV beschleunigt wurden, treten nicht nur elektrostatische Aufladungen, sondern auch nichtionisierende elektromagnetische Felder in verschiedensten Frequenzbereichen und weiche Röntgenstrahlung auf. Da diese Emissionen jedoch in sämtlichen Bereichen weit unter den bestehenden Grenzwerten liegen, kann eine Beeinträchtigung durch sie ausgeschlossen werden.

2. Physiologische Faktoren: Einerseits kann durch das lange andauernde statische Verharren vor den Bildschirmen lokal der Kreislauf beeinträchtigt werden (»Einschlafen der Beine«), andererseits können monotone Bewegungsabläufe an Bildschirmarbeitsplätzen einseitige Belastungen und Rückenschmerzen bewirken. Die Konzentration auf den Bildschirm kann darüber hinaus sowohl zu einer höheren Bela-

stung der Augen und zu Augenschmerzen, -flimmern und -rötungen als auch zu vorübergehenden funktionellen Veränderungen wie verschwommene Sicht und Farbumstimmungen führen. Die physiologischen Auswirkungen werden jedoch nicht nur vom Gerät selbst, sondern auch von den Umgebungsbedingungen und unserem Verhalten bestimmt. So hängt z. B. die Bildfrequenz, ab der das Auge einen flimmerfreien Seheindruck vermittelt (Verschmelzungsfrequenz), nicht nur von den konstruktiven Eigenschaften des Bildschirmes, sondern auch vom Adaptierungszustand des Auges, d. h. der Raum- und Bildhelligkeit und der Art ab, wie man auf den Bildschirm sieht, also auf welche Teile der Netzhaut das Bild abgebildet wird.

3. Psychologische Faktoren: Generell hängt die psychische Belastung durch eine Arbeit auch von der persönlichen Einstellung zu ihr ab. Daher werden Frustration und Streß begünstigt, wenn die Bildschirmarbeit mit einer Abwertung der bisherigen Tätigkeit oder mit der Angst vor Kündigung infolge von Rationalisierungen verbunden ist. Im privaten Bereich ist zu beachten, daß, wie durch andere Medien auch, mittels Fernsehgeräten moralische Grundhaltungen und Vorbilder vermittelt werden, so daß grundsätzlich ebenfalls die Gefahr der Manipulation, der Beeinflussung des eigenen Urteils, der Wertvorstellungen und der Stimmungslage gegeben ist. Bei übermäßigem Konsum können darüber hinaus besonders Kinder durch die charakteristische Art der Vermittlung von Informationen und Handlungsabläufen hinsichtlich ihres Lernverhaltens und Konzentrationsvermögens beeinflußt werden.

4. Soziale Faktoren: Die Beschäftigung mit Bildschirmen sowohl im beruflichen als auch privaten Bereich kann das Gespräch behindern und somit nicht nur eine Entfremdung fördern, sondern auch die Bewältigung von Konflikten durch Aussprachen erschweren.

Energieübertragung

Auch Hochspannungsleitungen verursachen während ihres Betriebs hochfrequente Störfelder und sind daher zu den offenen Strahlungsquellen zu zählen. Aufgrund der hohen Feldstärken an der Oberfläche ihrer Leiterseile kann es bereits an Inhomogenitäten z. B. durch Verunreinigungen, Insekten oder an Oberflächenerhebungen lokal zur Überschreitung der Durchschlagsfestigkeit der Luft und damit zu Funkenentladungen (Coronaentladungen) noch vor der theoretisch berechneten Einsatzfeldstärke kommen. Diese verursachen, wie andere atmosphärische Entladungsvorgänge auch, hochfrequente Störfelder bis in den MHz-Bereich.

Hochspannungs-Gleichstrom-Übertragungsleitungen (HGÜ) verursachen weniger Störungen im Radiofrequenzbereich, hingegen höhere Störungen im Fernseh-Frequenzband.

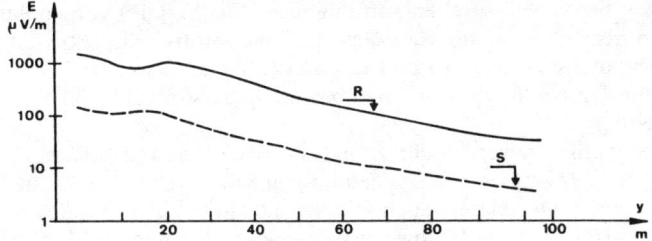

Abb. 51: Abnahme der elektrischen 500-kHz-Störfelder in Abhängigkeit der Entfernung zur Freileitungs-Trasse bei Schönwetter (S) und Regen (R)

Die Stärke der Störfelder hängt stark von der Witterung und der Luftverschmutzung ab: Selbst bei Schönwetter schwanken die Werte bis zum 5fachen. Bei Regen beginnt der Einsatz der Coronaentladungen bei niedrigeren Feldstärkewerten, die Störfeldstärken erhöhen sich um das ca. 60fache. Abbildung 51 zeigt den Verlauf der elektrischen Störfeldstärke bei einer Frequenz von 500 kHz in Abhängigkeit der Entfernung zur Trasse für Schönwetter und Regen für eine 400-kV-HWÜ. Darin erkennt man, daß in ca. 60 m Entfernung die Feldstärke auf ein Zehntel abgesunken ist.

In Abhängigkeit der Übertragungsspannung ergeben sich die im Bild gezeigten Schönwetter-Richtwerte für die elektrische Störfeldstärke bei 500 kHz, gemessen in einem seitlichen Abstand von 20 m vom Außenleiter als Mittelwert über Sekunden.

Zur Vermeidung unzulässiger Beeinträchtigungen des Rundfunk- und Fernsehempfanges sind die Störpegel von Hochspannungsfreileitungen begrenzt.

In Italien wird z. B. am Rand der Trasse ein Geräuschpegel von 58 dB (A) bei nassem Wetter und bis 45 dB (A) bei trockenem Wetter zugelassen.

In die Siedlungszentren führen meist Niederspannungsleitungen von 22 oder 35 kV. Aufgrund ihrer Nähe können bereits geringere Störpegel als bei Hochspannungsleitungen den Rundfunkempfang beeinflussen. Vor allem bei schlecht instandgehaltenen Leitungen kann es dann an Stellen mangelhafter Isolation oder schlechter Kontakte zu störenden Funkenüberschlägen kommen.

Wärmetherapie (Diathermie)
Hochfrequente elektromagnetische Felder wurden bereits am Ende des 19. Jahrhunderts zur Wärmebehandlung eingesetzt. Damit war die Erwärmung auch tiefliegender Gewebe möglich geworden, ohne hohe Oberflächenerwärmungen in Kauf nehmen zu müssen. Therapeutisch

werden heute Mikrowellenbestrahlungen (Diathermie) vorgenommen, um durch Erwärmung des Gewebes die Stoffwechselaktivität und Durchblutung zu steigern und die Blutgefäße zu erweitern. Durch die erhöhte Durchblutung kann eine bessere Sauerstoffversorgung erreicht werden.

Am häufigsten werden derzeit in Österreich Kurzwellendiathermiegeräte (27,12 MHz) verwendet, gefolgt von Mikrowellendiathermie (2,45 GHz) und Dezimeterwellen-Diathermie mit einer Frequenz von 433,92 MHz. Die am häufigsten behandelten Körperteile sind die Extremitäten sowie der untere und obere Rumpf.

Bei Kurzwellendiathermiegeräten werden lokal Intensitäten von einigen $100 \, mW/cm^2$ eingesetzt, die über angelegte Elektroden im Körper erzeugt werden. Da jedoch neben den Elektroden auch deren Verbindungskabel Quellen beträchtlicher Felder darstellen, bestimmen deren Streufelder die Expositionsbedingungen sowohl für die Patienten als auch für das Bedienungspersonal wesentlich mit. So können noch in bis zu 50 cm Entfernung von den Kabeln Feldstärken über 300 V/m bzw. Intensitäten über $25 \, mW/cm^2$ verursacht werden, so daß insbesonders für das Bedienungspersonal ein Risiko der Überexposition besteht.

Bei Mikrowellendiathermiegeräten sind die Koaxialkabel-Zuleitungen als Streustrahlenquellen vernachlässigbar. Hier wird die Strahlenbelastung für das Bedienungspersonal vor allem durch die Elektrodenplazierung bestimmt. Sie liegt jedoch im allgemeinen unter $25 \, mW/cm^2$.

Umschlossene Strahlungsquellen

Umschlossene Strahlungsquellen sind elektronische, industrielle oder kommerzielle Geräte oder Konsumartikel, bei denen in einem begrenzten Nutzbereich Strahlung erzeugt wird, in den zu bestrahlende Objekte eingeführt werden müssen. Da jedoch eine unendlich gute Abschirmung nicht möglich ist, tritt ein geringer Teil als unbeabsichtigte Streustrahlung aus. Aufgrund der Nähe beim Umgang mit derartigen Quellen kann es jedoch in manchen Anwendungsfällen zu bedenklich hohen Strahlungsexpositionen kommen. Messungen der Strahlungsintensitäten an Arbeitsplätzen zeigen, daß auch in jenen Ländern, wo bereits gesetzliche Regelungen bestehen, bestehende Grenzwerte erheblich überschritten werden können.

Hinzu kommt, daß sich Personen oft auch ohne Notwendigkeit aus Unwissenheit oder Leichtsinn in starke elektromagnetische Felder begeben.

Die wichtigste Aufgabe hochfrequenter elektromagnetischer Felder ist die Erwärmung von Materialien. Wichtige Anwendungen sind daher Induktionsöfen, Hochfrequenz-Schweißgeräte und die Mikrowellenerwärmung.

Induktionsöfen: Zur induktiven Erwärmung von Metallen und Halbleitern werden sie nicht nur im Niederfrequenzbereich, sondern auch im Hochfrequenzbereich bis 100 MHz industriell eingesetzt. Typische Anwendungen sind verschiedene Metallbearbeitungsvorgänge in der Schmiedetechnik, die Oberflächen- und Tiefenhärtung, Schweißen, Schmelzen, Weich- und Hartlöten, Tempern, Aufschrumpfen, Warmpressen von Stangen und Rohren, Herstellung von Metall-Glas-Verbindungen usw. Die dabei auch am Ort des Bedienungspersonals auftretenden Feldstärken können erhebliche Werte annehmen, die zu einer biologisch relevanten Beeinflussung führen können. So können aufgrund der hohen Leistungen, die im Mittelfrequenzbereich um 10 kHz bis 10 MW reichen, hohe elektrische Ströme und damit starke Magnetfelder auftreten. Messungen zeigen, daß auch bereits bestehende Grenzwerte häufig nicht eingehalten werden und die Intensitäten auch 100 mW/cm² überschreiten.

Hochfrequenz-Schweißgeräte werden vor allem in der kunststoffverarbeitenden Industrie zur Herstellung von Plastikfolien, zum Verschweißen von Plastik usw. eingesetzt. Sie arbeiten meist mit einer Frequenz von 27,12 MHz, die Sendeleistungen liegen zwischen 1 und 200 kW, typisch sind 10 kW. Die Verarbeitung der zu verschweißenden Materialien erfolgt im allgemeinen zwischen parallelen Elektroden (»Messer«), deren Form an die Form des zu behandelnden Materials angepaßt wird. Die Bedienungspersonen, meist Frauen, befinden sich dabei im Nahfeld der Elektroden. Die hohe Ausgangsleistung dieser Geräte und unabgeschirmte Elektroden können dabei hohe Feldstärken bzw. Strahlungsintensitäten verursachen.

Bei einer Generatorleistung von 1 kW wurde in 30 cm Entfernung von einer Schweißpresse älterer Bauart eine magnetische Induktion von 0,9 A/m entsprechend einer äquivalenten Intensität von $I^H = 30$ mW/cm² gemessen.

Bei einem neuen Gerät gleicher Leistung lag die Feldstärke bei 0,2 A/m entsprechend einer äquivalenten Intensität von $I^H = 1,5$ mW/cm². Im für die Hände zugänglichen Bereich bei der Zuleitung zu den Elektroden wurden jedoch 80 mW/cm² gemessen!

Eine amerikanische Studie, in der 1979 eine große Anzahl installierter Schweißgeräte überprüft wurde, ergab, daß bei über 60% die Intensität an den Dauerarbeitsplätzen (!) den in diesem Frequenzbereich zulässigen Grenzwert von 1 mW/cm² um mehr als das 10fache überstieg. Die maximale Überschreitung lag beim 100fachen.

In einer kanadischen Untersuchung an Plastikschweißgeräten wurde ebenfalls festgestellt, daß, abhängig vom Gerätetyp, die Belastung der Bedienungsperson im Mittel bei 28 mW/cm² liegt. Der festgestellte Maximalwert lag bei 128 mW/cm².

Mikrowellenerwärmung: In zunehmendem Maß erfolgt die Lösung von Erwärmungsproblemen durch den Einsatz von Mikrowellenenergie, vorwiegend bei der dafür freigegebenen Frequenz von 2,45 GHz. Dabei gibt es bereits vielfältige Einsatzgebiete:

– zur Lebensmittel- und Speisenerwärmung im Haushalt, im Gastgewerbe, in Krankenhäusern, Heimen, Kantinen und Verkaufsautomaten,

– in der Lebensmittelindustrie zur Trocknung und Behandlung von Lebensmitteln, z. B. zur Endtrocknung von Kartoffelchips und Nudeln, zum Konditionieren von Mehl, Pasteurisieren, zum Rösten von Nüssen,

– in der Kunststoffindustrie zur Erwärmung, z. B. bei Strangpreßverfahren, Schweißen von Folien sowie Aushärten von Epoxydharz,

– in der holzverarbeitenden Industrie zum Trocknen z. B. von Nutzholz, Furnieren, Papier, Überzügen und Anstrichen sowie zum Erwärmen von Leimfugen,

– in der Landwirtschaft zur Trocknung von Getreide.

Darüber hinaus sind eine Reihe neuer Anwendungen, z. B. Sterilisierung mit Mikrowellen, in Entwicklung und Erprobung.

Besondere Bedeutung erlangen Mikrowellen-Haushaltsgeräte aufgrund ihrer rasch zunehmenden Verbreitung. 1986 war in Österreich eine Absatzsteigerung von 50% möglich. Man erwartet auch weiterhin hohe Zuwachsraten.

Während bei industriellen Öfen Leistungen bis 150 kW üblich sind, liegen diese bei gewerblichen und privaten Mikrowellenherden im Bereich von 300 bis 1300 W. Durch mehrfache Sicherheitsschalter und Dichtungen wird ein Austreten der Nutzstrahlung verhindert. In vielen Ländern, auch in der Bundesrepublik und in Österreich, sind für die auftretende Leckstrahlung Grenzwerte von 5 mW/cm^2 in 5 cm Entfernung vom Gerät festgelegt.

Viele Messungen ergaben, daß diese Werte bei neuen Geräten fast immer unterschritten werden. Aufgrund der langen Lebensdauer der strahlungserzeugenden Magnetrons (bis zu 30 Jahren) kann es jedoch zu Abnützungserscheinungen der Türkontakte kommen, die bei älteren Geräten zu erhöhten Leckstrahlungswerten führen. Besonders gefährdet sind dabei gewerbliche Mikrowellengeräte.

Eine Überprüfung an 67 gewerblich genutzten Geräten ergab bei 11% Mängel, die eine erhöhte Leckstrahlung bis zu 17 mW/cm^2 verursachten. Bei zwei Geräten war es möglich, die Tür einen Spalt weit zu öffnen, ohne den Türkontakt zu unterbrechen, so daß dabei Leckstrahlungen bis zu 75 mW/cm^2 gemessen werden konnten.

5.3 Biologische Wirkungen hochfrequenter elektromagnetischer Strahlung

Es steht außer Zweifel, daß durch hochfrequente Strahlungsquellen Felder erzeugt werden können, die zu einer Beeinträchtigung oder sogar Gefährdung der Gesundheit führen können, so daß eine gesetzliche Begrenzung der zulässigen Stärken der Felder von vielen Ländern auch bereits vorgenommen worden ist. Das Ausmaß der Gefährdung ist bei gleich starken Feldern von der Frequenz entscheidend abhängig.

Es stellt sich daher eine Reihe von Fragen, die im folgenden behandelt werden.

Wie sind die biologischen Wirkungen von der Frequenz abhängig? Dazu ist vor allem die Untersuchung der möglichen Wechselwirkungsmechanismen erforderlich.

Unterscheidet sich der Erwärmungsvorgang durch direkte Energieeinkopplung ins Körperinnere von der uns vertrauten Erwärmung von außen?

Gibt es außer der Wärmewirkung auch noch andere, nichtthermische Wirkungen, die bereits bei geringerer Strahlung auftreten oder auf anderen Gesetzmäßigkeiten beruhen? Diese Frage wird vor allem durch beobachtete Feldwirkungen aufgeworfen, deren Ursache bis jetzt noch nicht geklärt werden konnte.

5.3.1 Direkte Wirkungen

Erwärmung
Die unumstritten dominierende Wirkung hochfrequenter Felder beruht auf der Erwärmung unseres Körpers. Dabei muß die Zufuhr von Wärme nicht zwangsläufig negativ beurteilt werden: Jeder von uns weiß, daß wir Wärme bis zu einem gewissen Grad als angenehm empfinden. Bei der Untersuchung der biologischen Wirkungen hochfrequenter Erwärmung geht es deshalb nicht so sehr um die Frage, ob überhaupt Wärme zugeführt werden darf, sondern darum, wieviel zusätzliche Wärme der Körper verträgt, ohne Schaden zu nehmen.

Im Gegensatz zum Niederfrequenzbereich, wo man durch Reizwirkung vor zu starken elektrischen oder magnetischen Feldern gewarnt wird, kann man gefährlich hohe Intensitäten im hochfrequenten Bereich nicht oder erst zu spät wahrnehmen, so daß man sich nicht durch richtiges Reagieren, sondern nur durch vorbeugendes richtiges Verhalten schützen kann.

Resonanz und »heiße Stellen«

Die Zufuhr von Wärme erfolgt durch Umwandlung von Strahlungsenergie in Wärme (Absorption). Das Ausmaß der aufgenommenen Wärmemenge erlaubt jedoch noch keine Rückschlüsse auf ihre biologische Wirksamkeit.

Der Grund liegt darin, daß sowohl das Speichervermögen, also die Körpermasse, als auch die Verteilung der aufgenommenen Wärme im Körperinneren berücksichtigt werden müssen. So bedeutet die gleiche zugeführte Wärmemenge für ein Kind eine größere Belastung als für einen Erwachsenen. Auch ist die gleichmäßige Verteilung im Körper weniger kritisch als die Konzentration auf Teilbereiche. Es ist daher wichtig, die aufgenommene Strahlungsleistung auf die Körpermasse zu beziehen und durch die *spezifische Absorptionsrate* (SAR) in Watt pro Kilogramm anzugeben.

Die aufgenommene Strahlungsenergie hängt besonders stark von der Frequenz ab. Dies ist dadurch zu erklären, daß sich der Körper ähnlich wie eine Antenne verhält und dann am meisten Energie aufnimmt, wenn die Frequenz auf ihn »abgestimmt« ist. Es können daher grundsätzlich drei Frequenzbereiche unterschieden werden: der untere Hochfrequenzbereich, der Resonanzbereich und der Bereich oberhalb der letzteren (Abbildung 52).

Im unteren Hochfrequenzbereich ist die Wellenlänge viel größer als die Körperabmessungen. Hier ist das Absorptionsvermögen des Körpers gering und daher die Eindringtiefe der Strahlung groß. Das bedeu-

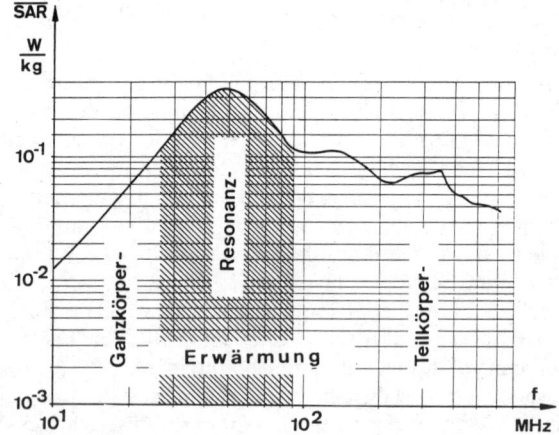

Abb. 52: Frequenzabhängigkeit der Wärmezufuhr im hochfrequenten Strahlungsfeld (spezifische mittlere Absorptionsraten SAR) in doppelt-logarithmischer Darstellung.

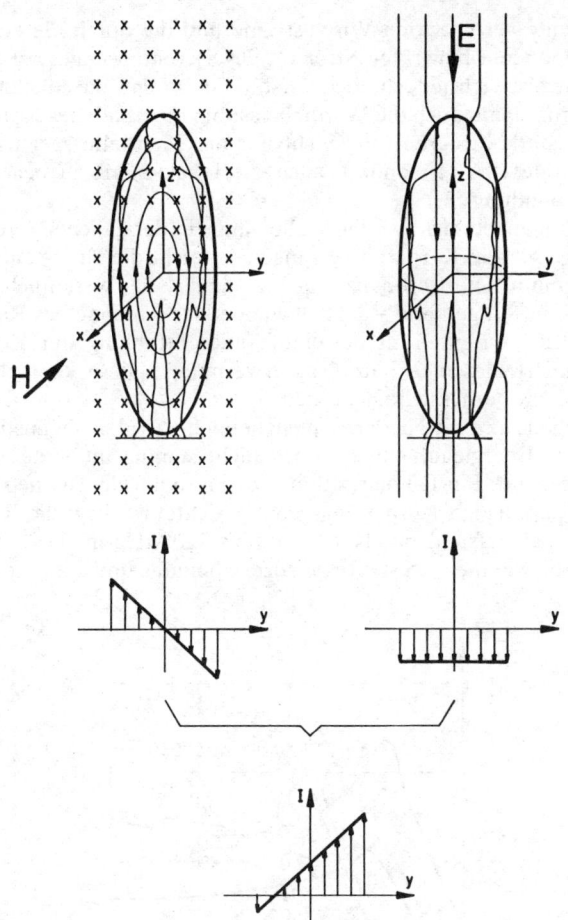

Abb. 53: Ungleichmäßige Stromverteilung im Körperinneren wegen Überlagerung der Ströme durch den magnetischen (links) und jener durch den elektrischen Feldanteil (rechts), schematische Verteilung beider Stromanteile entlang der y-Achse (Bildmitte) und unsymmetrisches Ergebnis der vorzeichenrichtigen Überlagerung (unten).

tet, daß hohe Strahlungsintensitäten erforderlich sind, um den Körper zu erwärmen. Die spezifische Absorptionsrate steigt mit dem Quadrat der Frequenz an.

Die Verteilung der Wärmeenergie ist jedoch im Körperinneren stark ungleichmäßig. Der Grund liegt darin, daß die durch die Magnetfeldkomponente verursachten Wirbelströme und die durch die elektrische Feldkomponente bewirkten Ströme teilweise entgegengesetzt gerichtet sind, teilweise sich jedoch auch verstärken, so daß die lokalen Stromdichten und damit auch die Wärmebelastung innerhalb des Körperquerschnittes stark variieren, und nicht nur die gemittelte spezifische Absorptionsrate ($\overline{\text{SAR}}$), sondern auch die lokale SAR zu beachten ist. (Siehe Abbildung 53.)

Im Resonanzbereich, wo die Wellenlänge in der gleichen Größenordnung liegt wie die Körperabmessungen, erreicht die Energieabsorption ein Maximum. Die Resonanzfrequenz hängt daher wesentlich von den Körperabmessungen und – ähnlich wie bei der Antenne des Radiogerätes – von der Orientierung der einfallenden Strahlung zum Körper ab. Es dominiert hier die Ganzkörpererwärmung. Diese kann durch die mittlere $\overline{\text{SAR}}$ berücksichtigt werden.

Im Gegensatz zum Niederfrequenzbereich tritt der ungünstigste Fall maximaler Energieaufnahme jedoch nicht ständig unter den gleichen Umständen auf: Für E-Polarisation, wenn also die elektrische Feldkomponente parallel zur Körperlängsachse gerichtet ist, liegt die Resonanzfrequenz am tiefsten, nämlich bei 60 bis 120 MHz im UKW-Bereich. Dabei tritt zwar die stärkste Resonanzerscheinung und das absolut höch-

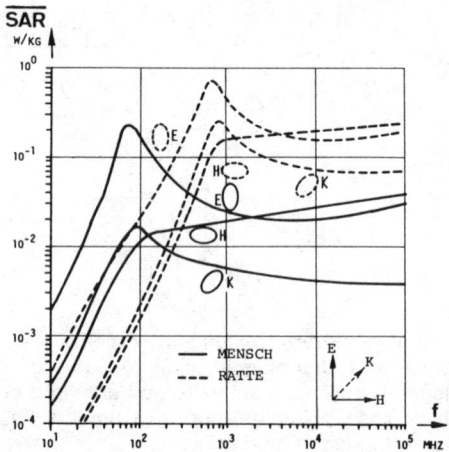

Abb. 54: Frequenzabhängigkeit der Wärmezufuhr im hochfrequenten Strahlungsfeld für verschiedene Orientierungsfälle bei 1 mW/cm²-Bestrahlung (theoretische Ergebnisse für homogene Ellipsoidmodelle) in doppeltlogarithmischer Darstellung (——— Nachbildung eines 70 kg schweren Menschen, – – – – Nachbildung einer Ratte). Die Ellipsen kennzeichnen die Orientierung der Modelllängsachse parallel zur elektrischen (E) und magnetischen Feldkomponente (H) sowie parallel zur Ausbreitungsrichtung (K).

ste Absorptionsmaximum auf. Dieser Fall stellt jedoch nicht ständig die ungünstigste Konstellation dar: Wie Abbildung 54 zeigt, können auch bei anderen Orientierungen Resonanzerscheinungen auftreten, deren Maxima bei anderen Frequenzen liegen und dort zu höheren Absorptionsraten führen.

Bei Kindern, deren Körperabmessungen ja geringer sind, liegt der Resonanzbereich erst bei höheren Frequenzen. Das ist auch der Grund dafür, daß für sie die Strahlenbelastung in diesen Bereichen größer ist als für Erwachsene.

Dieses unterschiedliche Absorptionsverhalten ist auch bei Tieren gegeben. Es führt dazu, daß Rückschlüsse vom Tierversuch auf den Menschen irreführend sein können, wenn diese frequenzabhängigen Unterschiede im Absorptionsverhalten nicht berücksichtigt werden. Die Lage des Resonanzbereiches hängt nicht nur von den Körperabmessungen, sondern auch von den Erdungsbedingungen ab: Bei gutem Erdkontakt liegt er bei niedrigeren Frequenzen als bei schlechtem.

Die Abhängigkeit des Resonanzbereiches von den verschiedenen Einflußfaktoren kann dadurch berücksichtigt werden, daß man eine Hüll-

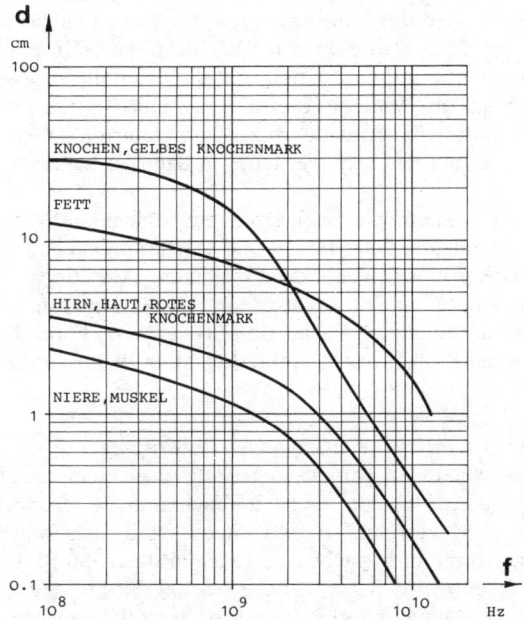

Abb. 55: Frequenzabhängigkeit der Eindringtiefe für Fett- und Muskelgewebe (doppelt-logarithmische Darstellung).

kurve definiert, die alle möglichen Bestrahlungsbedingungen umfaßt
und somit die einzelnen Kurven für Erwachsene, Kinder und Babys
unter isolierten und geerdeten Bedingungen bei verschiedenen Orientierungen umschließt. Der Maximalwert der spezifischen Absorptionsrate
liegt dann bei einer Bestrahlung mit einer Intensität von 10 mW/cm^2 bei
ca. 4 W/kg.

Oberhalb des Resonanzbereiches nimmt das Absorptionsvermögen
des Körpergewebes mit der Frequenz immer mehr zu. Die Energie konzentriert sich jedoch immer mehr auf kleinere Bereiche, so daß die
Teilkörperbelastung gegenüber der Ganzkörpererwärmung zunehmend
in den Vordergrund tritt.

Als Maß für die Tiefenwirkung wird die Eindringtiefe angegeben. Sie
ist umso kleiner, je höher der Wassergehalt des Gewebes ist. Aus diesem Grund ist sie auch z. B. für Knochen und Fett etwa 3- bis 5fach
höher als für Muskelgewebe. Abbildung 55 zeigt die Abnahme der Eindringtiefe, die z. B. für Muskeln bei 100 MHz noch bei 10 cm, bei Mikrowellenerwärmung (2,45 GHz) jedoch nur mehr ein Zehntel beträgt.

Auch wenn sich die Erwärmung auf immer schmälere Bereiche nahe
der Körperoberfläche konzentriert, kann es doch auch im Körperinneren lokal zu starken Erwärmungen, sogenannten Hot Spots kommen.

Der Grund liegt darin, daß einerseits die Wellenlängen mit zunehmender Frequenz so klein werden, daß gekrümmte Körperstrukturen
wie optische Linsen wirken können, die die Strahlungsenergie wie bei
einem Brennglas im Inneren fokussieren. Durch unseren stark ge-
krümmten Schädel können dadurch z. B. im Gehirn lokal ca. 5fach höhere Wärmemengen wirksam werden, die dann zu heißen Stellen führen.

Andererseits können sich die an Organgrenzflächen reflektierten Wellen mit den einfallenden überlagern und verstärken, so daß es ebenfalls
zu lokalen Absorptionsspitzen kommen kann. Abbildung 56 zeigt die
dadurch hervorgerufene Intensitätserhöhung der Strahlung am berechneten Verlauf der lokalen SAR an einer 3 cm dicken Fettschicht, an die
eine dicke Muskelschicht anschließt, für Mikrowellenbestrahlung mit
2,45 GHz.

Der besondere Charakter hochfrequenter Erwärmung

Unter Wärme verstehen wir die ungeordnete mechanische Bewegung
von Atomen und Molekülen: Werden Teilchen im elektromagnetischen
Feld in Bewegung versetzt, so geht immer dann Strahlungsenergie in
Wärme über, wenn an benachbarte Teilchen durch Stöße Bewegungsenergie abgegeben wird. Je größer die Anzahl der Stöße und die dabei
abgegebene Bewegungsenergie, desto stärker ist die Erwärmung.

Die Erwärmung im hochfrequenten Bereich beruht also auf den gleichen Mechanismen wie bei konventionellen Verfahren; spezifische Ef-

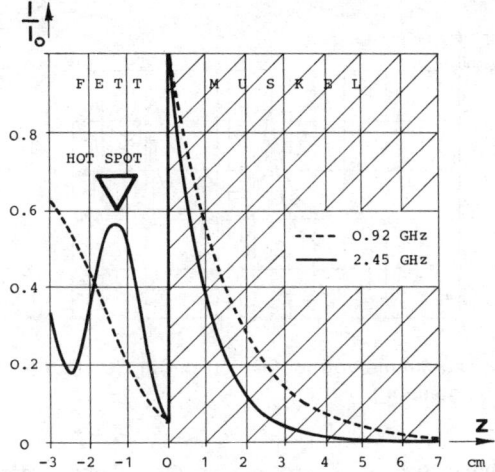

Abb. 56: »Hot Spot« durch Überlagerung der einfallenden mit der reflektierten Strahlung an einer Fett-Muskel-Schicht.

fekte wie z. B. die Verursachung bedenklicher chemischer Veränderungen treten nicht auf. Verschiedene Mechanismen tragen dazu bei, daß Wassermoleküle aus der Bestrahlung mit Mikrowellen besonders viel Energie aufnehmen können. Die Erwärmung unserer Körpergewebe ist deshalb um so größer, je mehr Wasser sie enthalten.

Die von der Strahlung ausgelöste Bewegungsform der Teilchen hängt von deren Aufbau und der Frequenz der Schwingung ab. Dabei können drei Fälle unterschieden werden.

Im Niederfrequenzbereich wird die Erwärmung vor allem durch Ladungsträger verursacht, die im Feld beschleunigt werden und durch Zusammenstöße einen Teil ihrer Energie an die Umgebung abgeben. Die Häufung dieser Stöße, die »Reibung« der Ladungsträger beim Stromfluß, ist um so größer, je größer der elektrische Widerstand des Gewebes ist. Dieser Erwärmungsmechanismus wirkt bis in den Mikrowellenbereich hinein.

Bei zunehmenden Frequenzen können die Moleküle der wechselnden Beschleunigung immer schwerer folgen, da sich die Trägheit immer mehr bemerkbar macht. Moleküle, die bereits ungleich verteilte elektrische Ladungen besitzen, die also ein elektrisches Dipolmoment aufweisen, können sich zwar nicht mehr fortbewegen, sie können sich jedoch noch entlang der Feldlinien ausrichten und ändern somit ihre Orientierung im Takt des Wechselfeldes. Dabei können sie ebenfalls durch Stöße ihre Bewegungsenergie an die Umgebung abgeben und zur Erwär-

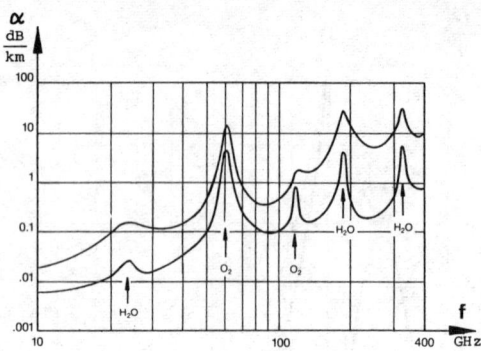

Abb. 57: Wärmeaufnahme von Molekülen durch Rotation (in doppelt-logarithmischer Darstellung).

mung beitragen. Besonders wirksam ist diese Umorientierungsbewe-
gung beim Wassermolekül: Da die Wasserstoffatome ihre Elektronen an
das Sauerstoffatom abgegeben haben, besitzt es ein besonders großes
Dipolmoment und kommt überdies in unserem Körpergewebe sehr häufig vor.

Besonders viel Bewegungsenergie wird aus dem Strahlungsfeld aufgenommen, wenn die Reaktionszeit der Moleküle in die Größenordnung
der Periodendauer der Schwingung kommt und Resonanz auftritt. Für
das Wassermolekül liegt die Resonanzfrequenz bei ca. 20 GHz im Mikrowellenbereich. Über der Resonanzfrequenz können die Moleküle
dann den schneller werdenden Feldänderungen immer weniger folgen,
bis sie schließlich keine Energie mehr durch Umorientierungsbewegun-
gen aufnehmen können.

Eine weitere Möglichkeit der Energieabsorption ist die Anregung von
Molekülen zur Rotation (Abbildung 57). Da nach den Gesetzen der
Quantenmechanik dem Molekül nur bestimmte Energiezustände erlaubt sind, muß die Energie eines absorbierten Strahlungsquantes der
Differenz der erlaubten Energieniveaus entsprechen. Es kommt daher
auch bei diesem Erwärmungsmechanismus zu Resonanzerscheinungen,
die besonders in Gasen, z. B. der Luft, dominieren. Im einfachsten Fall
zweiatomiger Moleküle liegen die Resonanzfrequenzen mittelschwerer
Moleküle im Mikrowellenbereich, z. B. bei 43 GHz für Sauerstoff und
bei 57 GHz für Kohlenmonoxid.

Bei komplexeren Molekülen, zu denen auch schon das Wassermolekül zählt, kommt es wegen der komplizierteren räumlichen Struktur und
der Wechselwirkung der Trägheitsmomente zu einer Aufspaltung der
erlaubten Energieniveaus und damit zu einer Feinstruktur der Resonanzerscheinungen. So besitzt z. B. Wasser eine Absorptionslinie bei

22,24 GHz, bei größeren Molekülen, z. B. den Eiweißmolekülen, reichen sie sogar bis in den MHz-Bereich.

Kochen mit dem Mikrowellenherd
Beim herkömmlichen Kochen und Braten gelangt die Wärme von außen durch Wärmeleitung oder Konvektion ins Innere der Nahrung. Bei Oberflächentemperaturen weit über dem Siedepunkt des Wassers verwandelt sich dabei das Myoglobin des Fleisches zunächst in hellrotes Oxymyoglobin, das sich dann weiter zersetzt und braun wird: Die hohe Temperatur verändert an der Oberfläche auch Geschmack und Aroma des Fleisches.

Im Mikrowellenherd hingegen dringt die Strahlungsenergie in das Kochgut ein und wird dort vor allem durch die Wassermoleküle absorbiert, die ihrerseits die festen Bestandteile erwärmen.

Die Erwärmung des Wassers kann durch Mikrowellen so schnell erfolgen, daß der Dampf zum Problem werden kann: So kann z. B. ein Ei oder auch nur der unbeschädigte Eidotter durch die schnelle Wasserdampfbildung explodieren. Ähnliches kann sich auch z. B. in einer Bratpfanne ereignen, wenn Fetttröpfchen auf dem Bratensaft schwimmen und dort seine Wärmeabgabe an die Luft behindern. Dies hat eine lokale Überhitzung zur Folge, bis die »isolierenden« Fetttröpfchen explosionsartig verspritzt werden.

Wasser kann nur erhitzt werden, wenn seine Moleküle frei beweglich sind. Eis und gefrorene Speisen, bei denen die Wassermoleküle fest im Kristallgitter gebunden sind, können daher zunächst nur an jenen Stellen erwärmt werden, an denen Wasser in flüssiger Form vorhanden ist. Im Mikrowellenherd erwärmen sich daher zunächst die mit dem Flüssigkeitsfilm überzogene Oberfläche und die zahlreichen Stellen im Inneren des gefrorenen Kochgutes, in denen Wasser vorhanden ist. Von dort ausgehend taut die Umgebung auf, das zusätzliche Wasser absorbiert weitere Energie und ein durchgehendes Auftauen findet statt.

Die für die Anwendung im Mikrowellenherd empfohlenen Behälter absorbieren Mikrowellen nur wenig, sie werden nur deshalb heiß, weil das erwärmte Kochgut Wärme abgibt.

Im Mikrowellenbereich bis 300 GHz reicht die Energie von Strahlungsquanten nicht aus, um chemische Bindungen zu beeinflussen. Selbst schwache Bindungen durch Van-der-Waals-Kräfte mit Bindungsenergien im Bereich 0,04 bis 0,08 eV erfordern zu ihrer Lösung Strahlungsquanten im Infrarot-Bereich. Befürchtungen über chemische Veränderungen des Kochgutes im Mikrowellenherd sind daher unbegründet. Aufgrund der gleichmäßigen, auch in der Tiefe stattfindenden Erwärmung werden im Gegenteil gesundheitsschädliche Veränderungen sogar vermieden, wie sie z. B. bei konventionellen Kochmethoden auftreten können, wenn wegen zu großer Oberflächentemperaturen krebserregendes Benzpyren gebildet wird.

Wenn Nahrung nur auf Eßtemperatur erwärmt wird, können etwa enthaltene Bakterien auch mit der Mikrowelle nicht abgetötet werden. Fertiggerichte sollten daher grundsätzlich nur unmittelbar vor dem Essen und möglichst stark aufgewärmt werden.

Die Regelung unserer Körpertemperatur
Wie wir aus eigener Erfahrung mit Fiebererkrankungen wissen, kann das Wohlbefinden bereits durch relativ geringe Veränderungen unserer Körpertemperatur erheblich beeinträchtigt werden. Temperaturveränderungen beeinflussen nicht nur die physikalischen Eigenschaften der Stoffe im Körperinneren, z. B. die Zähigkeit des Blutes, sondern auch die biochemischen Abläufe im Körper.

Aus diesem Grund verfügt der menschliche Körper über ein hochentwickeltes Temperaturregelsystem, das die Temperatur in den lebenswichtigen Bereichen im Körperinneren, dem sogenannten Kernbereich, unabhängig von der Umgebungstemperatur, aber auch unbeeinflußt von der eigenen Wärmeproduktion, konstant halten soll. Im Gegensatz dazu kann die Temperatur in der Körperschale über weite Bereiche schwanken. (Siehe Abbildung 58.)

Eine genaue Temperaturregelung innerhalb enger Grenzen stellt jedoch ein schwieriges Problem dar. Der Grund liegt darin, daß die Er-

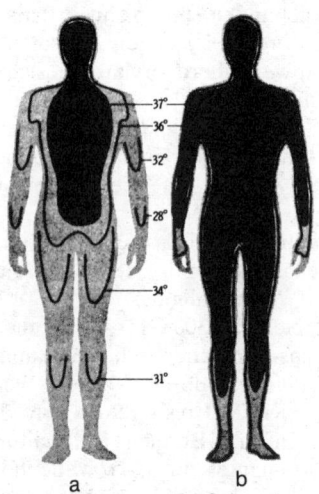

a   b

Abb. 58: Temperaturverteilung in unserem Körper bei niedriger (a) und hoher Außentemperatur (b).

wärmungs- und Abkühlvorgänge sehr träge verlaufen und daher die Reaktion auf eine Temperaturänderung der aktuellen Entwicklung stets hinterherhinkt. Der Körper besitzt auch an seiner Oberfläche, also außerhalb des Kernbereichs, Temperaturfühler. Sie können Änderungen der Umgebungstemperatur bereits frühzeitig erfassen, so daß die Regelung der Körpertemperatur schon einsetzen kann, bevor die Kerntemperatur beeinflußt wird.

Regelungsvorgänge gegen Abkühlung werden hauptsächlich von den äußeren, eine Verhinderung der Übererwärmung vorwiegend von den inneren Rezeptoren ausgelöst.

Ein Anstieg der Körpertemperatur wird durch Wärmeabgabe an die Umgebung vermieden. Dies geschieht durch Wärmeabstrahlung, -leitung und Verdunstung von Flüssigkeit (Schwitzen).

Um die Abgabe an die Umgebung zu ermöglichen, muß die Wärme an die Körperoberfläche gebracht werden. Dies geschieht vor allem durch Steigerung der Durchblutung der Extremitäten und der Körperoberfläche. Dadurch vergrößert sich auch der auf Kerntemperatur befindliche Kernbereich und die vom Körper gespeicherte Wärmemenge. Die Durchblutung der Hände kann z.B. im Vergleich zu jener bei kalter Umgebung auf das 6500fache gesteigert werden.

Ein Vergleich zwischen konventioneller und hochfrequenter Erwärmung zeigt, daß zwar nicht die Erwärmungsmechanismen selbst, wohl aber die Art der Wärmeeinkopplung unterschiedliche biologische Konsequenzen haben.

Bei konventioneller Erwärmung besteht ein Temperaturgefälle zwischen Oberfläche und Körperinnerem: Es wird zunächst die Haut erwärmt, und erst allmählich gelangt die Wärme durch Wärmeleitung in das Körperinnere, so daß einerseits die Hautrezeptoren diesen Vorgang frühzeitig erfassen und andererseits dem Körper für die Temperaturregelung mehr Zeit bleibt.

Im Gegensatz dazu ist bei hochfrequenter Erwärmung die Temperaturregelung behindert. Der Grund liegt darin, daß die Strahlung vom Körpergewebe direkt absorbiert wird, ohne daß die wasserarme Hautschicht wesentlich erwärmt würde. Dadurch können die peripheren Rezeptoren ihre Vorwarnfunktion nicht ausfüllen, so daß die Temperaturregelung träger erfolgt. Dieser Einfluß ist umso größer, je mehr Wärme jenem Bereich zugeführt wird, in dem sich weder äußere noch innere Wärmefühler befinden. Darüber hinaus behindert die vergleichsweise kühle Hautoberfläche die Wärmeabgabe durch zwei weitere Effekte: Zum einen ist die von der 4. Potenz der Temperatur abhängige Wärmeabgabe durch Strahlung reduziert, zum anderen ist auch die Wärmeabgabe durch Durchblutungssteigerung und Schweißsekretion ebenfalls niedriger als bei konventioneller Erwärmung.

Die Umgehung der äußeren Wärmefühler hat darüber hinaus auch die

Folge, daß die Gewebserwärmung nicht oder erst zu spät bewußt wird, so daß der Gefahrenbereich nicht rechtzeitig erkannt und verlassen werden kann.

Wird der Körper durch genügend starke hochfrequente Felder bestrahlt, tritt ein exponentieller Temperaturanstieg ein, der zunächst allein von der zugeführten Energie abhängt und bei konstanter Intensität linear mit der Bestrahlungsdauer ansteigt. Der Verlauf des Temperaturanstiegs kann durch die sogenannte »thermische Zeitkonstante« charakterisiert werden, die bei ca. 6 Minuten liegt. Dieser Wert ist in fast allen Grenzwertregelungen zur Definition der Kurzzeitbestrahlung herangezogen worden.

Der Temperaturanstieg hängt wesentlich von den Durchblutungsverhältnissen des Gewebes ab: Bei schlecht durchbluteten Bereichen wie z. B. der Augenlinse ist er entsprechend höher. Nach etwa 10 Minuten bleibt zunächst aufgrund der Wärmeleitung und -verteilung durch den Blutkreislauf die Temperatur konstant.

Nach Beendigung der Bestrahlung kehrt die Temperatur allmählich auf ihren Ausgangswert zurück, wobei durch die erhöhte Blutzirkulation und die Erweiterung der Kapillaren sogar noch nach 20 bis 30 Minuten eine vorübergehende Unterschreitung des Ausgangswertes möglich ist.

Bei nicht zu großen Intensitäten ist eine kurzzeitige Bestrahlung ungünstiger als eine dauernde. Der Grund dafür liegt darin, daß der Kör-

Exkurs: Hochfrequente Strahlung in der Medizin

Mikrowellen-Diagnostik: Die vom Körper ausgesandte Strahlung wird in der Medizin diagnostisch ausgewertet, indem mit Hilfe von Infrarotkameras die Temperaturverteilung an der Körperoberfläche abgebildet wird. Zur Untersuchung tieferer Gewebsbereiche hingegen ist es notwendig, die niederfrequenteren Strahlungsanteile im Mikrowellenbereich auszuwerten. In diesem Fall spricht man von Mikrowellen-Thermographie.

Da Mikrowellenstrahlung die Wolkenschicht durchdringt, spielt ihre Auswertung auch bei der militärischen und zivilen Fernerkundung durch Satelliten wegen der damit erreichten Wetterunabhängigkeit eine zunehmende Rolle.

Elektrochirurgie: Die fehlenden Reizwirkungen im hochfrequenten Bereich sind in der Medizin die Voraussetzung, um z. B. in der Hochfrequenzchirurgie hohe Stromdichten einzusetzen, ohne gleichzeitig Muskelzuckungen auszulösen. Damit ist es möglich, durch eine »Schneide«-Elektrode das Gewebe so rasch zu erwärmen, daß an der Kontaktstelle die Zellen zerbersten und sich das Gewebe wie durch einen Schnitt öffnet. Der Vorteil ist dabei, daß die lokale Erwärmung gleichzeitig zum Verschluß der durchtrennten Blutgefäße führt und dadurch die Sicht auf das Operationsgebiet auch beim Durchtrennen stark durchbluteter Bereiche erhalten bleibt.

Tumorbehandlung: Die bevorzugte Erwärmung leitfähiger Teile durch hochfrequente Felder wird gezielt zur Therapie einer speziellen Krebserkrankung ausgenützt: Während andere Tumorarten an unvorhersehbaren Stellen im Körper Metastasen bilden können, ist das Glioblastom, eine spezielle bösartige Hirntumor-Erkrankung, dadurch charakterisiert, daß sich seine Metastasen nach der Entfernung des Primärtumors ausschließlich an den Rändern der Operationswunde im Gehirn neu bilden. Wenn man am Ende der Erstoperation diese Ränder mit Metallpulver bestreut, bietet sich die Möglichkeit, später von außen durch hochfrequente elektromagnetische Felder gezielt das Metallpulver und damit das unmittelbar angrenzende metastasengefährdete Hirngewebe kurzfristig so stark zu erwärmen, daß die neuerlich wachsenden Tumorzellen abgetötet werden. Durch diese ambulante Behandlung, die nur einige Minuten dauert und in regelmäßigen Abständen wiederholt wird, kann das weitere Tumorwachstum unterbunden werden.

per sich bei lange anhaltender Bestrahlung auf die Wärmezufuhr einstellen und Abweichungen von der Kerntemperatur ausregulieren kann, während dies bei kurzen Bestrahlungsdauern wegen der Trägheit der Wärmeregulation erschwert ist.

Linsentrübung und Herzinfarkt

Daß eine Änderung der Körperkerntemperatur durch Wärmezufuhr zu biologischen Wirkungen führen kann, ist zu erwarten und wird auch durch die Erfahrung bestätigt.

Hochfrequente Strahlung führt daher bei ausreichender Intensität zu den gleichen Wärmewirkungen, wie sie auch durch konventionelle Wärmequellen hervorgerufen werden können: Zu Trübungen der Augenlinse, Verbrennungen oder zum Tod.

Die Auswirkungen einer Bestrahlung hängen sowohl von der Empfindlichkeit als auch dem Absorptionsvermögen der Gewebe ab.

Die Empfindlichkeit verschiedener Gewebe gegenüber Temperaturerhöhungen unterscheidet sich erheblich: Sie ist am größten für Hodengewebe und für Spermatozoen. Die Augenlinse, die vor allem wegen ihrer fehlenden Durchblutung und der dadurch behinderten Wärmeabgabe besondere Beachtung verdient, folgt hinsichtlich der Gewebsempfindlichkeit gegenüber Erwärmung erst mit weitem Abstand.

Darüber hinaus variiert die Absorption der Strahlungsenergie im Körperinneren entscheidend mit dem Wassergehalt der Gewebe. Dabei können vor allem drei Gruppen unterschieden werden:
– wasserreiche flüssige Aufschlämmungen von Zellen, z. B. Blut,
– zusammenhängende wasserreiche Zellverbände, z. B. Muskelgewebe, und
– Gewebe mit geringem Wassergehalt, z. B. Fett, Knochen.

Die Frage, wie weit die biologischen Wirkungen auch vom zeitlichen Verlauf der Bestrahlung abhängen, wurde insbesonders in Hinblick auf die Radaranwendungen, bei denen ja meist Impulsstrahlung verwendet wird, untersucht. Dabei konnte festgestellt werden, daß Menschen Mikrowellenimpulse mit einer mittleren Intensität von 0,4 mW/cm^2 als Klicken, Summen, Zischen oder Klopfen in Abhängigkeit von der Dauer und Folgefrequenz der Impulse hören können (»Mikrowellenhören«). Lokalisiert wird der Schall im oder hinter dem Hinterkopf, unabhängig von der Orientierung der Versuchsperson im Feld. Schwerhörige Personen hören die Impulse nur, wenn ihr Innenohr intakt ist. Diese Effekte wurden lange als Beweis für nicht-thermische Wirkungen angesehen.

In der Zwischenzeit ist der Nachweis gelungen, daß durch Impulsenergie kurzfristige Temperaturerhöhungen von nur $5 \cdot 10^{-6}$ °C hervorgerufen werden, die im Kopf thermoelastische Druckwellen und damit den Höreindruck verursachen. Daß der Höreindruck von der Impulsenergie und nicht vom Intensitätsspitzenwert abhängt, ist eine weitere Bestätigung der thermischen Ursache.

Untersuchungen der Wahrnehmbarkeitsschwelle von Mikrowellen für eine 10 Sekunden dauernde kontinuierliche Bestrahlung der Stirn und des Unterarmes ergaben, daß bei 3 GHz erst Intensitäten über 33,5 mW/cm^2 zur Wahrnehmung aufgrund eines Wärmegefühls führen. Mit zunehmender Frequenz und damit abnehmender Eindringtiefe verringert sich die Schwelle auf 12,6 mW/cm^2 bei 1000 GHz im Infrarotbereich. (Siehe Abbildung 59.)

Vergleichsuntersuchungen, in denen Tiere kontinuierlicher und impulsförmiger elektromagnetischer Strahlung ausgesetzt wurden, ergaben vielfach keine Unterschiede, wenn gleiche mittlere Strahlungsenergien verwendet wurden. In einigen Fällen wird über eine stärkere Wirkung der Impulsstrahlung berichtet, wobei der Unterschied umso größer war, je höher die mittlere Intensität der Strahlung war.

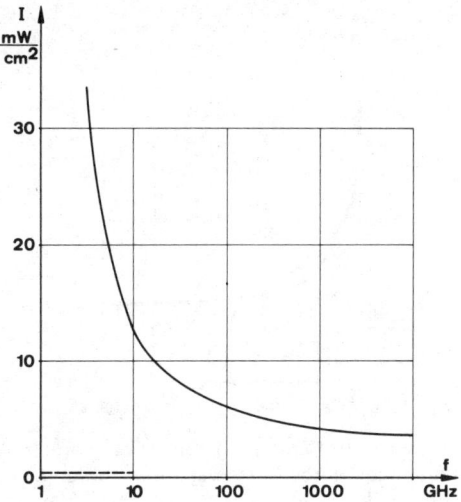

Abb. 59: Wahrnehmbarkeitsschwellen für Mikrowellen bei kontinuierlicher (―――) und impulsförmiger Bestrahlung (–––––).

Dieses Ergebnis kann nicht als Hinweis für nicht-thermische Wirkungen angesehen werden, da einerseits bei höheren Intensitäten im Bereich von mW/cm^2 auch bei Tieren das Mikrowellenhören einsetzt, das Verhaltensänderungen bewirken kann. Andererseits unterscheidet sich Impulsstrahlung von kontinuierlicher Strahlung physikalisch, nämlich dadurch, daß nicht nur eine einzige monofrequente Schwingung auftritt, sondern ein Frequenzgemisch, das überdies von der Impulsform abhängt. Da das Absorptionsvermögen jedoch frequenzabhängig ist, ist eine unterschiedliche Erwärmung auch bei gleicher mittlerer Strahlungsintensität der einfallenden (!) Strahlung durchaus zu erwarten.

Die Tatsache, daß zu starke Infrarotstrahlung zu Trübungen der Augenlinse führen kann, hat zu Befürchtungen geführt, daß auch durch niederfrequente Strahlung ähnlich irreversible Veränderungen hervorgerufen werden könnten.

Im Gegensatz zu anderen Körperbereichen ist das Absorptionsvermögen der Linse so gering, daß sie ohne besondere Kühlsysteme auskommt. Dadurch ist sie jedoch auch gegen übermäßige Erwärmung besonders anfällig. Es gilt heute als gesichert, daß Schädigungen der Augenlinse auch im hochfrequenten Bereich grundsätzlich möglich sind und thermische Ursachen haben.

Linsentrübungen konnten jedoch erst festgestellt werden, wenn die Augentemperatur auf über 45 °C erhöht wurde. Dazu waren so hohe

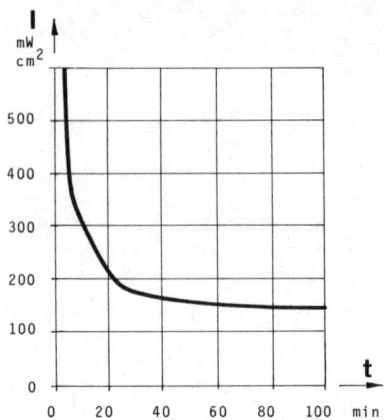

Abb. 60: Schwellenwert zur Erzeugung von Trübungen der Augenlinse von narkotisierten Kaninchen durch Mikrowellenbestrahlung.

Intensitäten erforderlich, daß sie in Tierversuchen zu Fluchtreaktionen führten. An narkotisierten Kaninchen lag der Schwellenwert für (makroskopische) Linsentrübungen im Frequenzbereich von 400 MHz bis 3 GHz bei 100 bis 200 mW/cm^2; bei 5,5 GHz waren bereits 800 mW/cm^2 erforderlich (Abbildung 60).

Bei niedrigen Intensitäten, z. B. 80 mW/cm^2, konnten an narkotisierten Kaninchen mikroskopisch kleine Trübungen festgestellt werden. Durch Reparaturvorgänge können sich diese nach einigen Tagen wieder zurückbilden. Folgen die Expositionen zu rasch, können sich jedoch Mikrotrübungen zu makroskopischen Veränderungen summieren. Da getrübte Linsen verstärkt Strahlung absorbieren, tendieren Trübungen zu beschleunigtem Fortschreiten, auch wenn die Bestrahlungsbedingungen gleich bleiben. Selbst die Bildung von Mikrotrübungen setzt jedoch eine starke Erhöhung der Augeninnentemperatur auf über 41 °C voraus.

Die für die Erzeugung von Linsentrübungen erforderlichen Intensitätswerte sind von Spezies zu Spezies sehr verschieden und liegen umso höher, je größer die Körpermasse und je besser die Wärmeregulation sind. So traten beim frei beweglichen Affen Katarakte durch Mikrowellen (2,45 GHz) überhaupt nicht auf, beim narkotisierten Tier kam es früher zu Gesichtsverbrennungen als zu Linsentrübungen. Beim Menschen müßten die erforderlichen Intensitätswerte nochmals höher liegen, so daß die Schmerzen vor einer unbeabsichtigten Linsenschädigung warnen.

Gefährdung männlicher Keimzellen

Neben den Augen wurde auch dem besonders temperaturempfindlichen Hoden große Aufmerksamkeit geschenkt. Männliche Keimzellen erhalten bei ihrer Reifung einen Energievorrat, von dem möglichst wenig in der Ruhephase aufgebraucht werden sollte. Bei den meisten Säugetieren und beim Menschen ist der Hoden daher außerhalb des Bauchraums untergebracht, wo seine Temperatur einige Grad Celsius unter der Körperkerntemperatur gehalten werden kann. Eine Erwärmung des Hodens würde die Beweglichkeit der Spermatozoen und damit die Zeugungsfähigkeit einschränken. Darüber hinaus kann das temperaturempfindliche Hodenepithel durch Erwärmung beeinträchtigt oder sogar geschädigt werden, so daß die Spermienbildung herabgesetzt oder ganz unmöglich wird.

Nach Kurzzeitexposition mit hohen Intensitäten an narkotisierten Mäusen wurde festgestellt, daß bei Temperaturerhöhung des Hodens ab 37 °C Spermien abgetötet wurden und Spermienepithel reduziert wird. Dies wurde z. B. bei Mikrowellenbestrahlung mit 2,45 GHz bei einer SAR ab ca. 5,6 W/kg festgestellt.

Bei chronischer Exposition mit mittleren Intensitäten hingegen konnte von Arbeitsgruppen festgestellt werden, daß es den Mäusen möglich war, die Hodentemperatur auch bei lang dauernder Erwärmung konstant zu halten.

Es ist bekannt, daß durch erhöhte Körperkerntemperaturen während der Schwangerschaft die Mißbildungsrate ansteigt.

Bei weniger hohen Strahlenintensitäten und SAR ab ca. 8 W/kg können daher erhebliche biologische Wirkungen eintreten wie verringertes Geburtsgewicht und fetale Mißbildungen.

Erhöhungen der Kerntemperatur über 1 °C, die bereits relevante biologische Veränderungen verursachen können, können bei SAR-Werten ab ca. 4 W/kg auftreten.

In Tierversuchen an Affen wurden Änderungen des Temperaturregelsystems bei einer SAR von 1 W/kg festgestellt.

Herzinfarkt und Hitzetod

Die Bestimmung jener Intensitätswerte, die beim Menschen zu lebensgefährlichen Temperaturerhöhungen führen, lassen sich aus naheliegenden Gründen nicht durch systematische Versuche ermitteln.

Die Ergebnisse in Tierversuchen sind jedoch nur schwer und mit großen Unsicherheiten auf den Menschen übertragbar. Der Grund dafür liegt darin, daß dazu folgende gravierende Unterschiede zu berücksichtigen wären:

– Die spezifischen Absorptionsraten sind bei Tieren und Menschen bei verschiedenen Frequenzen verschieden. Der Vergleich kann je nach Frequenzbereich günstiger oder auch ungünstiger ausfallen.

– Auch bei gleich großen spezifischen Absorptionsraten ist die verursachte Erhöhung der Körpertemperatur verschieden. Dies ist dadurch begründet, daß sich die Temperaturregelsysteme wesentlich unterscheiden, z. B. hinsichtlich der Durchblutungsverhältnisse, des Oberflächen-Volumen-Verhältnisses und der Behaarung.
– Die Lebenserwartungen sind sehr unterschiedlich und betragen z. B. bei Ratten nur 2,5 Jahre.
– Die Laborbedingungen berücksichtigen nicht die ungünstigsten klimatischen Verhältnisse wie z. B. hohe Temperaturen und hohe Luftfeuchtigkeit, bei denen die menschliche Temperaturregelung erschwert ist.
– Die verwendeten Versuchstiere sind meist gesund und geben daher keinen Aufschluß über die Gefährdung von Risikogruppen.

Führt man dem Körper so viel Wärme zu, daß seine Regelgrenze überschritten wird, kommt es zum Anstieg der Körperkerntemperatur. Dieser ist bis zu 39 °C Rektaltemperatur in der Regel ohne weiteres erträglich, ab etwa 40 °C besteht die Gefahr eines Kreislaufversagens (Hitzekollaps), die bei körperlicher Arbeit weiter erhöht ist. Lokal können Verbrennungen, Blutungen und Gewebsnekrosen verursacht werden, wobei das Ausmaß der Schäden von der Temperaturempfindlichkeit und der Durchblutung des Gewebes abhängt.

Liegt die Rektaltemperatur längere Zeit über 41 °C, kann eine Gehirnschädigung eintreten, bei Erhöhung über 43 °C tritt Hitzschlag mit meist tödlichen Folgen ein.

Bei Ganzkörperbelastung sinkt die für eine Temperaturerhöhung erforderliche SAR mit steigender Körpermasse. Bei Mäusen konnte mit Mikrowellen eine tödliche Wirkung ab einer SAR von 30 W/kg und kurzer Expositionsdauer im Bereich einer Minute festgestellt werden.

Informationen über biologische Wirkungen an Menschen bei der Bestrahlung mit starken hochfrequenten Feldern stammen vor allem von nicht beabsichtigten Zwischenfällen, bei denen es zu einer übermäßigen Exposition kam.

Bei Frequenzen unterhalb des Resonanzbereiches (< 100 MHz), die zu einer Ganzkörper-Wärmebelastung führen und hohen Intensitäten z. B. im Bereich von ca. 50 mW/cm^2 treten reversible unspezifische Störungen des Allgemeinbefindens auf, wie Kopfschmerzen, Müdigkeit, Unlust, Angst, Aufgeregtheit, Schlafstörungen, die sich bis zu Schwindel, Übelkeit und Erbrechen steigern können, in ihrer Stärke jedoch von Person zu Person verschieden sind. Am gefährlichsten jedoch ist die Erhöhung der Gerinnungsneigung des Blutes anzusehen, da damit eine wesentliche Erhöhung des Infarktrisikos verbunden ist.

Ähnliche Folgen werden auch von drei Technikern berichtet, die sich unbeabsichtigt hohen Intensitäten von Radarstrahlen (ca. 10 GHz) im Bereich von 160 bis 680 mW/cm^2 aussetzten. Nach den Berichten trat bei dem am stärksten exponierten Mann bei der Annäherung an die Sendeantenne ein sehr starkes Hitzegefühl auf, nachdem er durch Wärmeempfindungen der Haut (»Empfinden einer warmen Luftströmung«) gewarnt worden war. Darauf verließen sie rasch das Feld, die Expositionsdauer lag nur im Bereich einer Minute.

Zwei Tage später wurden sie in eine Klinik eingeliefert mit Ödemen am Penis, Rötung am Penisrücken und geringfügig am Brustkorb. Alle klagten über Müdigkeit, Abgeschlagenheit, Schwindel, Kopfschmerz und Druckgefühl über den Augen. Der Blutdruck war erniedrigt, das Blut bei allen eingedickt, mit einem hohen Gehalt an roten Blutkörperchen, die Kreislaufregulation war gestört. Nach elf Tagen wurden sie beschwerdefrei aus dem Krankenhaus entlassen. Der am stärksten exponierte Techniker erlitt am 16. Tag nach dem Vorfall einen Herzinfarkt unklarer Ursache, den er überlebte. Nach 4 Monaten erkrankte er an Potenzstörungen und produzierte keine lebenden Spermatozoen mehr. In den folgenden Monaten erlitt er mehrere Infarkte. Nach 4 Jahren starb er an einem schweren Infarkt. Die Obduktion ergab alte Infarkte auch in anderen Organen und eine stark entwickelte Arteriosklerose. Das Keimdrüsengewebe hingegen hatte sich normalisiert.

Reizwirkungen

Wie bereits im Niederfrequenzbereich (Kapitel 2) gezeigt wurde, ist es zur Erregung einer Körperzelle erforderlich, daß nicht nur die Reizstärke genügend groß ist, auch die Dauer des Reizes, bei Wechselfeldern also die halbe Schwingungsperiode, muß ausreichend lang sein, damit sich die Erregungsvorgänge der Zelle ausbilden können. Ist die Erregungsdauer zu kurz, wie dies im Hochfrequenzbereich der Fall ist, so können auch noch so große Reize keine Erregung mehr verursachen.

Oberhalb einer Grenzfrequenz, die zwar individuell verschieden ist, jedoch im LW-Bereich liegt, ist daher aus physiologischen Gründen keine Reizwirkung mehr möglich.

Dies wird auch experimentell bestätigt: Oberhalb einer Grenzfrequenz, die je nach Person zwischen 20 und 100 kHz liegt, erzeugen elektrische Ströme keine Muskelverkrampfung mehr. Man spürt den Stromdurchgang zwar zunächst noch als »Fesselgefühl«; jedoch bereits nach wenigen Sekunden, wenn genügend viel Energie zur Erwärmung zugeführt worden ist, geht es in ein Wärmegefühl über.

Nichtthermische Wirkungen

Kalziumverlust
Das menschliche Gehirn ist für seine zuverlässige Funktion in besonderem Maß auf ein konstantes Milieu der extrazellulären Flüssigkeiten angewiesen. Da dieses in anderen Körperbereichen vor allem nach

Mahlzeiten und körperlichen Anstrengungen schwanken kann, ist es notwendig, die intrazerebrale Flüssigkeit (Liquor) vom versorgenden Blut abzugrenzen. Dazu sind die Hirnkapillaren durch rundum geschlossene Epithelzellen umgeben, die die freie Diffusion von Stoffen aus dem Blut unterbinden und damit verhindern, daß das Gehirn unkontrolliert den zeitweisen Schwankungen z. B. von Ionen wie Kalzium oder von Hormonen und Aminosäuren ausgesetzt wird, von denen einige die Nervenverbindungen beeinflussen. Die dadurch erreichte Trennung des Liquor vom Blut wird daher als Blut-Liquor- oder Blut-Hirn-Schranke bezeichnet.

Während die bisher behandelten Effekte durch Wärmewirkungen erklärt werden können, haben besonders Berichte über die Beeinflussung der Durchlässigkeit dieser Blut-Hirn-Schranke die Diskussion über mögliche nicht durch Erwärmung erklärbare Wirkungen verstärkt.

Nach Bestrahlung mit niederfrequent modulierten Mikrowellen geringer Intensität bei SAR-Werten von 1,3 mW/kg wurde eine reversible Änderung der Durchlässigkeit der Blut-Hirn-Schranke für Kalzium-Ionen festgestellt. Diese tritt jedoch nur in einem begrenzten Amplituden- und (Modulations-)Frequenzbereich auf. Derartige Amplituden- und Frequenz-»Fenster« lassen sich jedoch durch thermische Wirkungen nicht erklären. Die Untersuchungen sind sehr aufwendig und erfordern einen hohen Grad an Präzision. Die bisher berichteten Effekte sind sehr gering und teilweise widersprüchlich und ließen sich nicht immer reproduzieren. Sie waren jedoch in jedem Fall reversibel. Da sich Versuchsanordnungen und -durchführungen unterscheiden, ist eine endgültige Beurteilung nicht möglich, so daß aufgrund des derzeitigen Wissensstandes die Existenz von Wirkungsfenstern und damit athermische Wirkungen nicht ausgeschlossen, aber auch nicht als schlüssig bewiesen angesehen werden kann.

Chemische Reaktionen

Molekulare und chemische Strukturen können durch direkte Absorption von Strahlungsquanten in einen energetisch höheren, angeregten Zustand versetzt werden. Dazu muß ein definierter Energiebetrag zugeführt werden, dem wiederum eine bestimmte Frequenz der Strahlung zugeordnet werden kann.

Selbst die schwächsten chemischen Bindungen (durch Van-der-Waals-Kräfte) erfordern jedoch zu ihrer Lösung Quantenenergien, die im hochfrequenten Bereich auch durch Mikrowellen nicht aufgebracht werden können. Erst Infrarotstrahlung würde Strahlungsquanten mit ausreichender Energie besitzen. Andere chemische Bindungskräfte, z. B. bei der Hydrogenbindung, ionischen und kovalenten Bindung erfordern noch höhere Quantenenergien und können erst von Strahlung im nahen Infrarot oder durch sichtbares Licht beeinflußt werden.

	Energie (in eV)	Frequenz (in GHz)	Strahlungsart
Energieniveaudifferenz rotatorische Bewegung	0,00006	14,5	Mikrowellenstrahlung
Energieniveaudifferenz translatorische Bewegung	0,04	10 000	Infrarotstrahlung 30 000 bis 15 790 nm
Van-der-Waals-Bindung	0,04 bis 0,08	10 000 bis 19 000	
Hydrogenbindung ionische Bindung	0,13 bis 0,30 0,2	31 000 bis 73 000 48 000	970 bis 410 nm Sichtbares Licht 630 nm
kovalente Bindung	2,2 bis 4,8	532 000 bis 1 160 000	UV-Strahlung 60 bis 30 nm

Tab. 5: Für die Lösung chemischer Bindungen erforderliche Strahlungsfrequenzen.

Die Beeinflussung chemischer Bindungen durch direkte Absorption von Strahlungsquanten kann daher im hochfrequenten Bereich nicht auftreten (Tabelle 5).

Verschiedene hypothetische Wechselwirkungsmechanismen schwacher Mikrowellenstrahlung gehen von der starken elektrischen Polarisierbarkeit biologischer Membranen und komplexer Moleküle wie z.B. von Enzymen aus.

Schwingungen von Membranen aufgrund elektrischer Wechselkräfte hängen vom Aufbau der Zellen und der Kopplung an die Umgebung ab. Resonanzfrequenzen werden bei etwa 50 GHz erwartet. Bei starker kollektiver Anregung wäre es z.B. denkbar, daß Membranbereiche verschiedener Zellen und in ihrer Nähe befindliche Enzyme infolge der elektrischen Polarisation miteinander gekoppelt sein und gemeinsame Schwingungen ausführen könnten.

Es konnte gezeigt werden, daß solche kollektiven Dipolschwingungen oberhalb einer gewissen Anregungsstärke (Amplitude) eine starke Anziehung der einzelnen Teile untereinander bewirken. Das Enzym könnte dadurch an die Membran einer Zelle gezogen werden und dort eine Reaktion auslösen. Durch die Mikrowellenenergie würde dabei nur der Schwingungsvorgang und damit die Annäherung des Enzyms ermöglicht werden. Bei Resonanzfrequenz könnten damit bereits extrem kleine Mikrowellenenergien Prozesse einleiten, der Hauptteil der Anregungsenergie könnte dabei aus anderen Quellen, z. B. Stoffwechselvorgängen, stammen. Damit würde nicht eine Temperaturerhöhung, sondern die gegenseitige Anziehung zweier reaktionsfähiger Komponenten Effekte verursachen.

Ein experimenteller Nachweis derartiger hypothetischer Modelle und ihre etwaige biologische Relevanz konnte bisher jedoch nicht erbracht werden.

Mögliche Folgen einer chronischen Strahlenbelastung

Relevante Auswirkungen hochfrequenter Strahlung sind bisher nur aufgrund ihrer Wärmewirkung nachgewiesen. Dabei ist eine chronische Bestrahlung weniger kritisch einzuschätzen als schwankende Belastungsverhältnisse.

Der Grund liegt darin, daß die Umgehung unserer äußeren Wärmefühler die Temperaturregelung nur verzögert. Eine trägere Regelung bei Hochfrequenzerwärmung wirkt sich jedoch bei gleichbleibender Bestrahlung nicht wesentlich aus, da sich der Körper an die geänderte Erwärmungssituation anpassen kann und man sich daher ähnlich wie im Sommerurlaub »akklimatisiert«. Dieser Sachverhalt wurde auch im Tierversuch bestätigt.

Gerade im Hinblick auf die Langzeitwirkung einer chronischen Belastung mit niedrigen Intensitäten kann jedoch auf ein (unfreiwilliges) Experiment zurückgegriffen werden, in dem 12 671 Personen in den Städten Bukarest, Sofia, Zagreb, Belgrad, Budapest, Prag, Warschau, Leningrad und Moskau über mehrere Jahre hinweg Mikrowellenbestrahlungen im Frequenzbereich 2,58 bis 4,10 GHz ausgesetzt waren. Es handelt sich dabei um die Bestrahlung der Botschaften der USA, die im Jahre 1953 bemerkt und bis 1975 mit 5 µW/cm², danach bis 1976 mit 15 µW/cm² und anschließend mit Intensitäten von Bruchteilen von µW/cm² durchgeführt worden war. In der nachträglich durchgeführten Analyse konnte kein Einfluß der Mikrowellenbestrahlung auch für die lange und relativ hoch exponierten Beschäftigten der Botschaften festgestellt werden. Ebenso negativ verliefen Untersuchungen von Risikogruppen wie Piloten oder Matrosen.

5.3.2 Indirekte Wirkungen

Auch bei hochfrequenten elektromagnetischen Feldern sind nicht nur die direkten biologischen Wirkungen zu beachten, die sich durch Wechselwirkungen im Körperinneren ergeben. Ähnlich wie bei niederfrequenten Feldern können sowohl in Personen als auch in leitfähigen Gegenständen elektrische Ströme und Spannungen induziert werden, die zu Funkenüberschlägen oder bei Annäherung oder Berührung geerdeter Objekte zu unangenehmen Entladungserscheinungen führen können.

Dabei sind folgende Wirkungen zu beachten:
- Mikroschocks oder Verbrennungen bei Ausgleichsvorgängen zwischen Personen und leitfähigen Objekten,
- Zündung explosionsfähiger Gemische durch Entladungsfunken,
- Auslösung elektrischer Sprengzünder durch induzierte Spannungen,
- Störungen elektrischer und elektronischer Anlagen.

Mikroschocks
Befinden sich gut leitende Objekte in einem elektromagnetischen Strahlungsfeld, können zwischen einzelnen Punkten dieser Teile oder zwischen einem Punkt und dem Erdboden hochfrequente Spannungen auftreten, die gefährlich hohe Werte annehmen können. Die Höhe der Spannungen hängt von der Feldstärke bzw. der Intensität, den Abmessungen und der Form des Objektes und seiner Orientierung zur Ausbreitungsrichtung der Strahlung ab.

Bei Berührung können unter ungünstigen Bedingungen Ströme fließen, die Schreckreaktionen, Verbrennungen, Gewebsnekrosen und Blutungen verursachen können.

Ist z. B. ein leitfähiger Mast schlecht oder gar nicht geerdet, so kann z. B. zwischen ihm und Erdpotential eine hochfrequente Spannung meßbar sein.

An unbeweglichen rahmenförmigen Gebilden (z. B. Baugerüste) kommen im allgemeinen keine Trennstellen vor, an denen Entladungen auftreten. Bei der Errichtung von Bauwerken (z. B. von Baugerüsten, Freileitungsmasten oder Kränen) muß hingegen in der Nähe von Sendeanlagen mit spürbaren elektrischen Spannungen gerechnet werden.

An einer Trennstelle eines derartigen Gebildes, wie sie z. B. bei einem Kran zwischen Haken und Erdboden auftritt, kann daher eine Spannung auftreten, die vom Verhältnis Rahmenfläche zu Wellenlänge und der elektrischen Feldstärke abhängt.

Eine wesentliche Erhöhung der auftretenden Spannung um mehr als das 10fache ist bei beweglichen Objekten möglich, wenn sie durch Lage- und bzw. oder Formänderung in Resonanz mit der Sendefrequenz kommen. Dies ist besonders bei Arbeiten mit Baukränen der Fall, wenn sie durch Drehen, Heben und Senken der Last ihre Resonanzbedingung ändern. Bei Berührung des Kranhakens oder einer leitfähigen Last durch Arbeiter können dabei Mikroschocks und sogar Verbrennungen auftreten.

Explosionsgefahr
Sämtliche im Strahlungsfeld befindlichen leitfähigen Teile wirken als Empfangsantenne und können bei ausreichender Strahlungsintensität

und Größe in explosibler Atmosphäre Zündungen verursachen, wenn
z. B. induzierte Ströme dünne Drähte zum Glühen bringen oder bei
Trennung oder Annäherung leitfähiger Teile Funken auftreten. Bei besonders starken HF-Feldern, z. B. in unmittelbarer Nähe von leistungsstarken industriellen Hochfrequenzgeneratoren, können sich sogar
nichtleitende Teile stark erwärmen und zur Zündquelle werden.

Die Hochfrequenzleistung, die dem Funken zugeführt werden kann,
hängt von dem Antennengebilde, der Frequenz und Intensität der Strahlung ab und erreicht das Maximum, wenn Funken- und Antennenwider-
stand angepaßt sind.

Zum Schutz vor Zündwirkungen muß daher ein Sicherheitsabstand
zwischen den Strahlungsquellen und explosionsgefährdeten Bereichen
eingehalten werden. Die Größe und Form der Sicherheitszone hängt
dabei von der Stärke und Abstrahlcharakteristik der Strahlungsquelle
und der Art des brennbaren Stoffes, der Art der zu berücksichtigenden
Empfangsgebilde und der Wahrscheinlichkeit der Zündwirkung ab. In
Zweifelsfällen ist der Sicherheitsabstand durch Messung zu ermitteln.

Die Leistung der Funken, die noch zu keiner Entzündung führt, beträgt für Gase 250 mW für die Explosionsklasse II C, 500 mW für die
Explosionsklasse II B, 750 mW für die Explosionsklassen II A und I.

Unter Zugrundelegung eines beim Explosionsschutz üblichen Sicher-
heitspegels werden die Grenzen des zumutbaren Risikos so festgelegt,
daß jene Entfernung vom Sender, in welcher unter ungünstigsten Umständen (optimale Orientierung, Resonanz und maximal entnommene
Funkenleistung) eine Zündung gerade noch möglich ist, mit einem Re-
duktionsfaktor multipliziert wird, der z. B. im Mittelwellen-Bereich 0,1
beträgt.

Eine unmittelbare Absorption von Strahlungsenergie hochfrequenter
elektromagnetischer Felder kann im allgemeinen nicht zur Auslösung
von Sprengzündern führen. Eine Zündung ist jedoch durch Induktion
von Spannungen in den Zünderdrähten möglich. So haben kommerzielle und militärische Nachrichtenübertragungen und Radarpeilungen trotz
geringer mittlerer Intensitäten schon zufällig hochexplosive Sprengzünder aktiviert.

Aus diesem Grund ist die Einhaltung von Sicherheitsabständen von
Sprengsätzen zu Sendeanlagen notwendig.

Im Hochfrequenzbereich liegt z. B. der Sicherheitsabstand von Brük-
kenzündern zu Sendeanlagen mit Leistungen bis 1000 kW bei etwa
250 m.

Die Möglichkeit der Auslösung von Sprengzündern durch hochfrequente Strahlung gewinnt vor allem in unserer Zeit der atomaren Bedrohung zusätzliche Bedeutung, da sie als Sekundärwirkung einer Kernwaf-
fenexplosion auftreten kann, bei der im Umkreis bis zu 10 000 km unter
anderem auch ausreichend intensive Hochfrequenz- und Mikrowellen-

strahlung frei wird. Zusätzlich wird eine Zerstörung aller nicht speziell abgeschirmten elektronischen Geräte und damit unter anderem der Zusammenbruch der Nachrichtenübermittlung und lebenswichtiger Infrastrukturen möglich. Es ist zu befürchten, daß dieser Effekt durch die Entwicklung sogenannter »sauberer« Kernwaffen mit weniger radioaktiver Verseuchung militärisch ausgenutzt wird.

Wegen der Wirkung elektromagnetischer Strahlung auch auf militärische Systeme wurden natürlich entsprechende Schutzmaßnahmen entwickelt. Dazu gehören unter anderem abschirmende Gehäuse und die Verwendung von Bauteilen, die gegenüber induzierten Störspannungen relativ unempfindlich sind, sowie überspannungsbegrenzende Bauelemente. Einige hochempfindliche Komponenten wie Transistoren und Mikrochips könnten jedoch dennoch beeinflußt werden.

Metallerwärmung

Hochfrequente elektromagnetische Felder können elektrische Wirbelströme induzieren, die je nach Eindringtiefe und Beschaffenheit des Objektes auch zu hohen Erwärmungen führen können. Eine indirekte Gefährdung von Personen kann insbesonders dann auftreten, wenn leitfähige Implantate, z. B. metallische Fixierungen von Frakturen oder Schrittmachergehäuse im hochfrequenten Feld zu hoch erwärmt werden und lokal zu thermischen Schäden des angrenzenden Gewebes führen, aber auch, wenn z. B. am Arbeitsplatz unbeabsichtigt induktiv erwärmte Teile berührt werden.

Störspannungen

Häufig werden im Nahfeld leistungsstarker MW-Sender Störungen an Rundfunk-, Fernseh- und Tonbandgeräten beobachtet. Wird die Störung drahtlos direkt in das Chassis und die Verdrahtung eingestrahlt, so geschieht die Demodulation an den im Gerät befindlichen Bauelementen. Bisweilen hilft dagegen ein anderer Aufstellungsort des gestörten Gerätes. Bei krassen Fällen hilft nur eine völlige Gehäuseabschirmung, z. B. mit Stanniol oder Leitlack, die an geeigneter Stelle mit dem Chassis zu verbinden ist, wobei die Gerätevorschriften zu beachten sind.

In Extremfällen kann die Abschirmung ganzer Räume gegen das Eindringen von HF-Strahlung notwendig sein. Eine derartige Abschirmung ist z. B. durch Metallfolien an den Wänden oder durch eine Maschendrahtverkleidung (auch unter Putz) möglich. Je nach Aufwand ist hierbei eine Schirmdämpfung bis zu 100 dB zu erreichen.

5.3.3 Die Beeinflussung von Herzschrittmachern

Seit der ersten Implantation im Jahr 1958 ist die Zahl der Herzschritt-macher-Patienten ständig angestiegen. Heute bilden sie keine vernach-lässigbar kleine Minderheit mehr, auf die man nicht Rücksicht zu neh-men hätte: Ende 1987 dürften in der Bundesrepublik 150000 Herz-schrittmacher-Patienten gelebt haben, von denen ca. 26000 unter 60 Jahre alt waren. Weltweit dürfte in der Zwischenzeit ihre Zahl über einer Million liegen.

In der Vergangenheit hat das Problem einer Störung der Herzschritt-macherfunktion durch äußere und innere Einflußfaktoren keine besonde-re Beachtung gefunden. Das lag vor allem daran, daß der Zusammenhang zwischen der Funktionsstörung und den sie verursachenden Störquellen schwer zu erkennen und im nachhinein praktisch nicht nachweisbar ist. Durch kontinuierliche 24stündige Überwachung des EKG mit minia-turisierten tragbaren Geräten konnte jedoch gezeigt werden, daß vor-übergehende Fehlfunktionen durch äußere oder innere Störfaktoren häufiger sind, als man bis dahin angenommen hatte.

Die Stimulation unseres Herzens

Das menschliche Herz besteht aus zwei Teilen: Während die linke Hälf-te das sauerstoffreiche Blut durch die Adern treibt, pumpt die rechte Hälfte das zurückkehrende Blut zur Sauerstoffaufnahme in die Lunge. In beiden Teilen wird das venöse Blut zunächst in den jeweiligen Vorhö-fen gesammelt und von diesen in die Herzkammern (Ventrikel) ge-pumpt, von wo es schließlich durch eine starke Zusammenziehung der Muskulatur mit großer Kraft in die Arterien ausgetrieben wird. Bereits diese Schilderung zeigt, daß dabei die Muskelpartien in koordinierter Weise erregt werden müssen. Dabei wird die charakteristische Eigen-schaft der Herzmuskelzellen ausgenützt, daß sie ihre Erregung an ihre Nachbarzellen weitergeben können.

Die Auslösung der Erregung erfolgt nicht durch das Gehirn, sondern im Herzen selbst durch ein unabhängiges Erregungszentrum, den »Si-nusknoten« an der Einmündung der oberen Hohlvene in den rechten Vorhof. Von dort breitet sie sich zunächst über die rechte, dann die linke Vorhofmuskulatur aus, wodurch sich diese zusammenziehen und das Blut in die Ventrikel pumpen. Vorhöfe und Ventrikel sind jedoch elektrisch voneinander isoliert. Die Erregung kann daher nur an einer bestimmten Stelle über ein Nervenbündel in die Ventrikel übertragen werden und wird dort über eigene Erregungsleitungen sofort zur Herz-spitze geführt. Die Erregung breitet sich daher von dort in der Ventri-kelmuskulatur aus, so daß die Herzspitze gegen die Basis und die dort befindlichen Auslaßöffnungen drückt und auf diese Weise das Blut aus-pumpt.

Diese gezielte Erregungsleitung kann durch krankhafte Veränderungen an jeder Stelle zeitweise oder dauernd unterbrochen werden. In diesen Fällen kann den Patienten durch Implantation eines Herzschrittmachers geholfen werden. Dieser ist ein elektronisches Gerät, das meist entweder rechts oder links in der Nähe des Schlüsselbeines oder im Bauchbereich unter die Haut implantiert wird und über eine in das Herz vorgeschobene und im Herzmuskel befestigte Elektrode die Muskelkontraktion durch starke elektrische Impulse auslösen kann. Je nach Krankheitsbild kann dabei die Stimulation dauernd oder nur bei Aussetzen der noch vorhandenen eigenen Herztätigkeit erforderlich sein.

Es gibt heute weltweit etwa 250 verschiedene Schrittmachertypen mit verschiedenstem elektronischen Aufbau und unterschiedlicher Stimulationsweise und Störempfindlichkeit.

Am unempfindlichsten sind festfrequente oder asynchrone Herzschrittmacher. Diese geben unbeeinflußt von einer möglichen spontanen Erregung des Herzens und ohne Rücksicht auf eine z. B. beim Stiegensteigen erforderliche höhere Pumpleistung Stimulationsimpulse ab, die das Herz mit einer fest eingestellten Frequenz stimulieren.

Die fehlende Reaktion auf eine noch vorhandene sporadische Spontanerregung des Herzens ist jedoch ungünstig. Der Grund liegt darin, daß in seltenen, aber immerhin bekannt gewordenen Fällen nach einer Spontanaktion der Stimulationsimpuls in jene kritische Phase der Herzaktion fallen kann, in der er Herzkammerflimmern auslösen kann. Dies führt dann ohne sofortige ärztliche Hilfe zum Herzstillstand und damit zum Tod.

Festfrequente Herzschrittmacher werden heute zwar nur noch in seltenen Fällen implantiert. Wenn andere Schrittmachertypen eine Störung erkennen, schalten sie auf eine festfrequente Betriebsweise um, so daß dann die seltene, jedoch potentielle Gefährdung beim Auftreten von Eigenerregungen besteht. Die Wahrscheinlichkeit einer Stimulation in der kritischen Phase kann beträchtlich dadurch verringert werden, daß die Stimulationsfrequenz so hoch gewählt wird, daß sie genügend weit über der Eigenerregungsfrequenz liegt, so daß der Stimulationsimpuls der Eigenerregung sicher zuvorkommt.

Heute ist die wichtige Anpassung der Stimulationsfrequenz an die physiologischen Erfordernisse möglich. Dazu werden sogenannte synchrone Herzschrittmacher eingesetzt, die über einen Signaleingang die Herzaktion überwachen und darauf abgestimmt die Stimulation durchführen. Man unterscheidet dabei getriggerte oder Standby-Herzschrittmacher und Demand-Herzschrittmacher.

Getriggerte oder Standby-Herzschrittmacher: Diese können z. B. bei der Unterbrechung der Reizüberleitung vom Vorhof in den Ventrikel eingesetzt werden: Hierbei wird die vorhandene Vorhoferregung als Bezugssignal (Trigger) herangezogen, um dazu zeitversetzt die Stimula-

tion des Ventrikels auszulösen. Selbst wenn in diesem Fall eine Eigenerregung des Ventrikels zustande kommt, fällt sie mit dem Stimulationsimpuls zusammen und führt zu keiner Gefährdung. Nachteilig ist jedoch, daß jedes Triggersignal einen Stimulationsimpuls auslöst und daher auch ohne Energie verbraucht wird, wenn eine Eigenerregung des
Herzens ohnehin vorhanden gewesen wäre. Dadurch wird die Lebensdauer der Batterie verringert.

Aus diesem Grund werden heute bevorzugt sogenannte Demand-
Herzschrittmacher eingesetzt. Diese überwachen über die Elektrode die
Herzaktivität und geben erst dann einen Stimulationsimpuls ab, wenn
die Eigenerregung länger als eine vorgegebene Toleranzzeit ausbleibt.
Die vorhandene Eigenerregung ist dadurch kein Störfaktor mehr, son-
dern ermöglicht eine optimale Schonung der Herzschrittmacherbatterie.

Störung von Herzschrittmachern
Die weitere technische Entwicklung von Herzschrittmachern hat nicht
nur Vorteile für den Patienten gebracht, sondern die Geräte auch empfindlicher gegenüber äußeren Störeinflüssen gemacht. Diese können
entweder durch Signale der eigenen Skelettmuskulatur verursacht sein
oder über die Antennenwirkung der Schrittmacherelektroden durch äußere Felder hervorgerufen werden.

Herzschrittmacher sind heute so konzipiert, daß sie ein definiertes
Störverhalten aufweisen. Dies bedeutet, daß sie in der Lage sind, Störsignale zu erkennen und danach in einen festfrequenten Betriebszustand
umschalten (Abbildung 61).

Kritisch sind jedoch Störsignale mit Amplituden und Frequenzen, die
nicht als Störung erkannt werden können und irrtümlich als Herzsignal
mißdeutet werden. Dies führt zu folgenden Konsequenzen:
– Bei getriggerten Geräten werden dadurch Herzschrittmacherimpulse
  ausgelöst. Bei kurzzeitigen Störungen kann in ungünstigen Fällen ein
  zusätzlicher Herzschlag (Extrasystole) verursacht werden, der jedoch
  ohne weitere Folgen bleibt. Es besteht jedoch auch das Risiko, daß
  dieser unkoordinierte Stimulationsimpuls im schlimmsten Fall zum
  Herzkammerflimmern und damit zum Tod führt. Bei länger andau-
  ernden Störsignalen können in rascher Folge immer wieder Stimulationsimpulse ausgelöst werden, so daß es zu einer starken Erhöhung
  der Herzfrequenz kommen kann (Schrittmacherrasen).
– Bei Demand-Geräten führt die Mißdeutung des Störsignals zu einer
  Unterdrückung (Inhibierung) der Stimulation. Diese ist nur dann bemerkbar, wenn gleichzeitig auch die Eigenerregung des Herzens ausbleibt. Bei kurzzeitigen Störungen besteht dadurch keine Gefährdung. Eine länger dauernde Unterdrückung der Stimulationstätigkeit,
  die gleichzeitig mit einem längeren Ausfall der Eigenerregung zusam-
  mentrifft, führt zu einer Mangeldurchblutung und damit zu den glei-

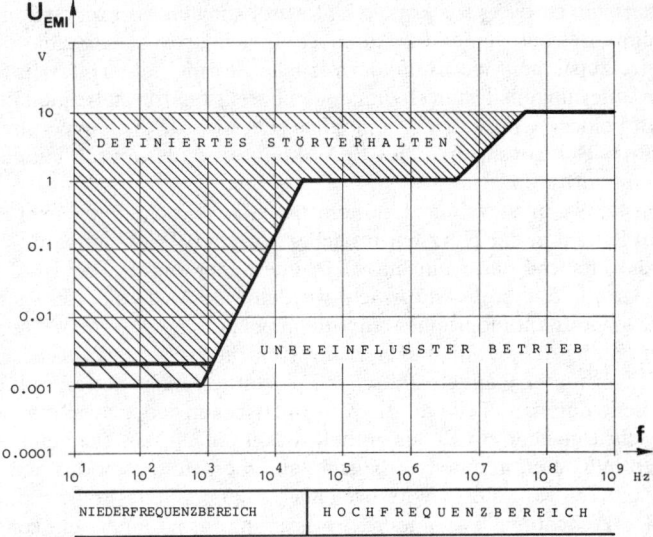

Abb. 61: Betriebsverhalten von Herzschrittmachern bei Einwirkung von Störsignalen in doppelt-logarithmischer Darstellung (V_{EMI} = Störspannung am Schrittmachereingang).

chen Konsequenzen wie das Herzkammerflimmern. Da dieser schlimmste Fall an das gleichzeitige Zusammentreffen zweier wenig wahrscheinlicher Bedingungen geknüpft ist, ist das Risiko zwar nicht ausgeschlossen, jedoch gering.

Bereits das Berühren von Sensortasten, z.B. von Fernsehgeräten oder Aufzügen, oder das Anfassen von eingeschalteten Elektrogeräten kann ausreichen, um einen Herzschrittmacher in den festfrequenten Betriebszustand umzuschalten. Dies rührt daher, daß bei Berührung bereits kleine Spannungen von nur 20 bis 100 mV ausreichen, um im Körperinneren im ungünstigsten Fall genügend hohe Stromdichten hervorzurufen, die entlang der Elektrodenstrecke ausreichend hohe Störspannungen verursachen.

Die derzeit geltenden Gerätevorschriften erlauben darüber hinaus bei Elektrogeräten einen Leckstrom, der bei Berührung durch den Körper abfließt, der um mehr als das 10fache über jenem Wert liegen kann, bei dem Herzschrittmacher gestört werden können.

Ausreichend hohe Stromspitzen können auch auftreten, wenn sich elektrostatisch aufgeladene Personen auf geerdete Gegenstände, z.B. den Wasserleitungshahn, entladen (Kapitel 1). Da diese Stromspitzen nur kurzzeitig auftreten, besteht lediglich bei getriggerten Herzschritt-

machern ein gewisses Risiko, die Unterdrückung eines einzigen Stimula-
tionsimpulses bei Demand-Geräten ist hingegen vernachlässigbar.

Bei elektrischen Wechselfeldern ist die Störung von Herzschrittmachern unter ungünstigsten Bedingungen bereits bei frei stehenden Personen in Feldern von ca. 2 kV/m möglich. Dies wurde auch experimentell
bestätigt. Bei Berührung eines PKW könnte sie theoretisch bereits bei
200 V/m auftreten.

Immer, wenn er seine Handbohrmaschine einschaltete, spielte bei
einem Patienten der Herzschrittmacher verrückt. Wie man heute weiß,
war die Ursache dafür ein kurzer magnetischer Impuls, der vom Ein-
schaltstrom des Gerätes verursacht worden war. Auch in der Umgebung
von Magnetfeldtomographen für die medizinische Diagnostik weisen
Warnschilder darauf hin, daß Herzschrittmacherträger einen Sicherheits-
bereich erhöhter magnetostatischer Feldstärken nicht betreten dürfen.
Das liegt daran, daß heute zu Kontrollzwecken jeder synchronisierte
Herzschrittmacher ein Relais enthält, das ihn nach Auflegen eines Permanentmagneten in einen vorgegebenen Überprüfungsmodus umschal-
tet. Zum Teil wird dieses Verfahren auch dazu benützt, programmierba-
ren Herzschrittmachern andere Programminformationen ein-zugeben
oder durch kurzzeitiges Auflegen des Magneten bestimmte Testprogram-
me automatisch ablaufen zu lassen, die eine genauere Überprüfung des
Gerätes ermöglichen. Dies wird jedoch dadurch erkauft, daß auch in
anderen Situationen genügend starke äußere Magnetfelder dieses
»Test«-Relais betätigen und damit Betriebsweisen auslösen können, die
eigentlich nur in Gegenwart eines Arztes ablaufen sollten. Der Induk-
tionsbereich, in dem dies auftreten kann, beginnt bei 0,35 bis 7 mT.

Ob bei der morgendlichen Rasur mit dem elektrischen Rasierapparat,
bei der Zahnpflege mit elektrischen Zahnbürsten oder beim Durch-
schreiten von Diebstahlsicherungen in Warenhäusern: Die Möglichkeit
einer Störbeeinflussung von Herzschrittmachern durch magnetische
Wechselfelder ist allgegenwärtig und daher wahrscheinlich am häufigsten.

Dies ist dadurch zu erklären, daß das Gehäuse des Herzschrittmachers
und die in das Herz vorgeschobene Elektrode im leitfähigen Körper eine
Leiterschleife bilden, in die magnetische Wechselfelder eine Störspannung induzieren können. Die wirksame Schleifenfläche hängt von der
Länge der Elektrode und dem Implantationsort des Schrittmachergehäuses ab.

Die bei der Implantation vielgeübte Praxis, das zu lange Elektroden-
stück einfach um das Schrittmachergehäuse herumzuwickeln, verringert
die Störempfindlichkeit nicht. Im ungünstigsten Fall können bereits Induktionen von etwa 40 µT ausreichen, um Schrittmacher in den festfrequenten Betriebszustand umzuschalten. Wie im Kapitel 4 erwähnt wurde, treten im Haushalt beim Betrieb elektrischer Geräte Induktionen

auf, die um mehr als das 10fache höher liegen können. Wegen der raschen Abnahme mit zunehmender Entfernung sind daher vor allem jene Geräte (z. B. Rasierapparate) zu beachten, die körpernah angewendet werden und bzw. oder Felder verursachen, deren Amplituden etwa mit der Herzfrequenz variieren (z. B. Schweißgeräte). Auch Induktionsöfen zählen zu den starken Störquellen: So konnten z. B. in einem Umkreis von 25 m um einen 120-t-Elektrostahlofen die meisten Schrittmacher sekundenlang gestört werden.

Wegen der Störschutzmaßnahmen im Herzschrittmacher können hochfrequente sinusförmige Strahlungen die Schrittmacherfunktion kaum stören. Besondere Beachtung verdienen aber modulierte Felder, deren Modulationsfrequenz in der Größenordnung der Herzfrequenz liegt. Derartige Strahlungen treten z. B. in der Nähe von Rundfunksendern oder Radaranlagen auf.

In der Medizin treten häufig Störbeeinflussungen von Herzschrittmachern bei der Anwendung der Elektrotherapie, der Hochfrequenzchirurgie und der Diathermie auf. Dabei muß darauf hingewiesen werden, daß die Hochfrequenzchirurgie nicht nur im Operationssaal, sondern auch bei kosmetischen Behandlungen wie z. B. dem Entfernen von Warzen und Muttermalen oder zur Blutstillung beim Zahnarzt verwendet wird. Die Behandlung von Schrittmacherpatienten mit derartigen Verfahren ist daher nur dann unproblematisch, wenn gleichzeitig eine Kontrolle der Herztätigkeit, z. B. durch EKG-Geräte oder Pulsabnehmer stattfindet. Es ist zu empfehlen, für den Notfall des Herzkammerflimmerns einen Defibrillator bereitzuhalten.

Trotz der Vielfalt der seit 1958 implantierten Herzschrittmacher liegt bis heute nur ein einziger dokumentierter Fall vor, in dem ein Patient wegen der Störung seines Herzschrittmachers ums Leben gekommen ist. Auch wenn mit einer Dunkelziffer zu rechnen ist, kann angenommen werden, daß ernste Zwischenfälle trotz der vielen Störquellen in unserer Umgebung äußerst selten sind. Es besteht daher kein Grund, diese Problematik zu sehr zu dramatisieren. Dennoch sollten der Herzschrittmacherpatient, aber auch Verantwortliche in ihrem Bereich durch das Wissen um die Zusammenhänge Konfliktsituationen vermeiden und im Fall einer Störung des Herzschrittmachers richtig reagieren können. (Siehe dazu »Wissenswertes für die Praxis«, Seite 191.)

Vertiefende Informationen

Störung von Herzschrittmachern
Für die Störung von Herzschrittmachern ist nicht der Effektivwert, sondern der Spitzenwert der Störspannung maßgebend. Der Störpegel, bei dem Geräte in den festfrequenten Betriebszustand umschalten, liegt bei den empfindlichsten Schrittmachern, nämlich den synchronen Schritt-

machern, die das (schwächere) Vorhofsignal auswerten, bei etwa 1 mV (von der maximalen positiven zur maximalen negativen Amplitude gerechnet).

Für elektrisch verursachte Störungen können mit einer wirksamen Elektrodenlänge von ca. $d_E = 30$ cm, die bei ungünstigster Implantationsweise auftreten kann, die Grenzwerte der äußeren elektrischen Einflußfaktoren abgeschätzt werden: Bei einem mittleren spezifischen Widerstand des die Elektrode umgebenden Körpergewebes von $\varrho = 5$ Ohmmeter und dem aus dem Störpegel abgeleiteten Effektivwert der Störspannung U_G

$$U_G = \frac{\hat{U}_{ss}}{2\sqrt{2}} = 0,35 \text{ mV}$$

erhält man jene erforderliche Stromdichte im Körperinneren, die entlang der Stimulationselektrode bereits eine ausreichend große Störspannung verursacht:

$$S_{iG} = \frac{U_G}{d_E \varrho} = 24 \text{ nA/cm}^2.$$

Der bei der Berührung bei einer Durchströmung von Hand zu Fuß tolerierbare Gesamtstrom I_{GHF} ergibt sich näherungsweise durch Multiplikation der Stromdichte mit der Körperquerschnittsfläche A_K. Für den Thoraxbereich mit dem Durchmesser d=25 cm erhält man damit

$$I_{GHF} = 12 \text{ μA}.$$

Damit beträgt dieser Strom nur ca. 2% des für Elektrogeräte erlaubten Ableitstromes von 500 μA, der bei Berührung über den Körper fließt. Bei der Durchströmung von Hand zu Hand fließt nicht der gesamte Strom, sondern nur ein ca. 40prozentiger Anteil über das Herz, so daß sich der Grenzstrom je nach Implantationsart des Herzschrittmachers auf etwa 30 μA erhöht.

Wie in Kapitel 2 gezeigt wurde, beträgt der Gesamtstrom, der an einer im elektrischen Feld stehenden geerdeten Person auftritt, etwa $I_G = 3 \cdot 10^{-10} \cdot f \cdot E_o$. Die Grenzfeldstärke erhält man daher mit $I_{GHF} = 12$ μA zu

$$E_o = \frac{I_{GHF}}{3 \cdot 10^{-10} \cdot f} = \frac{4 \cdot 10^4}{f},$$

womit sich für Netzfrequenz eine Feldstärke von 800 V/m ergibt, die unter Hochspannungsleitungen bereits überschritten wird. Berichte über eine Störbeeinflussung liegen jedoch erst ab Feldstärken von ca. 2 kV/m vor.

Störungen durch magnetische Wechselfelder werden durch Spannungen bewirkt, die nach dem Induktionsgesetz von der Größe der von Stimulationselektrode und Herzschrittmachergehäuse gebildeten und über das leitfähige Körpergewebe geschlossenen Schleifenfläche abhängen. Mit einer im ungünstigsten Fall an lebenden Objekten gemessenen Schleifenfläche von etwa $A = 270 \text{ cm}^2$ erhält man daher mit dem Induktionsgesetz

$$U = \frac{d}{dt} (B \cdot A)$$

die Grenz-Induktion

$$B_G = \frac{U_G}{2 \pi f A} = \frac{2 \cdot 10^3}{f};$$

daraus erhält man für die Netzfrequenz eine Induktion von 40 µT, die in unserem Alltag durchaus nicht ungewöhnlich ist.

Tatsächlich wird über festgestellte Störbeeinflussungen bei etwa dieser Induktion berichtet.

5.4 Grenzwerte

Es ist unbestritten, daß ausreichend hohe Strahlungsintensitäten erzeugt werden können, die eine Schädigung oder sogar eine Gefährdung von Personen verursachen können. Auch die Notwendigkeit, die zulässigen Strahlungsintensitäten zu begrenzen, steht außer Streit. Hinsichtlich der Strategien jedoch, die der Grenzwertfestlegung zugrunde zu legen sind, herrschen international unterschiedliche Auffassungen.

Diese Situation spiegelt sich auch in den derzeit bestehenden internationalen Vorschriften und Empfehlungen wider. Die Grenzwerte verschiedener Länder können sich um mehrere Größenordnungen unterscheiden und reichen von 1 µW/cm^2 bis zu einigen mW/cm^2. Nach der Größe der Grenzwerte lassen sich die Länder mit bestehender Regelung in zwei Gruppen unterteilen.

Die erste Gruppe legt den Grenzwerten die Vermutung nicht thermisch bedingter Effekte zugrunde und stützt sich stark auf sowjetische Berichte über Verhaltensänderungen von Tieren, die bei einer Frequenz von 3 GHz dauernd einer Strahlung von 10 µW/cm^2 bzw. eine Stunde lang einer Strahlung von 1 mW/cm^2 ausgesetzt wurden.

Unter der Annahme, daß die Dosis und nicht die Intensität die für den Strahlenschutz maßgebende Größe ist, ergab sich aus dem 1 mWh/cm^2-Wert unter Zugrundelegung eines 10stündigen Arbeitstages ein Wert von 100 µW/cm^2, woraus mit einem Sicherheitsfaktor 10 in der UdSSR der Grenzwert für beruflich strahlenexponierte Personen und mit einem weiteren Sicherheitsfaktor 10 mit 1 µW/cm^2 jener für die Allgemeinbevölkerung abgeleitet wurde.

Die Grenzwerte der anderen Länder dieser Gruppe stützten sich auf die sowjetischen Regelungen, wobei aufgrund von weiteren Versuchen die Sicherheitsfaktoren verringert und die Grenzwerte etwas angehoben werden konnten. Dabei wurde auch das ALARA-Prinzip (as low as reasonably achievable) verfolgt, also die Grenzwerte so niedrig festgelegt, wie es wirtschaftlich vertretbar war.

Die zweite Gruppe geht davon aus, daß nichtthermisch bedingte Wirkungen nicht existieren oder daß diese zumindest keine Gefährdung der Gesundheit darstellen. Daher stützen sich die Grenzwerte auf die Wärmewirkung der Strahlung und orientieren sich an der vom Körper selbst im Ruhezustand erzeugten Wärmeleistung.

Grundsätzlich wird dabei von gesunden Personen ausgegangen. Die Berücksichtigung der unterschiedlichen individuellen Empfindlichkeiten, von Risikogruppen wie z. B. Kreislaufkranken, Babies und alten Personen erfolgt allenfalls durch zusätzliche Vergrößerung des Sicherheitsfaktors.

Für beruflich strahlenexponierte Personen wird meist ein höherer Grenzwert festgelegt, da diese eine homogenere Gruppe bilden, nämlich gesunde Erwachsene sind, die aufgrund ihrer Ausbildung überdies mit den Risiken der Strahlenbelastung vertraut sind und einer periodischen medizinischen Kontrolle unterliegen.

Zur Abschätzung der durch die Bestrahlung zumutbaren zusätzlichen Wärmebelastung geht man in den Ländern der zweiten Gruppe davon aus, daß dem Körper, auch wenn die Temperaturregelung bei direkter Einkopplung unter Umgehung der Wärmerezeptoren der Haut erschwert ist, eine zusätzliche Wärmebelastung in der Größe des Grundumsatzes, also der von ihm selbst in Ruhe erzeugten Wärmeleistung, zugemutet werden kann.

Die Rechtfertigung dieser Abschätzung leitet sich daraus ab, daß einerseits auch die 7fache Wärmeleistung bei körperlicher Arbeit vom Temperaturregelsystem abgeführt werden kann, andererseits der Mensch an schönen Sommertagen einer Sonnenbestrahlung ausgesetzt sein kann, deren Intensität, integriert über das gesamte Spektrum, ca. 100 mW/cm^2 betragen kann. Davon wird ca. die Hälfte absorbiert und infolge der erhöhten Hauttemperatur ca. 10 mW/cm^2 wieder abgestrahlt, so daß sich eine Nettobelastung etwa in der 4fachen Höhe des Grundumsatzes ergeben kann.

Durch die Wärmeabgabemechanismen kann der menschliche Körper eine Leistung von maximal 1 bis 2 kW an die Umgebung abgeben. Unter ungünstigen Bedingungen, z. B. bei erhöhter Lufttemperatur und

-feuchtigkeit oder bei warmer Bekleidung, kann die mögliche Wärmeabgabe jedoch deutlich herabgesetzt sein.

5.4.1 Grundlage für Grenzwerte: die körpereigene Wärmeerzeugung

Schwitzen bei körperlicher Anstrengung ist ein Zeichen, daß der Körper so viel Wärme erzeugt, daß sie verstärkt an die Umgebung abgegeben werden muß. Der Grund dafür ist, daß dabei in den Muskeln energiereiche Stoffe »verbrannt« werden und bei diesen chemischen Reaktionen als Nebeneffekt Wärme entsteht. Auch wenn man sich in Ruhe befindet, erzeugt der Körper wegen der dauernd stattfindenden Stoffwechselprozesse Wärme.

Dieser »Grundumsatz« ist neben den Körperabmessungen auch wesentlich vom Geschlecht und Alter der Person abhängig. Durch statistische Untersuchungen konnte gezeigt werden, daß in unseren geographischen Breiten der Grundumsatz von der Körperoberfläche abhängt, so daß sein Wert häufig auf sie bezogen und in W/m^2 angegeben wird. In der Kindheit und Pubertät ist er wesentlich höher als bei Erwachsenen.

Bei Erwachsenen liegt der Grundumsatz bei Frauen um etwa 10% unter jenem der Männer, die Altersabhängigkeit ist bei beiden Geschlechtern etwa gleich.

Als Richtwert ergibt sich für Männer ein Grundumsatz von ca. 116 W, für Frauen ca. 104 W (in den Vorschriften für lüftungstechnische Anlagen, z.B. für Versammlungsräume, wird von einem Grundumsatz pro Person von 100 W ausgegangen).

Die Werte für den Grundumsatz gelten für ruhende Personen in temperaturneutraler Umgebung. In kalter Umgebung steigt zunächst der Grundumsatz durch Stoffwechselsteigerung um ein Drittel, wenn dies nicht ausreicht, setzt Kältezittern ein. Maximal ist dadurch eine Erhöhung des Grundumsatzes auf das Doppelte zu erwarten. Die Abhängigkeit des Grundumsatzes vom Wärmeverlust an die Umgebung zeigt sich außer bei Menschen auch bei (homoiothermen) Tieren: Die Körpertemperatur der meisten Säuger liegt im Bereich zwischen 36 °C und 39 °C. Da mit zunehmender Körpergröße das Verhältnis zwischen Körperoberfläche und -volumen abnimmt (und außerdem die Dicke der wärmeisolierenden Körperschale zunimmt), ist der Grundumsatz bezogen auf die Oberfläche bei kleinen Tieren erheblich größer als bei großen Tieren.

Bezieht man den Grundumsatz auf die Körpermasse, so ergibt sich für Erwachsene ein Richtwert von ca. 1,2 W/kg. Im Vergleich dazu liegt die Maus bei 8,5 W/kg und die Ratte bei 4,4 W/kg, während ein Elefant nur einen spezifischen Grundumsatz von 0,4 W/kg besitzt.

5.4.2 Grenzwertregelungen

Die ursprüngliche Überlegung bei der Festlegung des amerikanischen Grenzwertes auf 10 mW/cm^2 (im Jahre 1958) ging davon aus, daß sich eine dem Grundumsatz entsprechende Wärmeleistung ergibt, wenn eine Strahlung mit der Intensität von 10 mW/cm^2 vom Körper total absorbiert wird. Als Absorptionsfläche wurde die halbe Körperoberfläche mit ca. 1 m^2 angenommen. Dabei wurde jedoch nicht die Erhöhung der Absorption im Resonanzbereich berücksichtigt. Nach der experimentellen Bestimmung der (mittleren) spezifischen Absorptionsraten und ihrer Abhängigkeit von der Frequenz wurde in der Zwischenzeit auch in den USA der Grenzwert im Resonanzbereich auf 1 mW/cm^2 abgesenkt.

Sowohl Österreich als auch die Bundesrepublik Deutschland sind der oben genannten zweiten Gruppe zuzurechnen. In beiden Ländern basieren die Grenzwerte auf dem Wärmewirkungskonzept. (Vergleiche Abbildung 62.) Dabei wurden die Grenzwerte so festgelegt, daß gesundheitliche Gefährdungen oder Schädigungen durch elektromagnetische Felder vermieden werden. Wirkungen, die mit der Wahrnehmung hochfrequenter Felder z. B. durch »Mikrowellenhören« oder durch lokale Temperaturerhöhung hervorgerufen werden, und die Wahrnehmung kurzzeitiger hochfrequenter Ströme bei Berührung ungeerdeter Metallteile werden dadurch nicht ausgeschlossen.

In der Bundesrepublik wurden die Grenzwerte über 2 MHz so gewählt, daß sich unter ungünstigsten Bedingungen eine mittlere spezifische Absorptionsrate von maximal 1 W/kg ergibt, d. h., daß maximal die Zufuhr einer Wärmeleistung in der Größe des Grundumsatzes zulässig ist. Der durch diese Festlegung erzielte Sicherheitsfaktor 4 zur spezifischen Absorptionsrate von 4 W/kg, die in Tierexperimenten zu Gesundheitsschäden führte, wird als ausreichend angesehen.

In Österreich wurde unterschieden zwischen der inhomogenen, alle Altersgruppen umfassenden Allgemeinbevölkerung und der Gruppe der beruflich strahlenexponierten Personen. Für diese Gruppe beruflich strahlenexponierter Personen wurde der Grenzwert so festgelegt, daß sich im ungünstigsten Fall eine mittlere spezifische Absorptionsrate von maximal 0,4 W/kg ergibt. Durch Reduzierung der maximal zulässigen zugeführten Wärmeleistung auf 40% vom Grundumsatz soll ein ausreichender Sicherheitsfaktor erzielt werden, der unter anderem auch die äußere Wärmebelastung und erschwerte Wärmeregulation unter extremen Umgebungsbedingungen berücksichtigen soll.

Damit ergibt sich im Resonanzbereich für beruflich exponierte Personen ein Grenzwert von 1 mW/cm^2. Für die Allgemeinbevölkerung, zu der auch Risikogruppen, wie z. B. Kreislaufkranke, Personen mit erhöhter Sensibilität, Babys und alte Leute, zählen, wurde der Grenzwert um einen weiteren Sicherheitsfaktor 5 auf 0,2 mW/cm^2 abgesenkt.

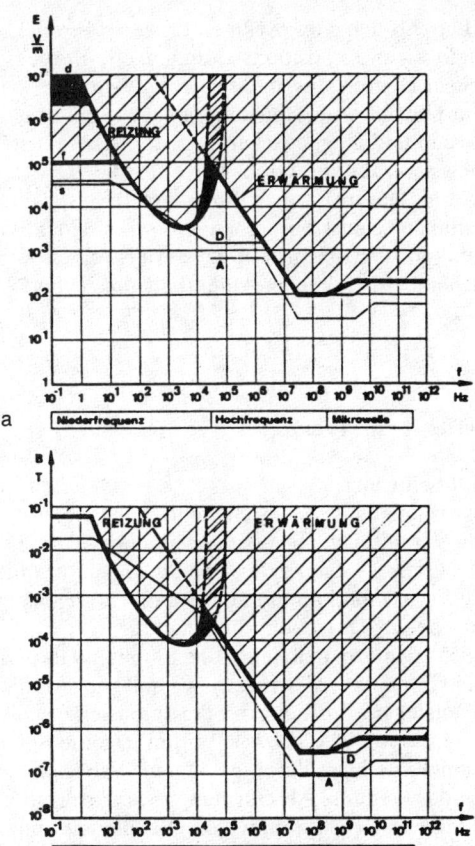

Abb. 62: Schwellenwertkurven für biologische Effekte im Vergleich zu den bestehenden Grenzwertentwürfen in Österreich (A) und der Bundesrepublik (D) in doppelt-logarithmischer Darstellung (a = elektrische Feldstärke, b = magnetische Feldstärke).

Für kurze Expositionszeiten sieht das Wärmewirkungskonzept eine zeitliche Mittelung vor, so daß sich rechnerisch beliebig hohe Spitzenwerte für die Feldstärken ergeben könnten, wenn die Expositionszeiten nur hinreichend kurz sind. Experimentell nachgewiesen ist jedoch, daß bei hinreichend hohen Gewebefeldstärken Zellmembraneffekte auftreten können, die im Extremfall für Pulszeiten zwischen etwa 10 µs und 10 ns und Gewebefeldstärken von über 100 kV/m zum irreversiblen dielektrischen Durchbruch von Zellmembranen führen können. Unter Annahme ungünstiger Expositionsbedingungen, Berücksichtigung der Absorptionseigenschaften des menschlichen Körpers sowie Einbeziehung von Sicherheitsfaktoren sind daher auch die zulässigen Spitzenwerte der elektrischen und magnetischen Feldstärke begrenzt worden.

Normalerweise werden die Grenzwerte für die Bevölkerung wesentlich unterschritten. Häufig ist auch durch andere Festlegungen, wie z. B. zulässige maximale Emissionsgrenzwerte von Hochfrequenzgeräten oder durch Funkentstörvorschriften gewährleistet, daß die elektrischen und magnetischen Feldstärken an Aufenthaltsorten von Personen gering bleiben.

5.5 Wissenswertes für die Praxis

Umgang mit Bildschirmen

Negative Auswirkungen lassen sich beim Umgang mit Bildschirmen durch richtiges Verhalten weitgehend verhindern: Vermeiden Sie häufige Adaptationswechsel wegen großer Helligkeitsunterschiede im Blickfeld. Das helle Fernsehbild im dunklen Raum ist ungünstig. Achten Sie auf eine ausreichende Umgebungsbeleuchtung von ca. 300 bis 500 lx; sie sollte jedoch nicht zu hell sein, um Flimmerwahrnehmungen und Blendungen zu vermeiden. Verringern Sie, falls erforderlich, den Lichteinfall durch Fenster mit Vorhängen oder Jalousien (Tageslicht hat eine Beleuchtungsstärke von ca. 2000 lx). Verhindern Sie Spiegelungen von Lichtquellen am Bildschirm durch geeignete Wahl des Aufstellungsortes, Verdrehen des Gerätes, Abschirmung rückwärtig einfallenden Lichtes, Verwendung von Leuchten mit Lamellenblenden und von Monitoren mit entspiegeltem Bildschirm. Achten Sie besonders bei Bildschirmarbeit auf eine richtige Arbeitsweise: Vermeiden Sie eine verkrampfte Körperhaltung und zu lange Perioden statischer Körperhaltung; setzen Sie sich frontal zum Bildschirm, seitliches Blicken auf den Bildschirm begünstigt unangenehme Flimmerwahrnehmungen; einzugebende Vorlagen sollten in Ihrer Struktur mit der Bildschirmdarstellung übereinstimmen, um die Orientierung bei Blickwechsel zu erleichtern. Achten Sie auf einen ergonomisch richtig gestalteten Arbeitsplatz, verwenden Sie Beleghalter und stellen Sie sie auf ihre individuellen Gegebenheiten ein. Lassen Sie ihr Sehvermögen überprüfen. Verwenden Sie zur Bildschirmarbeit keine Bifokalgläser, auch Brillen von Dritten sind im allgemeinen nicht geeignet. Kontrollieren Sie in regelmäßigen Abständen die Scharf- und Helligkeitseinstellung ihres Terminals. (Siehe auch Kapitel 6.3.2.)

Kochen mit dem Mikrowellenherd

Während dünne Fleisch-Scheiben gleichmäßig durchwärmt werden, gelangt bei dickeren Braten, bei denen die Dicke größer als die Eindringtiefe ist, nicht genügend Strahlungsenergie ins Innere. Dieses wird erst etwas verzögert durch Wärmeleitung erwärmt. Daher muß ein dicker Braten ruhen, nachdem er im Mikrowellenherd erwärmt worden ist. Die Eindringtiefe ist um so geringer, je größer der Wassergehalt und je dichter das Kochgut ist. Bei Fleisch beträgt sie etwa 7 mm, bei Fett ist sie um das 6fache größer. Bei Wasser erhöht sie sich mit zunehmender Temperatur (abnehmender Dichte) von 16 mm bei 20 °C auf etwa das Doppelte bei 60 °C.

Um eine schlagartige Wasserdampfbildung und um lokale Überhitzung zu vermeiden, müssen geschlossene Kochbehälter eine Öffnung für den Dampf haben, Plastikkochbeutel sollte man mit Löchern versehen.

Gefrorene Speisen sollten nur auf kleiner Stufe oder nur in Intervallen aufgetaut werden, um durch Wärmeleitung das Auftauen von Eis und damit die Absorption von Strahlungsenergie zu begünstigen.

Kochsalz im Wasser erhöht das Tempo der Erwärmung. Das Salz spaltet sich in positive Natrium- und negative Chlorionen, die das positive oder negative Ende von Wassermolekülen anziehen. Im elektrischen Feld der Mikrowelle werden die hydratisierten Ionen durch das Wasser getrieben und geben ihre Energie bei Zusammenstößen als Wärmeenergie an andere Wassermoleküle ab.

Die geringe Erwärmung des Kochgeschirrs verleitet dazu, auch nicht mikrowellentaugliche Plastikbehälter zu verwenden. Da diese ab einer Temperatur von ca. 70 °C krebserregende Weichmacher an das Kochgut abgeben können, ist davon dringend abzuraten.

Metall reflektiert Mikrowellen und schirmt somit das Kochgut ab. Metallbehälter sind daher zum Garen ungeeignet. Metallfolien können jedoch verwendet werden, um z.B. Geflügelteile vor dem Verkochen zu schützen. Da im Metall elektrische Ströme induziert werden, können zwischen Metallteilen und den Ofenwänden Funken überspringen. Es ist daher darauf zu achten, daß die Folien einen Abstand von einigen Zentimetern zu Ofenwänden und Boden aufweisen.

Körpereigene Wärmeerzeugung

Die körpereigene Wärmeerzeugung wegen der im Körper stattfindenden Stoffwechselprozesse ist von den Körperabmessungen, dem Geschlecht und dem Alter abhängig. Da bei Babys die Körperoberfläche, bezogen auf das Volumen, am größten ist, ist auch ihr Wärmeverlust besonders groß, so daß sie sorgfältig vor Unterkühlung geschützt werden sollten.

Wärmeverlust beim Baden
Im Wasser erfolgt die Wärmeabgabe praktisch nur durch Leitung und Konvektion. Wegen der hohen Wärmeübergangszahlen kann der Körper schon in 20 °C warmem Wasser an eine kritische Grenze seiner Wärmeverluste kommen. Da dabei die Hautdurchblutung stark gedrosselt ist, hängt die Größe der Wärmeverluste entscheidend von der Dicke unseres wärmenden subkutanen Fettpolsters und dem Verhältnis zwischen Körperoberfläche und -volumen ab: Daher kühlen magere Menschen, Kinder und Babys im Wasser stärker ab als Personen mit gut entwickeltem Fettpolster.

Vermeidung indirekter biologischer Wirkungen
Die wichtigste Maßnahme beim Einsatz von Kränen in der Nähe von Sendeanlagen ist die Aufklärung von Arbeitern über die Möglichkeit spürbarer elektrischer Spannungen. Darüber hinaus ist bei Arbeiten in der Nähe leistungsstarker Sender das Tragen isolierender Arbeitshandschuhe empfehlenswert. Keinesfalls aber dürfen Handschuhe mit Metallnieten benutzt werden. In Ausnahmefällen kann es erforderlich sein, die Last am Kranhaken mit einem Draht zu erden oder Spulen bzw. Kondensatoren einzubauen, damit der Resonanzkreis verstimmt wird und man so Resonanz-Spannungsüberhöhungen vermeidet.

Eine Störung von Steuerungs-, Regel- und Überwachungsschaltungen in Industrie- und Gewerbebetrieben durch HF-Energie kann unter Umständen schwerwiegende Folgen haben. Deshalb sollte hier auf gute Geräteabschirmung und günstigsten Aufstellungsort geachtet werden. Da im allgemeinen die Störfeldstärke im Inneren von Gebäuden vom Dach zum Keller erheblich abnimmt, ist eine Installation derartiger Geräte in möglichst tief liegenden Geschossen ratsam. Die Verkabelung sollte im Mauerwerk oder unterirdisch erfolgen. Zusätzlich können HF-Sperr- und Abschirmmaßnahmen erforderlich sein. Die Erdung von Anlagen oder Anlageteilen hat nach HF-Gesichtspunkten zu erfolgen.

In Arztpraxen kann es während der Diathermiebehandlung zu Störungen elektronischer Geräte und von Fernsprech- und Wechselsprechanlagen kommen. Einfachste Abhilfe könnte bereits durch Probieren die Veränderung der Bestrahlungsbedingungen etwa durch Orts- und Richtungsänderung der Elektroden erreicht werden. Ein weiterer wenig aufwendiger Schritt wäre die Aufstellung eines leitfähigen z. B. mit einer Metalltapete tapezierten Paravants. Ferner könnten die Störungen in den Geräten durch deren Abschirmung und den Einbau von Entstörfiltern behoben werden. Die aufwendigste Lösung ist eine vollständige Schirmung des Behandlungsraumes unter Einbeziehung des Fußbodens, der Decke und Türen, etwa durch Verwendung leitfähiger Farben und Metalltapeten.

Herzschrittmacher: Hinweise zur Vermeidung von Störungen
Besuchergruppen in Betrieben mit potentiellen Störquellen sollten auf spezifische Gefahrenquellen für Herzschrittmacherträger hingewiesen werden, denen gegebenenfalls von einer Besichtigung abgeraten werden sollte.

Tragen Sie Ihren Schrittmacherausweis immer mit sich.

Erkundigen Sie sich nach der Reaktion Ihres Schrittmachers auf Störungen: Standby-Schrittmacher können die Stimulationsfrequenz erhöhen (Gefahr der Tachykardie), Demand-Schrittmacher können die Stimulation unterbrechen (Gefahr der Asystolie).

Die Mehrzahl der elektrischen Geräte führt weder elektrisch noch magnetisch zu Störungen des Herzschrittmachers: Prüfen Sie Elektrogeräte noch vor dem Kauf durch einen Probebetrieb auf eine mögliche Störbeeinflussung. Geräte mit Sensortasten sollten besonders kritisch beurteilt werden.

Halten Sie zu leistungsstarken Strahlungsquellen wie Rundfunk- und Fernsehsendern, Radaranlagen, aber auch zu Strahlungsquellen, die in großer Nähe angewendet werden, wie z. B. Funksprechgeräten, einen ausreichenden Sicherheitsabstand ein. Achten Sie hier besonders auf Anzeichen einer Fehlfunktion des Herzschrittmachers.

Weisen Sie Ihren behandelnden Arzt, auch Ihren Zahnarzt, vor der Behandlung auf Ihren Schrittmacher hin.

In der Regel kehrt der Schrittmacher selbständig in seinen normalen Betriebszustand zurück, wenn die Störung sich verringert oder aufhört: Verlassen Sie daher Störzonen, oder schalten Sie das Elektrogerät aus, das Sie gerade benützen, wenn Sie eine Beeinflussung Ihres Schrittmachers bemerken.

Eine kritische Störsituation kommt meist nicht wie ein Blitz aus heiterem Himmel: Sie kündigt sich bereits vorher durch Schwindelanfälle (bei Demand-Schrittmachern) oder Herzklopfen (bei Standby-Schrittmachern) an.

Im Fall eines ernsten Zwischenfalls erfolgt die Erste Hilfe durch normale Herz-Lungen-Massage mit Atemspende.

Schrittmacherrasen kann durch Auflegen eines Dauermagneten auf die Stelle des (außen tastbaren) Schrittmachergehäuses, nicht jedoch durch Defibrillation beendet werden!

Bei Herzkammerflimmern erfolgt die Defibrillation nach den gleichen Grundsätzen wie bei anderen Patienten, lediglich bei der Plazierung der Elektrodenplatten muß darauf geachtet werden, daß diese möglichst quer zur Stimulationselektrode des Herzschrittmachers angelegt werden (Minimierung der in den Schrittmacher gelangenden Störspannung), da die Gefahr der Zerstörung des Herzschrittmachers besteht.

Kapitel 6
Optische Strahlung – Von Infrarot bis Ultraviolett

Die optische Strahlung reicht von der wärmespendenden Infrarotstrahlung über das schmale Frequenzband des sichtbaren Lichts bis hin zur hautbräunenden Ultraviolettstrahlung. Optische Strahlung ist allgegenwärtig und wird von jeder Materie, auch vom menschlichen Körper, ausgesandt. Obwohl ihr Frequenzbereich vergleichsweise klein ist, gehen von ihr eine Fülle von biologischen Wirkungen aus. Die wichtigste davon ist für den Menschen das Sehen.

Während man Infrarotstrahlung durch die Wärmefühler in der Haut und das sichtbare Licht durch die Sehzellen in der Netzhaut wahrnehmen kann, wird man vor der biologisch besonders wirksamen Ultraviolettstrahlung durch keinen Sinn gewarnt.

Erst der Sonnenbrand ruft in Erinnerung, daß bereits der natürliche Pegel ultravioletter Strahlung hoch genug ist, die Gesundheit zu gefährden. Tatsächlich kann Sonnenstrahlung gesundheitliche Auswirkungen haben, die weit über den vergleichsweise harmlosen Sonnenbrand hinausgehen und bis zur Erblindung oder zur Krebserkrankung führen können. Die Gefährlichkeit der Sonnenstrahlung wird in den nächsten Jahren und Jahrzehnten durch die vom Menschen herbeigeführte Schädigung der Ozonschicht mit Sicherheit noch zunehmen. Außerdem ist es heute auch im zivilen Bereich schon möglich, Strahlungsquellen einzusetzen, deren Intensität die der Sonnenstrahlung um mehr als 15 Größenordnungen übertrifft.

Im folgenden Kapitel werden die natürlichen und zivilisatorisch-technischen Quellen der verschiedenen Arten optischer Strahlung beschrieben. Die Darstellung der biologischen Wirkungen optischer Strahlung geht ausführlich auf die heute weit verbreiteten Bestrahlungsgeräte ein.

6.1 Einige Grundbegriffe

Mit dem Begriff elektromagnetische Strahlung wird das Phänomen bezeichnet, daß Energie sich auch im Vakuum, also einem völlig materiefreien Raum, ausbreiten kann. Das Verhalten dieser Strahlung kann man auf zwei gänzlich verschiedene Weisen beschreiben (Dualismus):

Beschreibt man sie als *Welle*, bei der sich die elektrische und magneti-

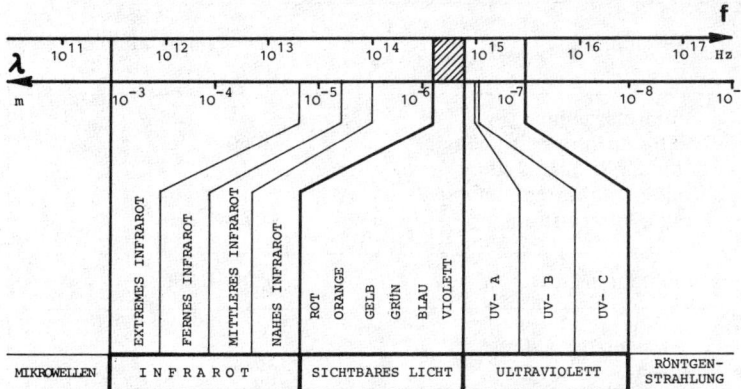

Abb. 63: Wellenlängenbereiche optischer Strahlungen (in logarithmischer Darstellung).

sche Feldkomponente periodisch ändern, so können dadurch Erscheinungen wie z. B. die Auslöschung bei der Überlagerung zweier Wellen (Interferenz) erklärt werden.

Eine andere, gleichwertige Darstellung besteht hingegen darin, sie als *Teilchenstrahlung* anzusehen, die aus Energiepaketen, sogenannten *Quanten*, besteht. Damit können wiederum andere Erscheinungen, sogenannte *Quanteneffekte* erklärt werden. Der Photoeffekt besteht z. B. darin, daß einfallende Licht-Teilchen aus Oberflächen Elektronen »herausschlagen«.

Die *Energie der Strahlungsquanten* ist von der Intensität der Strahlung unabhängig und wird nur durch deren Frequenz bestimmt. Sie ergibt sich daher durch Multiplikation der Frequenz mit einer Konstanten, dem sogenannten *Planckschen Wirkungsquantum*.

Da Quanteneffekte mit zunehmender Frequenz an Bedeutung gewinnen, sind sie vor allem ab dem Bereich des sichtbaren Lichtes zu beachten.

Unter optischer Strahlung verstehen wir den Frequenzbereich elektromagnetischer Wellen, der sich an den Mikrowellenbereich anschließt und bis an die Grenze der ionisierenden Röntgenstrahlung reicht, deren kleinstmögliche Energiemenge bereits ausreicht, um Elektronen aus Atomen und Molekülen zu befreien (Ionisation) und dadurch geladene Teilchen zu erzeugen (Abbildung 63).

Die optische Strahlung beginnt mit dem großen Bereich der *Infrarotstrahlung,* deren Frequenzbereich sich über drei Zehnerpotenzen erstreckt, gefolgt vom schmalen Bereich des elektromagnetischen Spektrums, den wir als *sichtbares Licht* wahrnehmen können. Den Abschluß

Bezeichnung	Wellenlängenbereich (in μm)
Infrarotstrahlung	
extreme Infrarotstrahlung	1000–15
ferne Infrarotstrahlung	15–6
mittlere Infrarotstrahlung	6–3
nahe Infrarotstrahlung	3–0,780
sichtbares Licht	0,780–0,380
Ultraviolettstrahlung	
UV–A	0,380–0,315
UV–B	0,315–0,280
UV–C	0,280–0,100

Tab. 6: Wellenlängenbereich der optischen Strahlung.

bildet die energiereiche *Ultraviolettstrahlung,* die sich ebenfalls nur über einen vergleichsweise schmalen Bereich erstreckt.

Der Frequenzbereich der optischen Strahlung reicht somit über 4 Zehnerpotenzen von 300 GHz bis 3000 THz. Da diese Zahlen unhandlich sind, ist es üblich, die optische Strahlung statt durch die Frequenz durch ihre Wellenlänge zu charakterisieren (siehe Tabelle 6).

6.2 Optische Strahlung im Alltag

6.2.1 Infrarotstrahlung

Infrarot-Strahlungsquellen sind um so stärker, je höher ihre Temperatur und je größer ihre Ausdehnung ist. Dabei ist es nicht sinnvoll, von künstlichen Strahlungsquellen zu sprechen, es soll daher zwischen natürlichen und zivilisatorischen Strahlungsquellen unterschieden werden.

Natürliche Strahlungsquellen
Die dominierende Strahlungsquelle überhaupt ist die Sonne. Ihre Einstrahlung und die wärmeerzeugenden Vorgänge innerhalb der Erde führen dazu, daß auch die Erdoberfläche erwärmt ist und ihrerseits Wärmestrahlung aussendet. Schließlich ist jegliche Materie, auch der Mensch selbst, als Strahlungsquelle anzusehen. Die vom Mond, den Planeten

und den Gestirnen stammenden Strahlungsanteile sind weitgehend vernachlässigbar.

Sonnenstrahlung
Die wichtigste und nach menschlichen Maßstäben unerschöpfliche Strahlungsquelle in der Natur ist unsere Sonne. In ihr wird in einem kontinuierlich ablaufenden Kernfusionsprozeß Wasserstoff zu Helium verschmolzen. Dabei wird Energie in Form von Strahlung frei, die zum Teil als elektromagnetische Wellen in den Weltraum abgestrahlt wird. Die Leistung der Sonne ist gewaltig und beträgt ca. $3{,}72 \cdot 10^{26}$ W.

Die auf die äußere Lufthülle einfallende Bestrahlungsstärke der Sonne kann berechnet werden. Unter Vernachlässigung der Schwächung auf dem Weg zur Erde erhält man in 20 km Höhe für einen mittleren Sonnenabstand von 149,5 Millionen Kilometern (1 Astronomische Einheit) eine Leistungsdichte von 1,35 kW pro m². Dieser theoretisch ermittelte Wert wird auch als Solarkonstante bezeichnet.

Mit dem mittleren Erdradius von 6370 km kann somit die gesamte auf der Erde eingestrahlte Leistung zu $1{,}7 \cdot 10^{17}$ W berechnet werden. Selbstverständlich spiegelt die Sonnenstrahlung sämtliche Schwankungen der Sonnenaktivität wider.

Die Strahlung der Sonne beschränkt sich nicht nur auf den schmalen Bereich des sichtbaren Lichtes, sondern erstreckt sich nahezu über den gesamten Frequenzbereich von nichtionisierenden elektromagnetischen

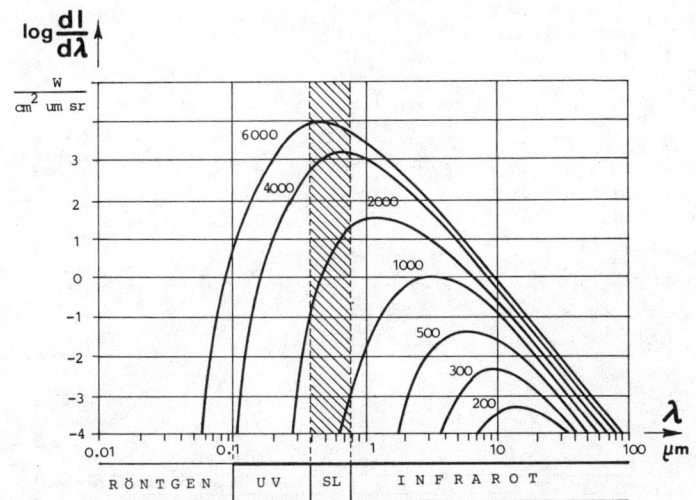

Abb. 64: Wärmestrahlung verschieden warmer Körper (6000 = Sonne, 300 = Mensch).

	vor der Atmosphäre	am Erdboden
Infrarotstrahlung	42,0 %	53,5 %
sichtbares Licht	49,0 %	45,0 %
Ultraviolettstrahlung	9,0 %	1,5 %

Tab. 7: Zusammensetzung der die Erdoberfläche erreichenden Sonnenstrahlung.

Wellen bis zur energiereichen Gammastrahlung. Ihre spektrale Verteilung entspricht der eines schwarzen Körpers mit einer Temperatur von ca. 6000 °K (Abbildung 64).

Auf dem Weg durch die Atmosphäre wird die extraterrestrische Sonnenstrahlung durch Reflexion und Absorption stark geschwächt, so daß schließlich nur mehr ein Teil übrig bleibt, der von der Weglänge und vom Einstrahlwinkel stark abhängt. Im Mittel bleiben ca. 58% der Energie übrig, wobei sich wegen der frequenzabhängigen Schwächung die spektrale Verteilung zugunsten der langwelligen Anteile verändert. Es ergibt sich daher eine Zusammensetzung nach Tabelle 7.

Globalstrahlung
Die auf die Erdoberfläche einfallende Strahlungsleistung der gesamten auf den Erdboden treffenden Strahlung ist abhängig von der geographi-

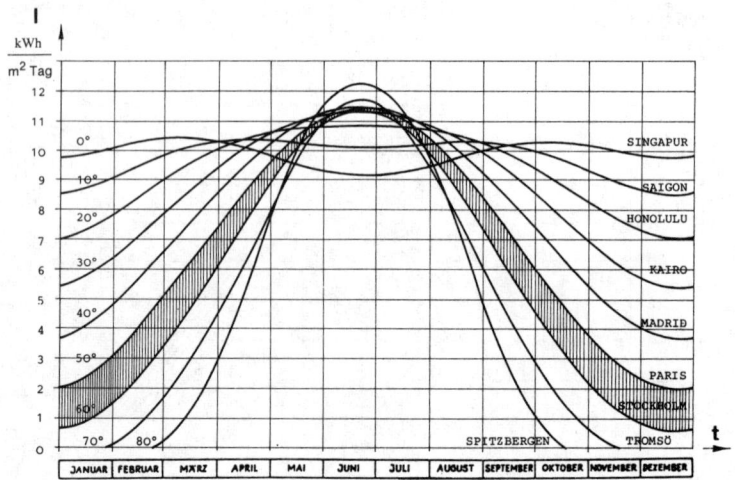

Abb. 65: Jahresgang der auf die Atmosphäre auftreffenden Sonnenstrahlung für verschiedene geographische Breiten.

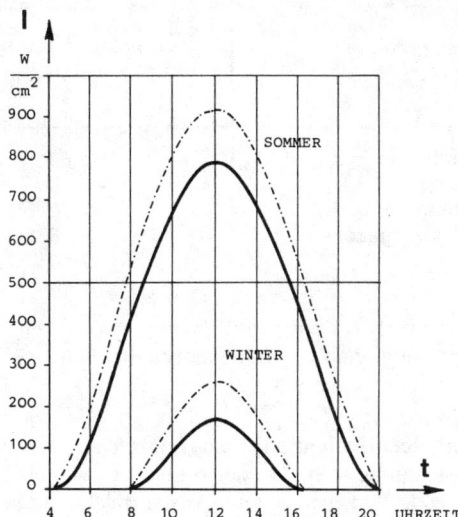

Abb. 66: Tagesprofil der Globalstrahlung (----) und Direktstrahlung (——)
für wolkenlose Sommer- (S) und Wintertage (W).

schen Breite, der Höhenlage, Witterung sowie der Tages- und Jahreszeit. Sie kann maximale Werte von ca. 1 kW pro m² erreichen (Abbildung 65).

Die Globalstrahlung setzt sich aus einem direkten und diffusen Anteil zusammen. Der Großteil der Sonnenenergie entfällt im Tagesverlauf auf nur wenige Stunden um die Mittagszeit. Zwischen 10.00 Uhr und 14.00 Uhr sind dies im Sommer ca. 66% und im Winter sogar 75% (Abbildung 66).

Summiert über ein Jahr und unter Einbeziehung der Anteile des gesamten Spektrums wird ein Quadratmeter in Mitteleuropa mit einer Energie von ca. 1000 kWh bestrahlt. Bezogen auf einen mittleren 12-Stunden-Tag ergibt dies eine mittlere Strahlungsintensität von ca. 330 W/m².

In Mitteleuropa fallen ca. 70 bis 75% der jährlichen Strahlungsenergie außerhalb der Heizsaison von April bis September an. Diese Verschiebung von Energieangebot und -bedarf stellt somit hinsichtlich der Heizenergienutzung eine sehr ungünstige Bedingung dar, die nur durch eine Speicherung verbessert werden könnte. Dies geschieht in der Natur durch Oberflächenwässer und den Erdboden.

Bodenbeschaffenheit	reflektierter Anteil der Globalstrahlung (in %)
frischer Schnee	bis 84
älterer Schnee	45–70
Grünflächen	15–30
Sand- und Heideflächen	10–25
Wald	5–18
Gewässer	8–10

Tab. 8: Reflexionsvermögen und Bodenbeschaffenheit.

Erdboden-(Infrarot-)Strahlung
Je nach Bodenbeschaffenheit wird ein Teil der auf den Erdboden treffenden Globalstrahlung sofort wieder reflektiert, wobei frisch gefallener Schnee mit bis zu 84% das meiste und Wasserflächen mit 8% das geringste Reflexionsvermögen besitzen (siehe Tabelle 8).

Ein Teil der Globalstrahlung wird von der Erdoberfläche absorbiert und in Wärme umgewandelt. Entsprechend der dabei erlangten unterschiedlichen Oberflächentemperaturen wird diese selbst zu einem (Temperatur-)Strahler und strahlt nun ihrerseits langwellige Infrarotstrahlung (Wärmestrahlung) mit einem von der Oberflächentemperatur und damit von der Jahreszeit nur geringfügig abhängigen spektralen Intensitätsmaximum von ca. 10 µm ab. Da das Wärmespeichervermögen großer Wassermassen größer ist als jenes des Erdbodens, zeigt deren Oberflächentemperatur keine so starken Schwankungen im Jahresverlauf, so daß das Winterklima in Meeresnähe milder ist als im Binnenland (Kontinentalklima).

Exkurs: Morgenfrost

Da die langwellige Infrarotstrahlung Luft mit hohem Gehalt an Wasserdampf nur schlecht durchdringen kann, bleiben bei dichter Bewölkung oder Nebel die Wärmeverluste gering, während klarer Himmel nachts die Wärmeabstrahlung begünstigt und damit eine erhöhte Abkühlung in Bodennähe bewirkt. Dies führt z. B. in Sandwüsten zu einem großen Temperaturunterschied zwischen Tag und Nacht, und ist auch bei uns die Ursache für strengen Morgenfrost im Winter.

Die Wärmeströme aus dem Erdinneren sind mehr als 6 bis 7 Größenordnungen geringer als die Solarkonstante. Dennoch kühlt sich die Erde
im Mittel weder ab, noch erwärmt sie sich. Daraus kann man schließen,
daß die Sonneneinstrahlung vollständig durch die von der Erde emittier-
te Strahlung aufgewogen wird. Berücksichtigt man, daß die 12stündige
Einstrahlung durch eine 24stündige Ausstrahlung kompensiert wird,
und das mittlere Reflexionsvermögen der Erdatmosphäre sich auf ca.
30% beläuft, beträgt die in den Weltraum abgegebene Wärmestrahlung
35% der Solarkonstanten, also ca. 471 W/m^2. Die von der Erdoberfläche ausgesandte Wärmestrahlung kann mit Hilfe des Stefan-Boltzmann-
Gesetzes berechnet werden und beträgt für eine mittlere Erdoberflä-
chentemperatur von +14 °C (287 °K) etwa 385 W/m^2.

Körperstrahlung
Die von Materie ausgesandte Intensität der Wärmestrahlung hängt von
der 4. Potenz der absoluten Temperatur (in Grad Kelvin) ab. Da der
absolute Nullpunkt (−273 °C) praktisch nicht erreicht werden kann und
die in der Umwelt auftretenden Temperaturen im Bereich von 293 °K
(20 °C) liegen, sendet jegliche Materie Wärmestrahlung aus. Diese hat
zwar ihr Strahlungsmaximum im Infrarot-Bereich, erstreckt sich jedoch
über den Mikrowellen- und Hochfrequenzbereich auf nahezu alle Frequenzen der nichtionisierenden Strahlung. Die Lage des Strahlungsma-
ximums hängt dabei von der (absoluten) Temperatur ab.

Die vom menschlichen Körper in Ruhe ausgesandte Strahlungsintensität beträgt insgesamt ca. 50 mW/cm^2, wobei auf den Mikrowellen- und
Hochfrequenzbereich nur ca. ein Tausendstel Promille entfällt. Insgesamt gibt ein Erwachsener in Ruhe eine Wärmeleistung von ca. 100 W
ab, davon ca. 66% in Form von Wärmestrahlung, ein Umstand, der
z.B. bei der Klimatisierung von Aufenthalts- und Versammlungsräumen
zu berücksichtigen ist.

Zivilisatorische Strahlungsquellen
So, wie die natürlichen Strahlungsquellen vor allem durch warme Materie gebildet werden, tritt die durch die Zivilisation verursachte optische
Strahlung überall dort auf, wo durch die Aktivität des Menschen Prozeßwärme frei wird. Die frei werdende Strahlung unterscheidet sich
daher nicht von jener natürlicher Quellen. Eine Ausnahme bildet lediglich die Laserstrahlung, bei der in der Natur nicht vorkommende gleichphasig angeregte Strahlungsbündel mit hoher Fokussierung und hohen
Intensitätsdichten erzeugt werden.

Auch bei zivilisatorischen Strahlungsquellen dominiert die Erzeugung
von Infrarotstrahlung und macht auch bei Lichtquellen den überwiegenden Anteil aus.

Feuer
Der Hauptteil der vom offenen Feuer ausgesandten Strahlungsenergie liegt im Infrarotbereich. Auf den Bereich des sichtbaren Lichtes entfällt nur ein geringer Prozentsatz. Für die Erzeugung von Ultraviolettstrahlung sind Temperaturen über 2500 °C erforderlich, die mit konventionellen Brennstoffen nicht erreicht werden können. Eine Pigmentierung der Haut am offenen Feuer ist daher nicht möglich.

Industrielle Prozeßwärme
Intensive Infrarotstrahlung als Folge großer *Prozeßwärme* tritt vor allem in Feuerbetrieben wie z.B. der Eisen- und Stahlindustrie und bei der Glaserzeugung auf.

An Glasschmelzöfen liegt die Bestrahlungsstärke im üblichen Arbeitsabstand bei der Glasentnahme kurzzeitig bei 50 bis 70 mW/cm^2, als Mittelwert in einer Schicht konnten für Schmelzofenarbeiter (Keier) noch ca. 17 mW/cm^2 gemessen werden. In einer Quarzglas-Zylinderstaucherei wurden sogar 110 bis 160 mW/cm^2 gemessen: Dabei war jedoch die Blendung der Augen bereits so stark, daß die angebotenen Schutzbrillen fast durchwegs auch tatsächlich getragen wurden.

Hinzu kommt noch die Verwendung von Infrarotöfen mit Anschlußwerten bis zu einigen 10 kW für Wärmebehandlungen in Industrie und Gewerbe. So werden Infrarotöfen beispielsweise verwendet zur Trocknung (Wasserverdampfung) z.B. von Mehlwaren, zur Trocknung und zum Einbrennen von Farben auf alle möglichen Träger, zur Trocknung nach dem Waschen, Abspülen, Beizen, zur Kunstharz-Polymerisation, zur Aufbringung verschiedener Auftragsschichten, zur Behandlung imprägnierter Stoffe, zur Kunststofferwärmung, bei der Biskuitbäckerei oder zur Stabilisierung und Sterilisierung von Erzeugnissen in durchsichtigen Folienverpackungen.

Hinzu kommt noch die Verwendung von Bestrahlungslampen zur Wärmebehandlung im industriellen, medizinischen und privaten Bereich.

Infrarotstrahler werden in die drei Klassen lang-, mittel- und kurzwellig eingeteilt (siehe Tabelle 9).

Klasse	Wellenlänge (λmax) (in μm)	Temperatur (in °K)
langwellig	$\lambda > 4$	$T < 700$
mittelwellig	$4 > \lambda > 2$	$700 < T < 1500$
kurzwellig	$\lambda < 2$	$T > 1500$

Tab. 9: Klasseneinteilung von Infrarotstrahlern.

Langwellige Infrarotstrahler werden bis zu einer Leistung von einigen kW gebaut. Bis etwa 600 °C spricht man von Dunkelstrahlern, darüber von Hellstrahlern.

Mittelwellige Infrarotstrahler bestehen vorwiegend aus einem in einem Quarzrohr befindlichen elektrischen Widerstand, ihre Leistung kann einige kW erreichen.

Kurzwellige Infrarotstrahler, meist Felder von Lampen oder Quarzrohren, können Leistungen bis zu einigen 10 kW und Bestrahlungsstärken von ca. 100 W/cm^2 erreichen.

Hochleistungsstrahler werden z. B. zur Warmbehandlung von Stahlknüppeln oder zur Untersuchung der thermischen Belastbarkeit von Flugkörpern (z. B. Raumfahrzeuge beim Wiedereintritt in die Erdatmosphäre) verwendet.

6.2.2 Sichtbares Licht

Der überwiegende Teil der in der Umwelt vorkommenden Lichtquellen sind Temperaturstrahler, die bei ausreichend hohen Temperaturen auch Strahlenanteile im schmalen Wellenlängenbereich des (für uns) sichtbaren Lichtes aussenden. Während sich daher diese natürlichen und zivilisatorischen Strahlungsquellen in ihrer Art nicht unterscheiden, wurden

Exkurs: Treibhauseffekt

Obwohl Fensterglas die langwellige Infrarotstrahlung nicht durchläßt, kommt noch ca. die Hälfte der Strahlungsenergie in den Raum. Die Bedeutung der Markisen liegt daher im Sommer in der Zurückhaltung des sichtbaren Strahlungsanteils. Im Winter hingegen werden durch das einfallende sichtbare Sonnenlicht die Gegenstände des Raumes erwärmt. Diese senden nun ihrerseits langwellige Infrarotstrahlung aus, die durch das Fensterglas nicht mehr austreten kann, so daß die Wärmeenergie im Raum verbleibt (Treibhauseffekt).

In klimatisierten Häusern kann durch dünne auf die Fenster gedampfte Goldschichten eine bevorzugte Reflexion des Infrarotanteiles erreicht werden, ohne daß ein zu großer Verlust an sichtbarem Licht in Kauf genommen werden müßte. Derartige Wärmeschutzgläser werden vor allem im Hochhausbau eingesetzt.

Auch unsere Atmosphäre schützt vor Abkühlung, indem die kurzwelligere Sonnenstrahlung durchgelassen und die von der Erde abgestrahlte Infrarotstrahlung zurückgehalten wird. Die Absorption der Infrarotstrahlung wird dabei nicht von Stickstoff oder Sauerstoff dominiert, die gemeinsam mehr als 99% der Atmosphäre ausmachen, sondern erfolgt durch einen kleinen Anteil sogenannter »Treibhausgase« wie Kohlendioxid und Methan. Gerade darin liegt jedoch eine Gefahr für unsere Zukunft. Der Grund liegt darin, daß seit dem letzten Jahrhundert der Gehalt an Treibhausgasen deutlich zugenommen hat, einerseits durch die rasant gestiegene Verfeuerung von Kohle und Öl und andererseits durch die Verringerung der Aufnahme dieser Gase aus der Atmosphäre aufgrund der Abholzung der Wälder. Durch die Industrialisierung der heutigen Entwicklungsländer wird diese Entwicklung auch in Zukunft weitergehen. Wenn keine wirksamen Gegenmaßnahmen ergriffen werden, wird ein Anstieg der mittleren Temperatur weltweit um 1,5 bis 4 Grad bis zur Mitte des nächsten Jahrhunderts befürchtet. Tatsächlich konnte seit den letzten hundert Jahren bereits ein Temperaturanstieg um 0,5 bis 0,7 Grad festgestellt werden, wobei der stärkste Anstieg in den letzten 10 Jahren zu verzeichnen war.

Wolken können den Treibhauseffekt sowohl verstärken als auch verringern: Einerseits verringern sie die Abgabe von Wärmestrahlung, da sie für Infrarotstrahlung nahezu undurchlässig sind, andererseits behindern sie die Erwärmung durch Reflexion der Sonnenstrahlung an der Wolkenoberfläche. Bei sehr dicken und hochreichenden Wolken können rund 80% der Sonnenstrahlung reflektiert werden. Bei tiefliegenden Wolken überwiegt bei starker Sonneneinstrahlung, z. B. im Äquatorialbereich oder in unseren Breiten im Sommer, die Erwärmungsbehinderung gegenüber dem Treibhauseffekt, so daß sie netto zu einer Abkühlung führen. Hohe Wolken behindern hingegen wegen ihrer niedrigen Eigentemperatur die Wärmeabstrahlung mehr als die Erwärmung durch die Sonne, so daß sie zu einem Energiegewinn führen.

mit der Entwicklung von Lasergeräten Strahlenquellen geschaffen, die sich gegenüber der Wärmestrahlung durch ihre Schmalbandigkeit und extreme Bündelung unterscheiden. Dadurch wurden (im zivilen Bereich) erstmals Strahlungsintensitäten verfügbar, die jene der Sonnenstrahlung um bis zu 15 Größenordnungen übersteigen können.

Sonnenlicht

Jeder Morgen und Abend, an dem sich der Himmel rot färbt, erinnert uns daran, daß sich die Zusammensetzung der Sonnenstrahlung beim Durchgang durch unsere Atmosphäre erheblich ändern kann. Hervorgerufen wird das Morgenrot dadurch, daß die Schwächung des Lichtes durch die Atmosphäre um so größer ist, je kleiner die Wellenlänge ist, so daß die kurzwelligen blauen Anteile stärker verringert werden, und das rote Licht überwiegt: Am Morgen und Abend, wenn die Sonne tief steht und das Licht einen besonders langen Weg durch die Atmosphäre hat, ist dieser Effekt daher besonders deutlich.

Daß der Himmel blau ist, läßt sich hingegen dadurch erklären, daß die Streuung des Lichtes an den Atomen und Molekülen der Atmosphäre umso größer ist, je kleiner die Wellenlänge ist. Dabei werden Lichtwellen von ihrem direkten Weg abgelenkt und in alle Richtungen »zerstreut«. Während sich daher im direkt von der Sonne einfallenden Licht die verschiedenen Wellenlängenanteile zu einem farblosen »weißen« Licht ergänzen, überwiegen im indirekten (Streu-)Licht die kurzwelligen (blauen) Anteile, so daß der Himmel seitlich der Sonne blau erscheint. Diese Veränderungen der Zusammensetzung des Lichtes zeigen sich auch beim Vergleich des vom Nordhimmel stammenden (Streu-)-Lichtes mit dem direkt einfallenden Sonnenlicht.

Zivilisatorische Lichtquellen

Seit der Nutzbarmachung des Feuers sind Temperaturstrahler unverändert die von uns am häufigsten verwendeten Lichtquellen: Waren es früher Fackeln, Kienspäne und Kerzen, so sind es heute vor allem Glühlampen. Die spektrale Verteilung des von ihnen ausgesandten Lichtes, die »Lichtfarbe«, hängt dabei wesentlich von den erreichten Temperaturen des Glühdrahtes ab.

Die Temperatur glühender Gegenstände wird von uns meist unterschätzt: Damit wir überhaupt Strahlung sehen können, müssen Temperaturen von über 525 °C erreicht werden. Beim Zug an einer brennenden Zigarette steigt die Temperatur von ca. 600 °C bei Rotglut bis auf über 1500 °C bei Weißglut an (siehe Tabelle 10).

Bei den üblichen Glühlampen mit Wolfram-Glühdrähten liegt die Temperatur bei 2700 bis 2860 °K, so daß das Intensitätsdichtemaximum der Strahlung im nahen Infrarot bei ca. 1000 nm liegt.

Ein Großteil der Strahlungsenergie entfällt daher auf den Infrarotbereich, während die Ausbeute an sichtbarem Licht nur in der Größenordnung von ca. 10% liegt. Dies ist der Grund, warum die Oberflächentemperatur einer 100-W-Glühlampe 260 °C erreichen kann und dort die Infrarotstrahlungsintensität ca. 290 mW/cm^2 beträgt, während an sichtbarem Licht nur 28 mW/cm^2 auftreten. In 1 m Entfernung beträgt die Lichtintensität nur mehr ca. 70 µW/cm^2.

Glühfarbe	Temperatur (in °C)	Maximum der Intensitätsdichte (in μm)
beginnende Rotglut	525	3,6
Dunkel-Rotglut	700	3,0
Kirsch-Rotglut	850	2,6
Hell-Rotglut	950	2,4
Gelbglut	1100	2,1
beginnende Weißglut	1300	1,8
volle Weißglut	1500	1,6

Tab. 10: Temperatur und zugeordnete Wellenlänge des ausgesandten Intensitätsdichtemaximums der Glühfarben.

Im Gegensatz zum kontinuierlichen Emissionsspektrum der Glühlampen zeigen Gasentladungslampen im allgemeinen ausgeprägte Emissionslinien der verwendeten Gase, die den Charakter und Farbton des erzeugten Lichtes bestimmen.

Für Leuchtstofflampen werden als Leuchtstoffe meist anorganische Kristalle, die sogenannten Kristallphosphore verwendet, wie z.B. Sulfide von Zink, Kadmium und eine Reihe von Silikaten, Wolframaten und Phosphaten. Ihre Anregung erfolgt im allgemeinen durch eine Gasentladung.

Gasentladungslampen erzeugen neben sichtbarem Licht auch UV-Strahlung. Diese wird im Normalfall durch eine Schutzschicht abgeschirmt. Bei ihrer Beschädigung jedoch, z.B. durch Erschütterung, können ebenfalls erhebliche Strahlungsmengen freigesetzt werden.

Laserstrahlung
Laserstrahlung begegnet uns heute in den verschiedensten Anwendungsfällen: In Kaufhäusern wird sie an den Kassen zum Abtasten von Strichcodes eingesetzt, Schallplatten werden nicht mehr von Diamant-

	Bandbreite (in Hz)	Lichtleistung (in W)	Lichtintensität (in W/cm^2)
Sonne	$5 \cdot 10^{14}$	10^{26}	$5 \cdot 10^{-2}$
Laser	10^3	10^{-2} bis 10^7	$5 \cdot 10^3$ bis $5 \cdot 10^{13}$

Tab. 11: Gegenüberstellung von Sonnenlicht und Laserstrahlung.

nadeln zerkratzt, sondern durch einen Laserstrahl abgetastet, Telefongespräche werden nicht mehr durch Stromimpulse, sondern in Glasfaserkabeln durch Laserlicht übertragen, auch in der Disco gibt es Laser, hier als Showelement.

Laser ist ein Kunstwort und bedeutet Lichtverstärkung durch stimulierte Emission von Strahlung (light amplification by stimulated emission of radiation).

Während das Sonnenlicht aus einem Gemisch von Lichtwellen unterschiedlicher Frequenz und Phasenlage besteht, ist es möglich, durch stimulierte Emission von Lichtwellen in einem Resonator Laserstrahlung geringer Bandbreite und hoher zeitlicher Kohärenz und damit besonders eng gebündelte Lichtstrahlen hoher Intensität zu erzeugen.

Die Gegenüberstellung von Sonnenlicht und Laserstrahlung in Tabelle 11 zeigt, daß trotz geringerer Strahlungsleistung erheblich höhere Intensitäten auftreten können.

Als Bereiche, in denen Lasertechnik angewandt wird, sind vor allem zu nennen:

Materialbearbeitung: Für das Bearbeiten, z.B. Härten, Schweißen, Bohren oder Abtragen von Stoffen (Metalle sowie Nichtmetalle) kommen nur die leistungsstärksten Laser in Betracht. Es sind dies z.B. CO_2-Gaslaser oder Rubin- und YAG-Nd-Festkörperlaser. Darüber hinaus ermöglichen Laser das Schneiden von Metallen, Keramik, Holz und Kunststoffen sowie das Schweißen von Glas, Quarz, Keramik und Kunststoffen, für das elektrische Schweißverfahren nicht einsetzbar sind.

Mikroelektronik: Hier werden Laser in zunehmendem Maß eingesetzt, z.B. zum Abgleichen von Bauelementen bzw. elektronischen Schaltungen, zum Anschweißen von Anschlußdrähten.

Nachrichtentechnik: Die hohe Frequenz der Lichtstrahlung erlaubt größte Bandbreiten von Datenübertragungskanälen und Packungsdichten von Speichern und Bauelementen. Vorwiegend verwendet werden Halbleiterlaser.

Vermessung: Im Flugzeug-, Großmaschinen-, Hoch- und Tiefbau sowie in der Geodäsie. Der hierfür am meisten eingesetzte Laser ist der Helium-Neon-Laser.

Medizin: Unter Ausnützung der blutstillenden Wirkung als Skalpell für blutreiche Organe wie Leber oder für Hirnoperationen, zum Befestigen abgelöster Netzhautteile oder zur Bestrahlung in der Dermatologie.

Waffenproduktion: Hochleistungslasern zur Zerstörung von gegnerischen Objekten wird vor allem in der Entwicklung von Weltraumwaffen eine große Bedeutung zugemessen.

6.2.3 Ultraviolette Strahlung

Bei jedem Material, das über ca. 2500 °C erhitzt wird, reicht die ausgesandte Temperaturstrahlung bis in den Bereich des ultravioletten Lichtes. Die dominierende natürliche Strahlungsquelle ist auch in diesem Bereich mit einer Oberflächentemperatur von 6000 °K unsere Sonne. In zunehmendem Maß halten jedoch auch technische Strahlungsquellen, vor allem Bräunungsgeräte, Einzug in die Haushalte.

Sonnenstrahlung
Der kurzwellige Teil der von der Sonne ausgesandten UV-Strahlung wird bereits in der Ozonschicht vollständig absorbiert, so daß die auf unsere Erdoberfläche treffende Strahlung nahezu keine Anteile unter ca. 288 nm mehr besitzt.

Wie Messungen gezeigt haben, ist die Ozonschicht der Atmosphäre bereits so stark gefährdet, daß sie an den Polen auf Bruchteile ihrer üblichen Werte abnehmen kann. Eine wesentliche Ursache dafür ist der zunehmende Schadstoffgehalt der Atmosphäre, vor allem die Zunahme an Fluorchlorkohlenwasserstoffen (FCKW), die z.B. als Treibgas für Sprays, zum Aufschäumen von Kunststoffen und als Kühlmittel verwendet werden. Allein durch die bereits in der Atmosphäre befindlichen Verunreinigungen muß mit einem weiteren Anwachsen der Ozonlöcher gerechnet werden. Die Abnahme der Ozonkonzentration verringert jedoch auch die Schutzwirkung, so daß in Zukunft mit einer Erhöhung der UV-Bestrahlung zu rechnen ist.

Die UV-Strahlungsintensität unterliegt starken jahreszeitlichen Schwankungen und ist im Herbst bei geringer Luftdichte höher als im Frühjahr. Der UV-Anteil der Globalstrahlung liegt bei etwa 5 mW/cm^2.

Die Strahlenbelastung steigt mit der Meereshöhe und dem Reflexionsvermögen des Erdbodens an und ist daher besonders bei Gletscherwanderungen zu beachten.

Wie auch die übrige Sonnenstrahlung ist die UV-Strahlung wesentlich von der geographischen Breite abhängig. In zunehmendem Maße werden auch subtropische oder tropische Gebiete für Europäer erreichbar, die sich damit immer häufiger wenigstens vorübergehend im Urlaub oder aus beruflichen Gründen den intensiveren Bestrahlungsverhältnissen geringer Breiten aussetzen.

Zivilisatorische Strahlungsquellen
Ultraviolette Strahlung entsteht nicht nur gezielt in Bestrahlungslampen, sondern auch als unerwünschte Begleiterscheinung hoher Temperaturen z.B. in Feuerbetrieben. Dabei ist zu beachten, daß bei Vorgängen, bei denen intensive UV-Strahlung frei wird, auch gefährliche Konzentrationen von Ozon entstehen können.

Die Intensität der UV-Strahlung hängt beim Lichtbogenschweißen vom Elektrodenmaterial, dem Schweißstrom und dem Werkstück ab. Besonders hoch ist sie beim Schutzgasschweißen. Auch Schweißbrenner, bei denen Temperaturen über 6000 °K, der Temperatur der Sonnenoberfläche, erreicht werden können, zählen zu den wichtigen Quellen parasitärer UV-Strahlung. Ihre Intensität kann bis über 600 W/cm^2 reichen.

UV-Bestrahlungslampen sind zur Ausnützung photochemischer und photobiologischer Wirkungen für kosmetische, hygienische, medizinische und technische Zwecke weit verbreitet.

Die im privaten Bereich inzwischen häufigste Anwendung von UV-Strahlung geschieht zu kosmetischen Zwecken. Man nimmt an, daß sich 5 bis 10% der Bevölkerung der Bundesrepublik regelmäßig in Bräunungsstudios, Kosmetiksalons, Saunas oder zu Hause bestrahlen lassen. Es wird geschätzt, daß derzeit mehr als 10 000 Bräunungsstudios betrieben werden und in mehr als einer Million Haushalten ein Heimsolarium vorhanden ist, wobei deren Bestrahlungsstärke bei 20 bis 50 mW/cm^2 um ein Vielfaches über dem natürlichen Strahlungspegel liegen kann.

In der Medizin wurde die UV-Strahlung sowohl in der Vergangenheit als auch in der Gegenwart therapeutisch eingesetzt: War es vor der Entdeckung der Antibiotika die Behandlung der Tuberkulose und von Hautinfektionen, so werden heute vor allem die Schuppenflechte, Akne, allergische Hautreaktionen und -geschwüre, aber auch chronische Lungenentzündung und rheumatische Erkrankungen mit UV-Strahlung behandelt. Darüber hinaus wird UV-Strahlung zur Vorbeugung gegen Vitamin-D-Mangel angewendet.

Industrielle Anwendungen sind z. B. die Herstellung von Vitamin D in der Pharmaindustrie, die Desinfektion von Luft, Oberflächen und Wasser, die Härtung von Lacken und Modelliermassen (Polymerisation), die Herstellung chemischer Verbindungen mit Chlor-, Schwefel- oder Stickstoffradikalen (Photosynthese) oder die Herstellung von Kopien, Druckvorlagen oder Elektronik-Platinen (Photo-Lithographie).

Als Strahlungsquellen werden eingesetzt Quecksilberdampf-Hochdrucklampen (UVC-Strahler mit Schutzfilter), z. B. für Großsolarien in öffentlichen Bädern, Quecksilberdampf-Niederdrucklampen (UVC-Strahler), z. B. in der Lebensmittelindustrie, in OP-Räumen, Quecksilber-Leuchtstoffröhren (UVB, UVA) für medizinische Zwecke, Solarien, Polymerisation usw. oder Metall-Halogenid-Lampen (breitbandiges UV), je nach Filterung für industrielle und medizinische Anwendungen, auch als Hochleistungsstrahler für Solarien.

6.3 Biologische Wirkungen optischer Strahlung

6.3.1 Infrarotstrahlung

Wir wissen, daß Wärmestrahlung von allem ausgesendet wird, dessen Temperatur über dem absoluten Nullpunkt von $-273\,°C$ liegt. Sie ist um so intensiver, je höher die Temperatur ist. Das Maximum der Wärmestrahlung liegt bei Temperaturen bis zu ca. $3690\,°C$ im Infrarotbereich. Obwohl diese Strahlung nicht sichtbar ist, kann man sie mit Hilfe der Wärmefühler in der Haut wahrnehmen und wird dadurch vor gefährlich hohen Intensitäten gewarnt. Wie man aus Erfahrung weiß, reicht jedoch diese Wahrnehmung nicht aus, um sich vor dem Verbrennen beim raschen Ergreifen heißer Gegenstände zu schützen, da gefährlich hohe Temperaturen erst ab ca. $525\,°C$ durch die dann beginnende Rotglut optisch erkennbar werden.

Die Erwärmung des menschlichen Körpers durch die Infrarotstrahlung konzentriert sich auf die Oberfläche und gelangt erst von dort durch Wärmeleitung ins Körperinnere. Während langwellige Infrarotstrahlung noch so weit in den Körper eindringen kann, daß auch oberflächennahe Organe stark erwärmt werden können, sind mit abnehmender Wellenlänge vor allem Haut und Augen von der Strahlenwirkung betroffen.

Bei der Verwendung von Laserstrahlung, die sich durch extreme Bündelung und hohe Intensitäten auszeichnet, können beabsichtigt (z. B. in der Laserchirurgie) oder unbeabsichtigt Schäden des Körpergewebes verursacht werden. Deren Art und Ausmaß hängen dabei stark von den Bestrahlungsbedingungen ab.

Bei kurzen Strahlungsimpulsen dominieren die mechanischen Wirkungen. Dies ist dadurch bedingt, daß dem Gewebe so rasch Wärme zugeführt wird, daß die flüssigen Bestandteile der Zellen explosionsartig verdampfen und dabei die Zellen mechanisch zerreißen, so daß ringförmig um den Auftreffbereich des Laserstrahles zersprengte Zonen entstehen. Darüber hinaus verursacht die rasche thermische Ausdehnung Scherkräfte, die noch in Gewebeteilen Schäden verursachen können, die vom wärmegeschädigten Absorptionsbereich entfernt sind.

Bei langer Bestrahlung vergrößert sich das thermisch geschädigte Gebiet wegen der Wärmeleitung in das umgebende Gewebe. Die Ausdehnung der Wärmeschäden hängt nicht nur von der Temperatur, sondern auch von der Größe des Auftreffbereiches des Laserstrahls ab.

Hautschäden

Die Haut ist aus mehreren Schichten aufgebaut. Diese bieten auch im Bereich der optischen Strahlung einen gewissen Schutz.

Die Oberhaut (Epidermis) besteht selbst wiederum aus mehreren Schichten, deren oberste die widerstandsfähige Hornhaut ist und deren innerste die Wärmefühler und die Pigmentzellen enthält, die den Hautton bestimmen.

Danach folgt die Lederhaut (Dermis), die für die Elastizität und Reißfestigkeit verantwortlich ist und Haarwurzeln und Nerven enthält.

Die Unterhaut (Subcutis) schließlich stellt die Verbindung zu den unter der Haut liegenden Geweben dar und sichert die Verschieblichkeit unserer Haut gegenüber dem darunter liegenden Gewebe.

Auch wenn die Wärmefühler in der Haut vor einer unbewußten Strahleneinwirkung schützen, kann es doch zu übermäßiger Bestrahlung kommen. Diese ist besonders häufig, wenn man sich längere Zeit intensiver Sonnenbestrahlung aussetzt, die ja auch im Infrarot intensive Strahlungsanteile besitzt.

Die Eindringtiefe der Strahlung nimmt zunächst zwar mit abnehmender Wellenlänge vom fernen zum nahen Infrarot hin ab, im nahen Infrarot kann die Durchlässigkeit der Hautschicht jedoch auch selektiv wieder zunehmen (Abbildung 67), so daß sich die Erwärmung auf unterschiedliche Bereiche erstreckt: So konzentriert sich die einfallende Infrarotstrahlung einer rotglühenden Fläche (mit einem Strahlungsmaximum bei ca. 4 μm) auf einen schmäleren Bereich und führt daher zu lokal höheren Erwärmungen und damit früher zu Schmerzempfindungen als die Sonnenstrahlung gleicher Intensität, die auch in Unterhautbereiche vordringen kann.

Die Schmerzgrenze nimmt bei zunehmender Einwirkungsdauer stark

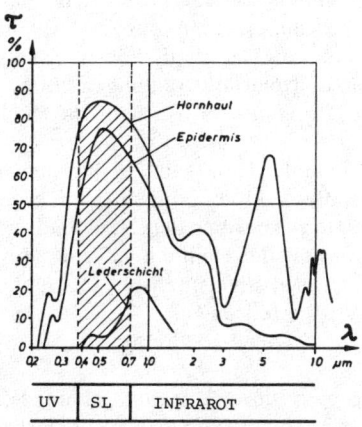

Abb. 67: Durchlässigkeit der Haut für optische Strahlung (Wellenlänge in logarithmischer Darstellung).

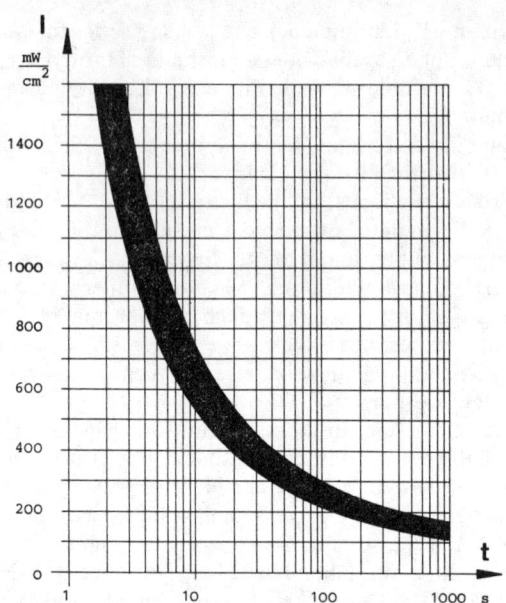

Abb. 68: Schmerzgrenze bei Einwirkung von Wärmestrahlung in Abhängigkeit der Einwirkungsdauer (Zeit in logarithmischer Darstellung).

ab: Summiert über die Strahlungsanteile im gesamten Infrarotbereich führen bereits Intensitäten von ca. 150 mW/cm^2 bei längerer Bestrahlung (über 10 min) zu Schmerzempfindungen (Abbildung 68).

Bei zu langer Bestrahlung der Haut kann zunächst ein Erythem (Sonnenbrand) entstehen, extreme Bestrahlungen können sogar Geschwüre und Verkohlungen der Haut verursachen und auch oberflächennahe Organe schädigen.

Intensive Bestrahlung der Haut kann zu irreversiblen Veränderungen führen. Bei häufiger Bestrahlung können sich diese aufsummieren und zu einer beschleunigten Alterung der Haut und zu einer verstärkten Pigmentierung führen, die der Haut ein ledernes Aussehen verleiht.

Darüber hinaus kann häufige intensive Bestrahlung auch zu einem erhöhten Hautkrebsrisiko führen.

Linsentrübung

Das menschliche Auge ist durch Infrarotstrahlung besonders gefährdet, weil es sie nicht wahrnehmen und sich nicht durch Reflexe wie z.B. Lidschluß- oder Abwendreaktion schützen kann. Intensive Wärmestrahlung kann daher die Augen schädigen. Der gefährdete Bereich wird

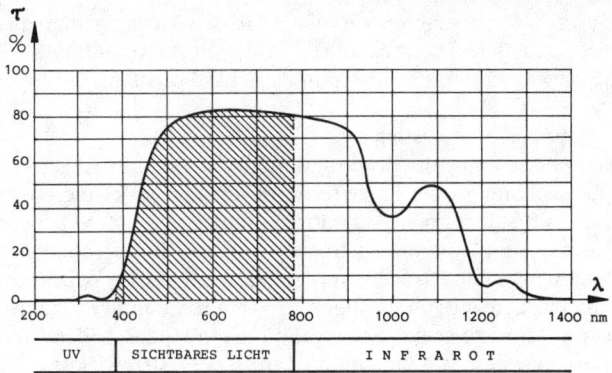

Abb. 69: Anteil der einfallenden Strahlung, der bis zur Netzhaut vordringt (Wellenlänge in logarithmischer Darstellung).

dabei von der Eindringtiefe der Strahlung bestimmt: Diese nimmt zunächst mit abnehmender Wellenlänge ab, so daß sich die Erwärmung zunächst auf die Augenlinse selbst, dann auf das Wasser in der vorgelagerten Augenkammer und schließlich auf die Hornhaut konzentriert.

Im nahen Infrarotbereich am Übergang zum sichtbaren Licht erhöht sich jedoch die Durchlässigkeit wieder, so daß hier die Strahlung auch wieder an die Netzhaut gelangen und dort Schädigungen hervorrufen kann (Abbildung 69).

Durch eine chronische Einwirkung intensiver Wärmestrahlung kann es zu einer Trübung der Augenlinse kommen, die mit einem Verlust des Sehvermögens verbunden ist (Grauer Star). Diese beginnt am hinteren Pol der Linse und breitet sich von dort allmählich nach den Seiten hin aus. Die Trübungen werden jedoch am Beginn von den Betroffenen nicht wahrgenommen und können erst nach einer langen Verzögerungszeit von 10 bis 15 Jahren bemerkbar werden.

Eintrübungen der hinteren Augenlinse können vor allem in Feuerbetrieben auftreten (»Feuerstar«) und sind als Berufskrankheit anerkannt. Sie traten früher auch in Eisenhütten auf, sind jedoch heute fast nur noch in Glasbläsereien zu finden. Glasbläser lehnen es nämlich meist ab, ihre Augen durch Schutzbrillen zu schützen, so daß diese während der Tätigkeit immer wieder intensiver Infrarotstrahlung ausgesetzt sind: So entnimmt ein Glasbläser während einer Arbeitsschicht ca. 200- bis 800mal mit seiner Glasmacherpfeife die geschmolzene Glasmasse dem Ofen und ist dabei jeweils ca. 5 bis 10 s der intensiven Wärmestrahlung der Schmelze ausgesetzt, die eine Temperatur von ca. 1100 bis 1250 °C aufweist.

Wegen der langen Verzögerungszeit ist eine Unterscheidung des Feu-

erstars vom altersbedingten Grauen Star in späten Stadien praktisch
nicht mehr möglich. Die Anzahl der in der Bundesrepublik als Berufskrankheit anerkannten Fälle beträgt ca. 1 bis 3 pro Jahr.

Hitzekrampf und Sonnenstich

Der Mensch ist dank des leistungsfähigen Temperaturregelsystems in
der Lage, auch mit großer Hitze fertig zu werden. So können wir uns bei
trockener Luft selbst noch Außentemperaturen von 60°C dauernd aussetzen. Kurzzeitig können auch noch höhere Temperaturen von ca.
120°C ohne Schaden ertragen werden. Eine zu starke Wärmezufuhr in
Zusammenwirken mit ungünstigen Begleiterscheinungen kann jedoch
auch schon früher zu sogar lebensgefährlichen Hitzeschäden führen.

Der Hitzekrampf ist eine milde Form der Hitzewirkung. Er wird
durch Verluste von Körpersalzen bewirkt, die durch zu großes Schwitzen hervorgerufen werden, wie es z.B. bei großer körperlicher Beanspruchung unter starker Hitze vorkommen kann. Die dadurch verursachte Verkrampfung unserer Muskulatur kündigt sich vorher durch
allgemeine Mattigkeit, Kopfschmerzen und Brechreiz an. Gefährdet
sind z.B. Sportler, Feuerwehrmänner und Hochofenarbeiter. Eine Vermeidung von Hitzekrämpfen ist durch das rechtzeitige Trinken salzhalti-
ger Getränke möglich.

Der Hitzekollaps ist bereits eine schwerwiegendere Form der Hitze-
einwirkung. Er wird dann verursacht, wenn die Regelfähigkeit unseres
Körpers überfordert ist und dadurch unsere Körperkerntemperatur auf
ca. 40°C angestiegen ist. Der Grund dafür ist, daß unser Körper dann
ohne Rücksicht auf den Blutdruck mit allen Mitteln versucht, Wärme
abzuführen. Dabei kommt es zu einer starken Erweiterung besonders
der oberflächennahen Blutgefäße und damit zu einer Vergrößerung des
Gefäßvolumens. Dies führt zum Blutdruckabfall und damit zu einer
Mangeldurchblutung des Gehirns und zu Bewußtlosigkeit.

Er kann dann auftreten, wenn man sich bei Hitze gleichzeitig auch
noch körperlich anstrengt, also auch zusätzlich noch selbst viel Wärme
erzeugt. Gefördert wird er darüber hinaus durch starkes Schwitzen, weil
der dadurch verursachte Flüssigkeitsverlust zu einer Eindickung des
Blutes und damit zusätzlich zu einer Verringerung unseres Blutvolu-
mens führt.

Einen Hitzekollaps erleidet man jedoch nicht ungewarnt: Er kündigt
sich an durch Kopfschmerzen, Schwindelgefühl, Augenflimmern und
starken Durst.

Der Hitzschlag ist die gefährlichste Form der Einwirkung von Wärmestrahlung. Dabei kommt es zu thermischen Schädigungen, von denen
alle Organe einschließlich des Gehirns betroffen sein können. Im
schlimmsten Fall können sie zum Tod führen.

Ausgelöst wird der Hitzschlag durch eine Überforderung der Wärmeregulation, dem ein rascher Anstieg der Körperkerntemperatur auf über 41 °C und danach ein Kreislaufkollaps folgt. Dies ist möglich, wenn man sich bei hohen Umgebungstemperaturen und erschwerter Wärmeabgabe, z.B. bei hoher Luftfeuchtigkeit und Windstille, körperlich stark anstrengt.

Der Gefahr des Sonnenstichs ist man vor allem im Sommerurlaub ausgesetzt, wenn starke Wärmestrahlung auf den ungeschützten Kopf einwirkt. Noch ehe es zu einem allgemeinen Anstieg der Kerntemperatur kommt, wie dies beim Hitzschlag der Fall ist, kann es zu einer übermäßigen Erwärmung des wärmeempfindlichen Gehirns und damit zu Schädigungen der Hirnzellen kommen, die schnell tödlich verlaufen können. Charakteristisch und besonders gefährlich ist dabei die Plötzlichkeit des Auftretens, so daß man sich nur vorbeugend durch richtiges Verhalten schützen kann.

6.3.2 Sichtbares Licht

Die Stechmücke, die selbst in der Finsternis unfehlbar in die Blutgefäße unter der Haut sticht, die sich durch ihre erhöhte Wärmestrahlung verraten, ist ein Beispiel dafür, daß der sichtbare Bereich der elektromagnetischen Strahlung keineswegs für alle Lebewesen der gleiche ist: Während die Stechmücke im Infrarotbereich sieht, erstreckt sich der Wahrnehmungsbereich der Bienen ins Ultraviolett. Für Menschen ist nur ein extrem schmaler Wellenlängenbereich sichtbar, der sich nicht einmal über eine Zehnerpotenz, von 780 nm (rot) bis zu 380 nm (blau), erstreckt.

Beeinträchtigung der Augen durch Bildschirmarbeit

Licht ist ein wesentlicher Bestandteil des Lebens: Es vermittelt nicht nur Informationen, sondern stellt auch ein wesentliches Stimmungselement dar, das uns sowohl positiv als auch negativ beeinflussen kann. Wessen Wohnzimmer durch die neben seinem Fenster angebrachte blinkende Leuchtreklame rhythmisch beleuchtet wird oder wessen Schlafzimmer durch die Flutlichtanlage einer benachbarten Sportstätte auch noch um Mitternacht in helles Licht getaucht ist, der kann bezeugen, daß Licht in zunehmendem Maß auch ein störender Umweltfaktor werden kann.

Dies ist weniger auf die Schwierigkeit der Vermeidung von Belästigungen als vielmehr auf das mangelnde Problembewußtsein und die mangelnde Einsicht der Errichter störender Quellen zurückzuführen. Meist lassen sich Belästigungen mit relativ einfachen Mitteln beseitigen. Wichtig wäre jedoch, daß bereits vor Errichtung von Beleuchtungsanlagen auf diesen Aspekt geachtet würde.

Flimmernde Bilddarstellungen, verbunden mit ungenügenden Kontrasten können auch am Bildschirmterminal zu Beeinträchtigungen führen. In diesem Fall sind es Augenrötung und -schmerzen, Erhöhung des Augeninnendrucks, Müdigkeit und Kopfschmerzen, die über die Sehvorgänge ausgelöst werden. So hängt z.B. die Bildfrequenz, ab der unser Auge ein Flimmern nicht mehr wahrnehmen kann (Verschmelzungsfrequenz), nicht nur von den konstruktiven Eigenschaften des Bildschirms, sondern auch von der Raum- und Bildhelligkeit ab. Darüber hinaus kann Flimmern auch noch wahrgenommen werden, wenn man nur seitlich auf den Bildschirm blickt und daher das Bild auf die Randbereiche der Netzhaut abgebildet wird, wo die empfindlichen Dämmerungs-Sehzellen sitzen. Bei zu großer Raumhelligkeit oder seitlichem Blick auf den Bildschirm kann es daher zu unangenehmen Flimmererscheinungen kommen, die die Augen belasten. Bei Bildschirmgeräten bestimmen auch die Helligkeit, Schärfe, Größe und der Kontrast der dargestellten Zeichen deren Erkennbarkeit und damit die Beanspruchung der Augen.

Wesentlich ist jedoch auch die richtige Korrektur von Sehfehlern: Wie eine Umfrage ergeben hat, tragen bis zu 15% der an Bildschirmen Beschäftigten falsche Brillen, die sie z.B. von ihrem Partner oder von Verwandten bekommen hatten.

Blendung und Netzhautschäden

Das Auge stellt ein extrem empfindliches Sinnesorgan dar: Man kann abschätzen, daß bereits die geringstmögliche Energiemenge, nämlich ein einziges Strahlenquant, ausreicht, um eine Sehzelle zu erregen. Darüber hinaus besitzt es jedoch auch einen enormen Dynamikbereich, der von der Wahrnehmbarkeitsschwelle bei 10^{-18} W/cm² über 12 Zehnerpotenzen bis zur Blendung über 10^{-6} W/cm² reicht. Erst darüber hinaus

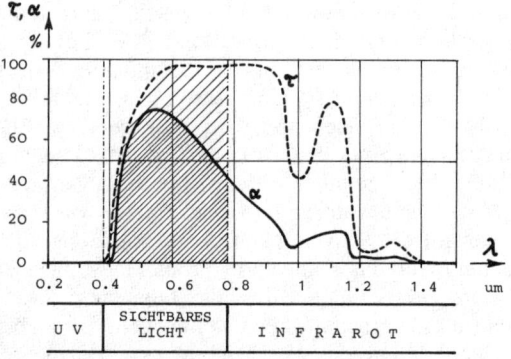

Abb. 70: Absorptionsvermögen der Netzhaut (α) und Anteil der einfallenden Strahlung (τ), der die Netzhaut erreicht.

kann eine längere Einwirkungsdauer zu bleibenden thermischen Schäden der Netzhaut führen.

Da das Auge sichtbares Licht besonders gut durchläßt, ist vor allem die Netzhaut, die in diesem Wellenlängenbereich ein gutes Absorptionsvermögen besitzt, durch zu hohe Lichtintensitäten gefährdet (Abbildung 70). Geschützt wird das Auge vor Blendung durch den Pupillenreflex, den Lidschlußreflex und die Abwendreaktion.

Eine besondere Gefährdung des Auges stellt das Laserlicht dar, da das parallele Laserstrahlenbündel auf einen besonders kleinen Brennfleck auf der Netzhaut von ca. 10 bis 20 μm Durchmesser fokussiert wird, der nur mehr durch die Beugungserscheinungen an der Pupillenöffnung bestimmt wird. Dadurch ergibt sich eine Intensitätserhöhung entsprechend dem Verhältnis der Quadrate der Durchmesser von Pupille und Brennfleck in der Größenordnung von 10^4 bis 10^5. Durch zu hohe Intensitäten können thermische, photochemische und mechanische Wirkungen an der Netzhaut auftreten.

Laser, die sichtbares Licht aussenden, sind z.B. Helium-Neon-, Argon-, Krypton- oder Helium-Cadmium-Laser. Bei Netzhautablösungen wird z.B. in der Lasertherapie die abgelöste Netzhaut wieder angeschweißt und an den Rändern fixiert, um ein weiteres Fortschreiten der Ablösung zu verhindern. Das Einbrennen kleiner Löcher in die Netzhaut wird meist nicht bemerkt. Lokale Häufungen können jedoch zu Gesichtsfeldausfällen führen. Wird allerdings die Einmündung der Sehnerven in die Netzhaut, der sogenannte blinde Fleck, getroffen, kann dies zur völligen Erblindung führen.

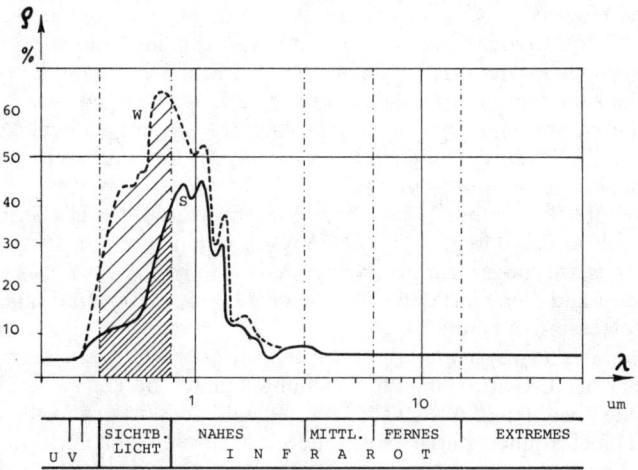

Abb. 71: Reflexionsvermögen der Haut für Weiße (W) und Farbige (S).

Die Schutzfunktion der Haut

Vor einer schädigenden Wirkung der Strahlung im Bereich des sichtbaren Lichtes bieten die Eigenschaften der Haut einen gewissen Schutz, der von der Hautfarbe (Pigmentierung) abhängt. Im Gegensatz zu anderen Frequenzbereichen kann das sichtbare Licht zu 45 bis 65% reflektiert werden (Abbildung 71).

6.3.3 Ultraviolette Strahlung

Der Sonnenbrand zeigt, daß nicht nur die vom Menschen selbst erzeugten Umweltfaktoren bedenklich sein können: Auch der ultraviolette Anteil der Sonnenstrahlung kommt in so großen Intensitäten vor, daß er durchaus nicht nur positive Auswirkungen besitzt, sondern auch gesundheitsgefährdende Wirkungen bis hin zu ernsten Schädigungen und Hautkrebs verursachen kann.

Trotz dieses erwiesenen Strahlenrisikos nimmt die übermäßige Bestrahlung immer mehr zu – und dies nicht nur aufgrund von Belastungen in unserer Umwelt oder am Arbeitsplatz, sondern auch aufgrund von Eitelkeit, die zu einer zunehmenden Benützung von Höhensonnen und Bräunungsstudios führt.

Wegen der geringen Eindringtiefe konzentriert sich die Wirkung von UV-Strahlen auf Augen und Haut. Dabei kann nicht nur eine zu große Menge an UV-Strahlung zu gesundheitlichen Schäden führen: Auch ein Mangel an UV-Strahlung kann nachteilige Auswirkungen besitzen.

Ein Mangel an UV-Strahlung, wie er z. B. in größeren geographischen Breiten auftreten, durch Lebensgewohnheiten bedingt sein oder, wie in den vorigen Jahrhunderten, im gesellschaftlichen Schönheitsideal begründet sein kann, führt möglicherweise zu Erkrankungen: Am häufigsten treten Störungen im Mineralhaushalt des Körpers und ein Mangel an Vitamin D auf, der zu einer Schwächung des Immunabwehrsystems, zu Rachitis und Karies führen kann.

In Hinblick auf ihre biologische Wirkung wurde die UV-Strahlung unterteilt in die Bereiche UV-A (380 bis 315 nm), in dem vorwiegend Bräunungswirkungen vorherrschen, UV-B (315 bis 280 nm), in dem der Sonnenbrand dominiert und UV-C, in dem bereits Keime und Bakterien abgetötet werden können.

Waren bisher vor allem Wärmewirkungen zu beachten, so besitzen im Bereich der UV-Strahlung die Strahlungsquanten bereits so viel Energie, daß Quanteneffekte, also photobiologische Wirkungen, dominieren. Dabei können durch Absorption von Strahlenquanten Moleküle angeregt und vorübergehend in einen reaktionsfreudigeren Zustand versetzt, chemische Reaktionen ausgelöst oder in ihrem Verlauf geändert

Chemische Bindung	Bindungs- energie (in eV)	Grenzwellen- länge (in nm)	Strahlungsart
Van-der- Waals- Bindung	0,04 – 0,08	3102 – 1551	Mikrowelle, Infrarot
Hydrogen- bindung	0,13 – 0,30	954 – 414	Infrarot, sicht- bares Licht
ionische Bindung	0,2	620	sichtbares Licht
kovalente Bindung	2,2 – 4,8	564 – 258	sichtbares Licht, ultraviolett

Tab. 12: Bindungsenergien chemischer Bindungen.

oder sogar chemische Verbindungen aufgebrochen werden. (Siehe auch Tabelle 12.)

Selbst Elektronen können abgespalten und damit Atome ionisiert werden. Die dazu erforderliche Ionisationsenergie hängt vom Aufbau der Atome ab. Die Wellenlänge muß daher um so kürzer sein, je größer die erforderliche Ionisationsenergie ist. Daher ist die Grenze zum Bereich der ionisierenden Strahlung unscharf und liegt (je nach Atom) zwischen 319 und 50 nm. Vereinbarungsgemäß wird sie jedoch bei einer Wellenlänge von 100 nm angenommen, bis zu der die biologisch wichtigsten Atome C, O und N noch nicht ionisiert werden können.

Die Wechselwirkung der UV-Strahlung mit biologischen Objekten ist stark frequenzabhängig. Bei gleichzeitigem Einwirken verschiedener Frequenzen, wie dies in der Regel der Fall ist, deren Wechselwirkung im allgemeinen verschieden stark ist, ergibt sich die biologische Wirkung, indem die Beiträge der Frequenzkomponenten gewichtet summiert werden. Mathematisch bedeutet dies, daß das UV-Spektrum nach Multiplikation mit einer spektralen Bewertungsfunktion integriert wird.

Absorbiert ein Molekül ein Strahlenquant, kann es seine Energie aufnehmen in Form von

– Bewegungsenergie, d. h. Rotations- oder Translationsbewegung (Erwärmung),

– Anregung, indem ein Elektron des Moleküls in eine energiereichere Bahn gebracht wird; viele Moleküle werden dadurch in einen chemisch angeregten Zustand versetzt, in dem sie besonders leicht neue Verbindungen eingehen (Auslösung photochemischer Reaktionen),

– Änderung des Ablaufes chemischer Reaktionen,

Exkurs: UV-Desinfektion

Bei intensiver UV-Bestrahlung können Mikroorganismen und Bakterien abgetötet werden, so daß damit eine Möglichkeit zur Behandlung von (transparenten) Medien wie Luft und Trinkwasser gegeben ist. Wie die relative spektrale Wirkungsfunktion zeigt, ist dabei vor allem der UV-C-Bereich maßgebend, der in der Sonnenstrahlung wegen der frequenzabhängigen Schwächung kaum mehr vorhanden ist.

Der Schwellenwert liegt bei der Wellenlänge maximaler Empfindlichkeit 265 nm im Bereich von 0,035 bis 46,5 mWs/cm^2.

– Änderung von Molekülen durch Aufbrechen chemischer Verbindungen oder Reaktion von Teilen von Makromolekülen, insbesonders der Gene,
– Befreiung eines Elektrons aus der Atomhülle (Ionisation): Im UV-Bereich ist dies jedoch nicht bei allen Elementen möglich.
Im UV-Bereich ist vor allem die Absorption durch ungesättigte organische Verbindungen zu beachten, während sie bei anderen biologischen Komponenten, insbesondere bei Wasser, vernachlässigbar ist. Eine der wichtigsten Verbindungen ist dabei die Desoxiribonukleinsäure (DNA), die die Erbinformation trägt. Die Wirkung der Strahlenquanten ist dabei vor allem destruktiv, wobei eine chemische Veränderung der DNA oder ihrer Bestandteile immer als schwerwiegend anzusehen ist. Schäden an der DNA können ihre Aufgabe behindern und sogar die Zellvermehrung unterbinden. Daß nach einiger Zeit die Zellteilung wieder aufgenommen wird, zeigt, daß Reparaturmechanismen wirksam sein müssen. Dabei kann unterschieden werden zwischen enzymatischen Reparaturvorgängen, die noch vor einer Zellteilung ablaufen, und einer Reparatur während oder nach der Zellteilung, indem die geschädigten DNA-Stellen zunächst überbrückt und später die Lücken durch Rekombination gefüllt werden.

Da die Reparatur nicht in jedem Fall und nicht immer vollständig möglich ist, kann eine Schädigung der DNA zu verschieden relevanten Mutationen und letztlich auch zu Krebs führen.

Als gesicherte positive photochemische Wirkung der UV-Bestrahlung ist vor allem die in der Haut stattfindende Auslösung der Umwandlung von 7-Dehydrocholesterol in Vitanmin D$_3$ zu nennen.

Photobiologische Wirkungen hängen vor allem von der Anzahl der absorbierten Photonen, von ihrer Energie sowie von der Art des ausgelösten biologischen Effektes ab und werden daher bestimmt durch die Bestrahlungsstärke, die spektrale Zusammensetzung der Strahlung (Strahlungsfunktion), die relative spektrale Wirkungsfunktion des biologischen Objekts, die in Abhängigkeit der Wellenlänge (Frequenz) die relative Wirksamkeit angibt und im allgemeinen für verschiedene Effekte verschieden ist, und die Bestrahlungsdauer.

In einem weiten Bereich ist für die photobiologische Wirkung das Produkt aus Bestrahlungsstärke und Bestrahlungsdauer (die Bestrahlung) maßgebend (Bunsen-Roscoe'sches Gesetz). Dann haben auch gleiche photobiologisch wirksame Strahlungsgrößen gleiche photobiologische Wirkungen zur Folge. Zur Erzeugung einer wahrnehmbaren photobiologischen Wirkung ist eine Mindestbestrahlung (Schwellenbestrahlung) erforderlich.

Sonnenbrand und Hautkrebs

Die auf unsere Haut auftreffende UV-Strahlung wird in Abhängigkeit der Wellenlänge und der Hautfarbe zu ca. 5 bis 25% reflektiert. Der Rest wird absorbiert und biologisch wirksam.

Eine geringe UV-A-Bestrahlung erzeugt direkt eine Bräunung der Haut (direkte Pigmentierung), indem die bereits vorhandenen Pigmente dunkler werden, jedoch ist diese Bräunung nicht sehr beständig. Sie setzt bereits 5 bis 10 Minuten nach der Bestrahlung ein und erreicht nach etwa einer Stunde ihr Maximum. UVA-Strahlen sind zur direkten Bräunung am besten geeignet; die maximale Wirkung erfolgt bei ca. 340 nm. Bei dieser Wellenlänge beträgt der Schwellenwert für die Pigmentierung ca. 10 W/cm^2.

Eine hohe UVA-Bestrahlung, z.B. durch Hochleistungsstrahler in Bräunungsstudios, kann darüber hinaus auch eine Neubildung von Pigmenten (Melanin-Synthese) bewirken, die, etwa 3 Tage verzögert, zu einer anhaltenden Bräunung (Spätpigmentierung) führt. Die in Sonnenliegen erzeugte Spätpigmentierung hingegen ist auf den geringen UVB-Anteil des Strahlungsspektrums zurückzuführen, der ca. 1% beträgt. Die Wirkungskurve der Spätpigmentierung entspricht jener des Sonnenbrandes und hat ihr Maximum bei 297 nm im UVB-Bereich.

Zu große Dosen von UV-Strahlung führen zunächst zu einem Sonnenbrand (Erythem), der in seiner mildesten Form nach 1 bis 6 Stunden als Rötung der Haut auftritt und nach 1 bis 3 Tagen wieder abklingt. Bei schwereren Formen kommt es zu Entzündung, Blasenbildung und Abschälen der Haut, gefolgt von einer Bräunung der Haut mit einer Verzögerung von 2 bis 3 Tagen (indirekte Pigmentierung).

Der Sonnenbrand ist nicht eine Folge thermischer Schädigungen der Haut, sondern wird durch komplexe chemische Abläufe verursacht, die nach der Absorption von UV-Strahlungsquanten in chemischen Veränderungen von Molekülen und der Freisetzung von Zellgiften münden.

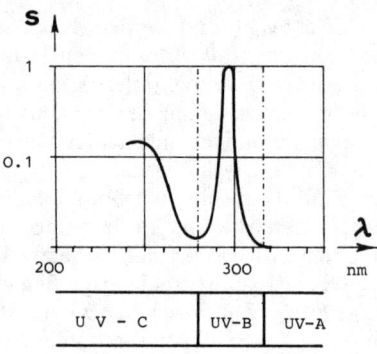

Abb. 72: Frequenzabhängige Wirksamkeit optischer Strahlung (Wirkungsfunktion) für Sonnenbrand (Erythem) und Spätbräunung.

Er stellt somit ein klassisches Beispiel eines phototoxischen Effektes dar.

Da die Schmerzgrenze unter der Grenze liegt, ab der Verbrennungen auftreten, sind thermische Schädigungen der Haut im allgemeinen vermeidbar. Die spektrale Wirkungsfunktion des Erythems und der indirekten Pigmentierung sind weitgehend identisch und zeigen ein Maximum sowohl im UV-C- als auch im UV-B-Bereich. Aus diesem Grund wurden Strahlungsanteile unterhalb des UV-A-Bereiches bei Bräunungsgeräten begrenzt. Der Schwellenwert für Erythem und indirekte Pigmentierung beträgt bei der Wellenlänge maximaler Empfindlichkeit 25 bis 50 mWs/cm² und wird als minimale Erythemdosis (MED) bezeichnet (Abbildung 72).

Kennt man die (durch Bewertung mit der Wirkungsfunktion gewonnene) erythemwirksame Bestrahlungsstärke eines Bräunungsgerätes, so kann die zulässige Bestrahlungsdauer ausgerechnet werden, bis zu der man noch keinen Sonnenbrand bekommt. Sie ergibt sich durch Division der MED durch die erythemwirksame Bestrahlungsstärke des Geräts. Liegt diese beispielsweise bei 14 µW/cm², erhält man eine Bestrahlungsdauer von 25 : 0,014 = 1786 s ≈ 30 min. Die minimale Erythembestrahlungsdauer der Sonnenstrahlung am Mittelmeer beträgt z. B. etwa 18 min (siehe auch Tabelle 13).

Die Bewertung des UV-Spektrums mit der spektralen Wirkungsfunktion berücksichtigt jedoch nicht den unterschiedlichen zeitlichen Ablauf der Wechselwirkung: Erhöht man die Strahlendosis um den gleichen Prozentsatz jener Dosis, die für die Auslösung eines leichten Sonnenbrandes erforderlich ist, zeigt sich eine starke Frequenzabhängigkeit: So hat z. B. die Vervierfachung der Mindest-Erythemdosis bei 254 nm eine

Strahlungsquelle	minimale Erythembestrahlungsdauer (in min)
Sonne (Mittelmeer)	18
Sonnenliege (z.B. im Bräunungsstudio)	42
Solarium (Leuchtstofflampe)	15 bis 300
Solarium (Hg-Metallhalogenidlampe)	
mit Filter	33 bis 250
ohne Filter	1

Tab. 13: Minimale Erythembestrahlungsdauern verschiedener UV-Strahlungsquellen.

wesentlich geringere Verstärkung des Sonnenbrandes zur Folge und führt nur zur 2,5fachen Rötung, während bei 313 nm eine nur 30prozentige Erhöhung bereits zu einer bedeutenden Wirkungssteigerung und zu einer 5fachen Rötung führt.

Die Haut reagiert auf UV-Bestrahlung mit zwei Schutzmechanismen. Das in den Zellen der Oberhaut gebildete Melanin wirkt als Schutzfilter, das tiefer liegende Bereiche vor UV-Strahlung schützt.

Es kommt darüber hinaus zu einer Verdickung der Hornschicht, bei chronischer Exposition zu einem irreversiblen trockenen, groben, ledernen Aussehen (Alterung der Haut).

Neben den akuten Effekten der Bräunung und des Sonnenbrandes verursacht UV-Strahlung auch Spätschäden, die von der akkumulierten UV-Strahlendosis abhängen. Mit einer noch unbekannten Verzögerungszeit kann UV-Bestrahlung zum Auftreten von Hautkrebserkrankungen, vorwiegend bösartiger Melanome, führen. Ihre Häufigkeit nimmt bei der weißen Bevölkerung mit abnehmender geographischer Breite zu.

Wenngleich noch keine genauen Daten über das Risiko einer Hautkrebserkrankung vorliegen, konnte gezeigt werden, daß Hautkrebs um so häufiger auftritt,

– je geringer das Schutzvermögen der Haut ist: Bei Weißen tritt Hautkrebs vorwiegend an den der UV-Strahlung ausgesetzten Stellen auf (Nacken, Arme und Beine) und ist wesentlich häufiger als bei Farbigen; je empfindlicher eine Haut gegenüber einem Sonnenbrand ist, desto höher ist auch das Hautkrebsrisiko;

– je häufiger eine UV-Bestrahlung erfolgt: Hautkrebs entsteht bei Personen, die ihre Arbeit und/oder ihre Freizeit im Freien verbringen, häufiger und ist in südlichen Regionen stärker vertreten als im Norden;

– je geringer das Reparaturvermögen von photobiologischen (DNA-)

Schäden ist: Besonders gefährdet sind Personen mit Xerodermapig-
mentosum, einer erblichen Erkrankung, bei der es an unbedeckten
Körperstellen durch Sonneneinwirkung wegen eines Defektes der
DNA-Reparaturmechanismen zur Entzündung der Haut und krank-
haften Hautveränderungen kommen kann.
Eine Verstärkung der schädlichen Wirkung ist möglich, wenn die UV-
Strahlung und zusätzlich photoaktive chemische Stoffe gleichzeitig wirksam sind. Derartige Stoffe können entweder
– vom Körper, z. B. bei Stoffwechselstörungen, selbst produziert werden;
– vom Körper über die Nahrung z. B. Koffein oder über künstlich ge-
  färbte Lebensmittel, aufgenommen werden;
– dem Körper, z. B. in Form von manchen Medikamenten (beispielsweise Antibiotika, insbesondere Dimethylchlortetracyclin oder Sulfonamide), verabreicht werden;
– auf die Körperoberfläche aufgetragen worden sein; dazu zählen vor
  allem Kosmetika wie manche Cremes, Lippenstifte, Parfums, Kölnisch und Rasierwasser usw., insbesondere, wenn sie Psoralens,
  Chlorphenol oder Hexachlorbenzene enthalten; oder
– durch Berührung, z. B. von persischen Zitronen, rosa angefaultem
  Sellerie, manchen Doldengewächsen usw., übernommen werden.
Durch derartige Stoffe können die Lichtempfindlichkeit erhöht und Allergien infolge photochemischer Reaktionen ausgelöst werden. Dies
kann auf verschiedene Weise geschehen, indem sie
– direkt phototoxische Reaktionsprodukte bilden,
– die photochemische Reaktionsfreudigkeit von biologischen Molekülen erhöhen oder
– die Reparaturmechanismen behindern (z. B. Koffein).
Maßgebend für die Wirkung ist die Art der Exposition, d. h., ob die UV-
Strahlung kontinuierlich oder mit Unterbrechungen auf den Körper einwirkt.
  Neben einer verstärkenden Wirkung kann es in einzelnen Fällen jedoch auch zu einer Schutzwirkung durch chemische Substanzen kommen. Dies kann vor allem durch Carotin möglich sein, das aufgrund
seines molekularen Aufbaus die Energie von durch UV-Strahlung angeregten Molekülen leichter aufnimmt.
  Auch wenn die Bräune nach den zur Zeit verbreiteten Schönheitsvor-
stellungen einen kosmetischen Stellenwert besitzt, sollte nicht vergessen
werden, daß UV-Strahlung außer akuten Symptomen wie Sonnenbrand
auch Spätschäden wie bösartigen Hautkrebs zur Folge haben kann, wobei z. B. bei bösartigen Melanomen mit einer Sterblichkeitsrate von
40% zu rechnen ist.
  Ein Schutz vor übermäßiger UV-Bestrahlung ist daher vor allem während der Akklimatisationsphase unbedingt erforderlich und sollte dem

Haut-typ	Bezeichnung	Anteil in Mitteleuropa (in %)	Beschreibung	Reaktion auf die Sonne		Eigen-schutzzeit in der Sonne
				Sonnenbrand	Bräunung	
I	keltischer Typ	2	Haut: auffallend hell Sommersprossen: stark Haare: rötlich Augen: blau, selten braun Brustwarzen: sehr hell	schwer und schmerzhaft	keine Bräunung, Rötung nach 1-2 Tagen wieder abgeklungen, Haut schält sich	5-10 Minuten
II	hellhäutiger Europäer	12	Haut: etwas dunkler als I Sommersprossen: selten Haare: blond bis braun Augen: blau, grün, grau Brustwarzen: hell	schwer und schmerzhaft	kaum Bräunung, Haut schält sich	10-20 Minuten
III	dunkelhäuter Europäer	78	Haut: hell bis hellbraun, frisch Sommersprossen: keine Haare: dunkelblond, braun Augen: grau, braun Brustwarzen: dunkler	selten und mäßig schmerz-haft	durchschnittlich	20-30 Minuten
IV	Mittel-meerischer Typ	8	Haut: hellbraun, oliv Sommersprossen: keine Haare: dunkelbraun Augen: dunkel Brustwarzen: dunkel	kaum	schnell und tief	40 Minuten
V	Mittelöst-licher Typ, Indianer	–	Haut: tiefbraun Sommersprossen: keine Haare: dunkel Augen: dunkel Brustwarzen: dunkel	sehr selten	sehr schnell und tief	
VI	Neger, Nubier	–	Haut: sehr dunkel Haare: schwarz Augen: schwarz Brustwarzen: schwarz	niemals bei regel-mäßiger Besonnung	immer vorhanden	

Tab. 14: Reaktion auf Sonnenbestrahlung bei verschiedenen Hauttypen.

Hauttyp angepaßt sein. So beträgt z. B. die Eigenschutzzeit der Haut beim Hauttyp I in der prallen Sonne nur 5 bis 10 Minuten, während sie bei dunkelhäutigen Europäern (Hauttyp III) 20 bis 30 Minuten beträgt (siehe Tabelle 14).

Die natürliche UV-Strahlenbelastung liegt in Mitteleuropa jährlich zwischen 100 und 300 MED. Eine zusätzliche jährliche Bestrahlung von 75 bis 100 MED läßt nach 30 Jahren einen Anstieg der Hautkrebsfälle um ca. 5% erwarten. Die derzeitige jährliche UV-Strahlenbelastung durch regelmäßige Bestrahlung in Solarien dürfte im Bereich zwischen 10 und 50 MED liegen.

Augenentzündung und Linsentrübung

Während die Haut Schutzmechanismen, insbesonders durch Bildung von Melanin-Pigmenten aufweist, ist das Auge der UV-Strahlung schutzlos preisgegeben und kann sich auch nicht hohen Strahlungsdosen anpassen. Da die UV-Strahlung nicht wahrgenommen werden kann, fehlt überdies die Warnung vor zu großer Exposition. Wegen der geringen Eindringtiefen sind dabei vor allem die Horn- und Bindehaut des

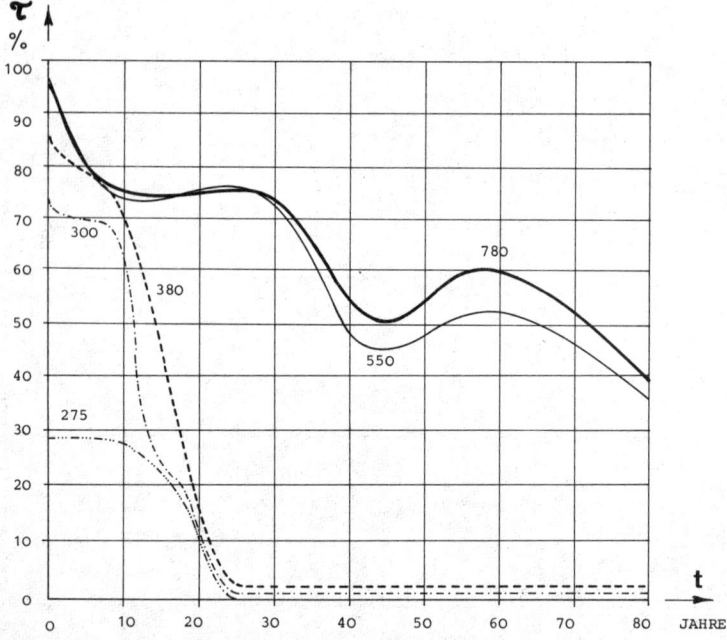

Abb. 73: Lichtdurchlässigkeit der Augenlinse in Abhängigkeit vom Lebensalter für verschiedene Wellenlängen (in nm).

Auges betroffen. Die Netzhaut ist durch die vorgelagerten Bereiche vor zu großer UV-Strahlung geschützt.

Wie epidemiologische Studien gezeigt haben, gibt es ernstzunehmende Hinweise darauf, daß das Risiko einer Linsentrübung im Alter bereits durch die natürliche Umgebungsstrahlung erhöht wird. Es zeigt sich, daß ca. 60% der Personen im Alter von 60 bis 74 Jahren Augenlinsen mit zumindest nachweisbaren Mikrotrübungen besitzen, wobei ca. 37% der Personen über 70 Jahren an grauem Star erkranken. Wenngleich Trübungen nicht nur durch UV-Bestrahlung allein verursacht werden, zeigt es sich doch, daß die Zunahme von Altersstar mit zunehmender natürlicher UV-Bestrahlung (abnehmender geographischer Breite) zunimmt. Dies ist nur möglich, wenn es zu einer Summierung von kleinsten Schäden über einen sehr langen Zeitraum kommen kann.

Ein Grund dafür liegt darin, daß die Augenlinse schichtweise aufgebaut ist, wobei neue Zellen nur von einer Oberflächenschicht von Epithelzellen gebildet wird. Da eine Ausscheidung von Zellen nicht möglich ist, bilden die ältesten Zellen den Kern der Linse und können somit so alt wie das Individuum sein. Im Gegensatz zu anderen Körperzellen verlieren sie allmählich die Fähigkeit der Neubildung von Proteinen und damit auch ihr Reparaturvermögen von photobiologischen Schäden, so daß sich eine Akkumulation von Mikroschäden ergeben kann, die sich in einer altersbedingten Zunahme von Linsentrübungen äußert. Hinzu kommt, daß sich die Durchlässigkeit der Linse für UV-Strahlung mit zunehmendem Alter verringert, so daß sich auch ihre Strahlenbelastung im UV-Bereich erhöht (Abbildung 73).

Zu hohe UV-Bestrahlung bewirkt photochemisch verursachte Entzündungen, die zunächst die Hornhaut betreffen (Photokeratitis) und nach einer Latenzzeit von 6 bis 12 Stunden auftreten. In der Folge kommt es oft zu einer Bindehautentzündung (Photokonjunktivitis), die meist von einem Sonnenbrand der Gesichtshaut und der Augenlider begleitet wird. Besonders wirksam sind die Wellenlängen im UV-C- und UV-B-Bereich mit einem Maximum bei 260 nm für Bindehaut- und 270 nm für Hornhautentzündung. Der Schwellenwert für Bindehaut- und Hornhautentzündung liegt bei Bestrahlung mit der (wirksamsten) monochromatischen 270 nm-Strahlung für den Menschen bei ca. 4 bis 5 mWs/cm^2.

Am Arbeitsplatz kann es insbesonders bei Schweißarbeiten ohne Augenschutz zu Bindehaut- und Hornhautentzündungen, begleitet von starken Kopfschmerzen, kommen, die erst nach einigen Stunden einsetzen (»Verblitzen«). Dies kann nicht nur durch direkte, sondern auch durch reflektierte UV-Strahlung verursacht werden.

Bei Bestrahlung mit hohen Energiedichten von über 200 Ws/m^2 kann es zu Trübungen der Hornhaut kommen, die sich nach einigen Tagen wieder zurückbilden. Sehr hohe Energiedichten ab ca. 5000 Ws/m^2 kön-

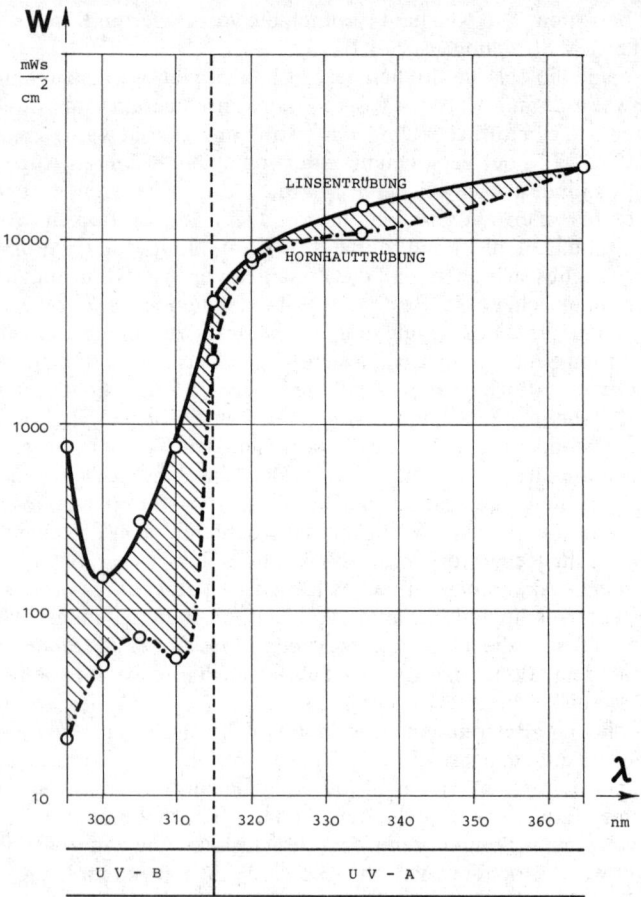

Abb. 74: Schwellenwerte, ab denen Trübungen der Linse (——) und Hornhaut (————) von Kaninchen auftreten.

nen irreversible Trübungen der Hornhaut und der Linse verursachen (Abbildung 74).

Obwohl es keine epidemiologischen Beweise gibt, nimmt man an, daß sich durch UV-Strahlung auch das Risiko einer Wucherung der Bindehaut erhöht, die sich auf die Hornhaut erstrecken und das Sehvermögen beeinträchtigen kann. Dieser in gemäßigten Zonen meist gut operable Bindehautkrebs ist in den Tropen und Subtropen wesentlich häufiger als bei uns und kann auch bei Tieren auftreten.

Indirekte Wirkungen durch Materialschäden und Giftbildung
Wir wissen aus Erfahrung, daß Plastikfolien im Sonnenlicht ihre Elastizität verlieren und brüchig werden und in früheren Zeiten die Wäsche erst im Sonnenlicht durch die »Rasenbleiche« ihre weiße Farbe zurückerhalten hat. Dies zeigt, daß ultraviolette Strahlung photochemische Reaktionen bewirken kann. Manche dieser Reaktionen können auch für den Menschen gefährlich werden.

Veränderungen der Materialeigenschaften: Dadurch werden z.B. Kunststoffe, Montageschäume und selbst Textilien angegriffen und zerstört. Dies ist z.B. der Grund, weshalb bei Schweißarbeiten, bei denen ja auch intensive UV-Strahlung freigesetzt wird, als Schutzkleidung Leder vorzuziehen ist.

Bildung giftiger Stoffe: So wird z.B. bei Bestrahlung der Luft Ozon gebildet, das bereits in geringen Mengen als Lungengift wirkt. Dies ist der Grund, weshalb bei Schweißarbeiten auf eine gute Belüftung der Arbeitsräume zu achten ist. Chlorierte Entfettungsmittel wie z.B. Trichlor- oder Perchlorethen oder -äthylen werden durch UV-Strahlung in das sehr giftige Phosgen umgewandelt. Derartige Entfettungsmittel dürfen daher in Schweißräumen nicht verwendet werden.

6.4 Grenzwerte

6.4.1 UV-Strahlung

Bereits die natürliche Belastung durch UV-Strahlung kann ausreichen, um ernste Schädigungen zu verursachen. Eine Begrenzung der Exposition auf ein unschädliches Maß kann daher nur auf freiwilliger Basis durch ein vernünftiges Verhalten erreicht werden. Dabei ist zu bedenken, daß ein Großteil der Tagesdosis um die Mittagszeit anfällt, und bereits eine zweistündige Mittagspause in Gebäuden oder zumindest im Schatten die Exposition erheblich verringern kann.

Während nach der Akklimatisation und Pigmentierung selbst in südlichen Gebieten auch ein längerer Aufenthalt im Freien keine akuten Folgen zeigt, sollte in der Übergangsphase, also z.B. am Beginn des Urlaubes pro Tag das 4fache der Mindest-Erythemdosis ohne Schutzmaßnahme (Bekleidung, Sonnencreme), entsprechend in den Tropen einem einstündigen Aufenthalt im Freien, nicht überschritten werden. Bereits ein Achtel der Mindest-Erythemdosis würde ausreichen, um den Bedarf an UV-Strahlung zu decken.

Während in der Freizeit weitgehend selbst bestimmt werden kann, wie lange man sich der UV-Strahlung aussetzt, trifft dies für Berufstätige nicht immer zu. Daher zählen hinsichtlich der Exposition von UV-Strah-

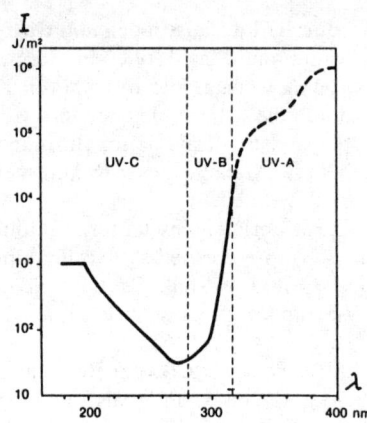

Abb. 75: Grenzwerte für UV-Bestrahlung für einen 8-Stunden-Tag.

len Personen, die sich bei ihrer Berufstätigkeit viel im Freien aufhalten, wie Bauern, Fischer, Gärtner, Straßenarbeiter, Sportlehrer usw. ebenso zu den strahlenexponierten Personen wie Beschäftigte an intensiven künstlichen UV-Strahlungsquellen wie z. B. Glasbläser, Hochofenarbeiter, Schweißer usw.

Derzeit existieren noch keine allgemein akzeptierten Grenzwerte für beruflich strahlenexponierte Personen. In einem Vorschlag des National Institute of Occupational Safety and Health (NIOSH) wurden jedoch Grenzwerte für die maximal zulässigen Bestrahlungsdosen für einen 8stündigen Arbeitstag in Abhängigkeit der Wellenlänge angegeben, bei deren Einhaltung gesundheitsgefährdende Hautreaktionen wie Sonnenbrand, Augenentzündung oder die Lichtalterung der Haut vermieden werden können (Abbildung 75). Die gestrichelte Linie im UV-A-Bereich entspricht mit 1 bis 100 J/cm^2 der Strahlenbelastung bei der Arbeit im Freien sowie der Erfahrung mit UV-A-Hochleistungsstrahlern in Bräunungsstudios.

6.4.2 Laser

Die maximal zulässige Bestrahlung der Hornhaut des Auges ist von der International Electrotechnical Commission im Dokument IEC 825 festgelegt. Die Grenzwerte weisen eine komplizierte Zeit- und Wellenlängenabhängigkeit auf.

Ein vereinfachter Zahlensatz, der dem Dokument IEC 825 entspricht oder darunter liegt, wurde in der Europäischen Norm EN 207 festge-

Wellenlänge (in nm)	Impulsdauer (in s)	Bestrahlungsstärke (in mW/cm^2)	Bestrahlung (in J/m^2)
200 bis 1400	$< 10^{-9}$	$5 \cdot 10^5$	–
	10^{-9} bis $5 \cdot 10^{-4}$	–	0,005
	$5 \cdot 10^{-4}$ bis 10	1	–
1400 bis 10^6	$< 10^{-9}$	10^{10}	–
	10^{-9} bis 10^{-1}	–	100
	0,1 bis 10	100	–

Tab. 15: Maximal zulässige Bestrahlung der Hornhaut des Auges mit Laser nach der Europäischen Norm EN 207.

legt. Demnach gelten maximal zulässige Bestrahlungswerte auf der Hornhaut des Auges, wie sie aus Tabelle 15 hervorgehen. Bei Bestrahlungsdauern von mehr als 10 s gilt IEC 825.

Bei Impulsfolgen mit Frequenzen über 1 Hz ist Vorsicht geboten. In diesen Fällen sollte eine genauere Berechnung der zulässigen Grenzwerte nach IEC 825 durchgeführt werden.

Da Wellenlänge, Energieinhalt und Impulscharakteristiken je nach Lasergerät über einen weiten Bereich variieren können, werden Lasergeräte nach ihrem relativen Gefahrenpotential in vier Klassen eingeteilt.

Klasse 1: Sie umfaßt die absolut sicheren Geräte, bei denen eine Überschreitung der maximal erlaubten Grenzwerte grundsätzlich oder aufgrund des technischen Aufbaus nicht möglich ist.

Klasse 2: Sie umfaßt die Geräte begrenzter niedriger Leistung, die sichtbare Strahlung aussenden. Sie sind zwar nicht absolut sicher, der Schutz der Augen ist jedoch durch den Lidschutzreflex und die Abwendungsreaktion gegeben. Für Dauerstrichlaser beträgt die Leistungsgrenze 1 mW, bei Impulslasern bis zu 0,25 s gilt die Leistungsgrenze der Klasse 1.

Klasse 3: Sie erlaubt gegenüber den Klassen 1 und 2 eine weitere Erhöhung der Ausgangsleistung. Man unterteilt weiter in:

Klasse 3 A: Für sichtbare Laserstrahlung ist der Schutz des freien Auges durch Lidschlußreflex und Abwendungsreaktion gegeben, bei Benützung optischer Hilfsmittel (z. B. Ferngläser) ist ein direktes Blicken in den Strahl jedoch gefährlich.

Klasse 3 B: Hier ist das direkte Blicken in den Strahl immer gefährlich, die Betrachtung diffuser Reflexionen von unfokussierten Impulslasern ist jedoch ungefährlich.

Klasse 4: Sie umfaßt Hochleistungslaser, die auch gefährliche diffuse Reflexionen verursachen können. Für ihre Benützung gelten besondere Vorsichtsmaßnahmen.

6.5 Wissenswertes für die Praxis

Lichtquellen

Beschädigungen von Gasentladungslampen sind selten. Man erkennt sie vor allem an dem dann abweichenden stärker violett getönten Licht (im Vergleich zu unbeschädigten Lampen).

Richtiges Verhalten unter Sonneneinwirkung

Bereits dadurch, daß Sie sich nicht während der zwei Mittagsstunden von 11 Uhr bis 13 Uhr (MEZ) im Freien aufhalten, vermeiden Sie ein Drittel, in der Zeit von 10 Uhr bis 14 Uhr zwei Drittel der Tagesdosis an UV-Strahlung.

Auch im Schatten sind sie der UV-Streustrahlung ausgesetzt. Der Aufenthalt im Schatten ist zwar dem in der prallen Sonne vorzuziehen, ersetzt jedoch nicht andere Schutzmaßnahmen.

Die Bekleidung verleiht oft ein falsches Gefühl der Sicherheit: Auch durch das Hemd gelangen noch ca. 20%, bei dünnen Blusen sogar 50% der UV-Strahlung. Darüber hinaus sind, selbst wenn man einen Hut trägt, die Nase, das untere Gesicht und die Extremitäten der Strahlung ausgesetzt.

Eine erhöhte UV-Bestrahlung ist auch bei schlechtem Wetter und Nebel, insbesonders bei Wanderungen im Hochgebirge, zu beachten. In Gletscherregionen erhöht sich die Bestrahlung wegen des erhöhten Reflexionsvermögens zusätzlich, so daß die Augen durch auch seitlich gut schließende Brillen geschützt werden sollten.

Sonnenschutzmittel sind bei hohen UV-Strahlendosen zu empfehlen. Sie wirken meist als physikalischer Filter und verringern den auf die Haut einwirkenden Strahlenanteil. Sie bieten jedoch keinen absoluten Schutz, sondern ermöglichen lediglich einen längeren Aufenthalt im Freien. Der Sonnenschutzfaktor gibt an, um wieviel Mal länger Sie mit aufgetragener Creme in der Sonne liegen können, ohne Sonnenbrand zu bekommen. Die Dauer richtet sich nach Ihrem Hauttyp.

Manche Kosmetika, besonders Parfums, Kölnisch Wasser, Rasierwasser, Lippenstifte, Cremes und Haarpflegemittel können die Empfindlichkeit gegenüber UV-Strahlung erhöhen oder sogar zu photoallergischen Reaktionen führen.

Medikamente wie z. B. Antibiotika, Sulfonamide und Thiazid-Diuretika können ebenfalls photochemische UV-Wirkungen verstärken und Allergien auslösen.

Setzen Sie sich nicht bereits am ersten Urlaubstag ständig in die Sonne, sondern steigern Sie die Aufenthaltsdauer nur langsam von Tag zu Tag, bis sich Ihre Haut stärker gebräunt, und sich der Eigenschutz dadurch erhöht hat.

Achten Sie vor dem Schlaf unter dem Sonnenschirm darauf, daß Sie auch nach dem Weiterwandern der Sonne noch im schützenden Schatten liegen.

Hinweise zur Anwendung von Bestrahlungsgeräten

Sie sollten sich grundsätzlich nicht der Bestrahlung von Solarien und Heimsonnen aussetzen, wenn Sie zum nicht pigmentierten Hauttyp zählen oder wenn bei Ihnen bereits die Sonnenstrahlung zu bedenklichen Hautreaktionen führt.

Lesen Sie sorgfältig die Gebrauchsanweisung Ihres Gerätes, und beachten Sie die darin und am Gerät angegebene Anwendungsdauer, die für Ihren Hauttyp zutrifft. Überschreiten Sie keinesfalls die Obergrenze der Bestrahlungsdauer, ab der es zum Sonnenbrand kommen kann.

Halten Sie den angegebenen Mindestbestrahlungsabstand ein.

Nehmen Sie nur einmal pro Tag eine Bestrahlung vor, und legen Sie zwischen Behandlungsserien eine Pause ein, damit sich Ihre Haut erholen kann.

Tragen Sie während der Bestrahlung eine Schutzbrille oder schließen Sie zumindest die Augen.

Sollte Ihre Augenlinse bereits entfernt worden sein, tragen Sie unbedingt eine Schutzbrille.

Entfernen Sie von Ihrer Haut bereits einige Stunden vor der Bestrahlung alle Kosmetika.

Berücksichtigen Sie, daß Medikamente die Hautempfindlichkeit erhöhen können und reduzieren Sie die Bestrahlungsdauer, wenn Sie Medikamente einnehmen; fragen Sie im Zweifelsfall Ihren Arzt oder Apotheker.

Gehen Sie sofort zum Arzt, wenn sich nach der Bestrahlung Entzündungen oder Blasen bilden.

Kapitel 7
Ionisierende Strahlung –
Keramische Fliesen, Röntgengeräte, Kernkraftwerke ...

Das Leben auf der Erde ist seit seiner Entstehung energiereicher »ionisierender« Strahlung ausgesetzt, die sowohl von der Erde selbst aus als auch aus dem Weltall auf die Organismen einwirkt. Erst seit der Entdeckung und systematischen technischen Anwendung von Röntgenstrahlung, radioaktiven Stoffen und der Kernspaltung für medizinische Zwecke, die Herstellung von Massenvernichtungswaffen und den Bau von Kernkraftwerken hat sich innerhalb von etwa hundert Jahren die Strahlenbelastung deutlich erhöht.

Welche verheerenden Zerstörungen Atomwaffen anrichten, wieviel Menschen unmittelbar durch die Explosion getötet werden oder infolge der erlittenen Strahlenschäden nach kürzerem oder längerem qualvollen Leiden sterben, ist seit den Atombombenangriffen der amerikanischen Luftwaffe auf Hiroshima und Nagasaki 1945 bekannt. Zahlreiche Zündungen von Atomwaffen in den folgenden Jahrzehnten und der Reaktorunfall im ukrainischen Tschernobyl haben riesige Mengen von radioaktivem Material in der Atmosphäre freigesetzt und gleichzeitig deutlich werden lassen, daß die stark betroffenen Gebiete noch Jahrzehnte, ja Jahrhunderte unter der erhöhten Strahlenbelastung zu leiden haben werden.

Über die Frage, welche Einflüsse relativ niedrige Strahlendosen auf den Organismus ausüben, liegen bis heute nur wenige gesicherte Erkenntnisse vor. Das Problem liegt einerseits darin, daß eine experimentelle Überprüfung der Zusammenhänge zwischen einer Bestrahlung mit niedrigen Dosen und einer Erkrankung wegen der geringen Wahrscheinlichkeit der Schädigung und der langen Zeitspanne zwischen Bestrahlung und Eintritt des Schadens nicht möglich ist. Andererseits erlauben die Experimente und Unfälle, bei denen hohe Strahlendosen wirksam geworden sind, nur ungenaue und unsichere Schlußfolgerungen auf die Folgen niedriger Dosisbelastungen.

Im folgenden Kapitel werden zunächst wichtige Grundbegriffe erklärt. Im Anschluß daran sind natürliche und zivilisatorisch-technische Quellen ionisierender Strahlung aufgeführt. Zur Frage nach den möglichen biologischen Wirkungen ionisierender Strahlung werden die heutigen Erkenntnismöglichkeiten und unterschiedlichen Standpunkte dargelegt.

Besonderer Wert wurde auf die Diskussion von Grenzwerten und die zur Beurteilung so wichtige Vergleichsgröße der sogenannten »natürlichen Strahlenbelastung« gelegt.

7.1 Einige Grundbegriffe

Bereits im Altertum postulierte der griechische Philosoph Demokrit, daß man beim Teilen von jeglicher Materie irgendwann auf Bestandteile stoßen müßte, die nicht weiter unterteilt werden können. Er nannte diese »Atome« (átomos = unteilbar). Erst in unserem 20. Jahrhundert gelang es nachzuweisen, daß die Atome keinesfalls unteilbar sind, sondern selbst wieder einen komplizierten Aufbau besitzen.

In einem *Atomkern* befinden sich positiv geladene *Positronen* und ungeladene *Neutronen,* die für den Zusammenhalt der sich gegenseitig abstoßenden Positronen eine wichtige Rolle spielen. Die Atomkerne der verschiedenen Elemente werden durch die *Kernladungszahl,* also die Anzahl der Protonen und die *Massenzahl* charakterisiert, die im wesentlichen die Gesamtzahl der Kernteilchen, also der Protonen und Neutronen, angibt.

Den Atomkern umgibt eine Hülle, in der sich die leichten negativ geladenen *Elektronen* in verschiedenen charakteristischen Schalen um den Atomkern bewegen. Ihre Bindung an den Kern ist um so fester, je näher sie ihm sind.

Die charakteristischen chemischen Eigenschaften der Elemente werden nicht durch ihre Massenzahl, sondern lediglich durch die Anzahl von Protonen, also die Kernladungszahl, bestimmt, so daß eine Reihung der Elemente nach aufsteigender Kernladungszahl (Ordnungszahl) vorgenommen werden kann. Atome, die sich nur durch die Anzahl ihrer Neutronen, nicht jedoch durch ihre Kernladungszahl unterscheiden, verhalten sich chemisch gleich und stehen an der gleichen Stelle in der Elementenreihe. Man nennt sie daher *Isotope.* Zur vollständigen Charakterisierung eines Atomkerns sind daher sowohl Ordnungs- als auch Massenzahl erforderlich. Man schreibt z. B. für das radioaktive Isotop Nummer 38, nämlich Strontium, mit 90 Kernteilchen: $^{90}_{38}$Sr oder auch, da die Reihung bereits durch den Elementnamen festgelegt ist, nur Sr-90.

Wird einem Atom von außen Energie zugeführt, dann können Elektronen aus der Hülle entfernt werden. Dieser Vorgang wird Ionisation und die zur Entfernung nötige Energie *Ionisationsenergie* genannt. Die Ionisationsenergie ist gleich der Bindungsenergie der befreiten Elektronen.

Unter der Bezeichnung ionisierende Strahlung faßt man alle Strahlenarten zusammen, die eine Ionisation bewirken können, deren Quantenenergie also gleich oder größer der Bindungsenergie eines Elektrons ist. Es ist daher zweckmäßig, die Strahlung nicht mehr durch Frequenz oder Wellenlänge, sondern durch ihre Quantenenergie zu charakterisieren. Als Maß dafür wird ein *Elektronenvolt* (eV) herangezogen. Dies ist jene Energie, die ein Elektron in Form von Bewegungsenergie aufnimmt, wenn es mit einer Spannung von 1 Volt beschleunigt wird. Die Bindungsenergien der Elektronen liegen zwischen 2 eV für ein Elektron in der äußersten Schale, z. B. des Kupferatoms, und 88005 eV für ein Elektron in der innersten Schale des Bleiatoms.

Unter den Begriff ionisierende Strahlung fallen die elektromagnetische Strahlung und die Teilchenstrahlung.

Elektromagnetische Strahlung
Obwohl sie physikalisch identisch sind, unterscheidet man bei elektromagnetischen Strahlungen nach der Art ihrer Entstehung zwischen Röntgen- und Gammastrahlung.
– Röntgenstrahlung: Sie entsteht außerhalb des Atomkerns durch Vorgänge in der Atomhülle (Eigenstrahlung) oder durch Abbremsvorgänge schnell bewegter Elektronen bei Annäherung an den Atomkern (Bremsstrahlung); sie kommt z. B. in Röntgenröhren vor.
– Gammastrahlung: Sie entsteht durch Vorgänge innerhalb des Atomkerns z. B. beim Zerfall radioaktiver Atomkerne (Radionuklide).

Teilchenstrahlung
– Alpha-Strahlung: Bestehend aus Atomkernen des (zweitleichtesten) Elementes Helium, die sich aus zwei Protonen und zwei Neutronen zusammensetzen. Bei der Aussendung von Alpha-Strahlung wandelt sich das Radionuklid um, und es entsteht ein neues Element. So wandelt sich Radium-226 unter Aussendung eines Alpha-Teilchens in das ebenfalls radioaktive Edelgas Radon-222 um (Abbildung 76).
– Beta-Strahlung, bestehend aus einem Elektron, das ausgesendet wird, wenn ein Neutron des Kerns seine negative elektrische Ladung

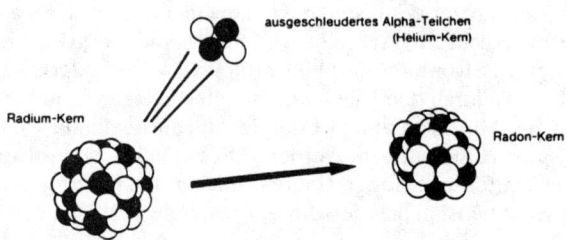

Abb. 76: Alpha-Zerfall des Radionuklids Radium-226 in das ebenfalls radioaktive Edelgas Radon-222.

abgibt und sich in ein positiv geladenes Proton umwandelt. Dadurch entsteht ein neues Element; z. B. wird aus Kobalt-60 Nickel-60 oder aus Kohlenstoff-14 Stickstoff-14. Ein anderes Beta-Teilchen entsteht, wenn ein positiv geladenes Proton des Kerns durch Aussendung eines Positrons seine positive Ladung abgibt und sich in ein Neutron umwandelt. Auch hierbei entsteht ein neues Element, z. B. wird aus Sauerstoff-15 Stickstoff-15.

– Neutronenstrahlung: Sie kann z. B. entstehen, wenn sich ein instabiles Radioisotop in ein stabiles Isotop umwandelt, z. B. das instabile Krypton-87 in das stabile Krypton-86. Da sich dabei die Kernladung nicht ändert, entsteht kein neues Element. Die Massenzahl verringert sich jedoch um 1. Bei Spaltprozessen hingegen, wenn ein instabiler (schwerer) Atomkern in zwei leichtere Bruchstücke zerfällt, werden ebenfalls überzählige Neutronen frei. Auf der bei solchen Spaltprozessen frei werdenden Energie beruht derzeit die zivile Nutzung der Kernenergie. So wandelt sich z. B. Uran-235 um in die Elemente Rubidium-94 und Cäsium-140. Es können bei der Spaltung jedoch auch andere Spaltprodukte entstehen, z. B. Barium-143 und Krypton-90.

Obwohl sich der Begriff Radioaktivität nur auf die Kernprozesse bezieht, werden die von Radionukliden ausgesandten Strahlungen – nicht ganz korrekt – auch als radioaktive Strahlung bezeichnet. Bestimmte Atomkerne (Nuklide) mit einer instabilen Zusammensetzung gehen spontan direkt oder in einer Reihe von wiederum instabilen Zwischenstufen in eine stabile energieärmere Konfiguration über und geben dabei überschüssige Energie in Form von Strahlungsquanten und Teilchen ab. Diese Atomkerne werden *Radionuklide* und ihre Eigenheit *Radioaktivität* genannt.

Obwohl sich bei Radionukliden nicht vorhersagen läßt, wann sich ein spezieller Kern umwandeln wird, kann dies für eine Ansammlung vieler Kerne sehr wohl erfolgen: Es kann eine *(physikalische) Halbwertszeit* τ_p angegeben werden, die für die jeweilige Substanz charakteristisch ist. Sie gibt an, nach welcher Zeit jeweils die Hälfte der noch vorhandenen Atome zerfallen ist. Für Radon-220 beträgt sie z. B. nur 54 Sekunden, für Jod-131 8 Tage, bei Cäsium-134 ist die Hälfte erst nach 2,3 Jahren zerfallen, Strontium-90 benötigt 28,5 Jahre und Kohlenstoff-14 sogar 5500 Jahre.

Von biologischen Objekten werden Substanzen, die in den Körper aufgenommen werden, also auch Radionuklide, im Lauf der Zeit wieder ausgeschieden. Dieser Vorgang kann durch eine *biologische Halbwertszeit* τ_B beschrieben werden, nach der nur mehr die Hälfte einer Substanz im Körper vorhanden ist. Sie beträgt z. B. für Jod-131 138 Tage, für Cäsium-134 bei Kindern nur 12, bei Erwachsenen 70 Tage, für Strontium hingegen 50 Jahre.

Exkurs: Altersbestimmung archäologischer Funde

Zu den im Organismus befindlichen radioaktiven Isotopen zählt
z. B. auch das Kohlenstoff-Isotop C-14 mit einer Halbwertszeit
von 5500 Jahren, dessen Konzentration aufgrund der Stoffwechselvorgänge im lebenden Organismus dem Verhältnis von stabilem zu radioaktivem Kohlenstoff in der Natur entspricht. Nach
dem Tod des lebenden Organismus nimmt wegen des fehlenden
Stoffwechsels der Gehalt an radioaktivem Kohlenstoff entsprechend dessen Halbwertszeit ab, so daß sich sein Verhältnis zu
stabilem Kohlenstoff kontinuierlich ändert. Dieser Umstand wird
in der Archäologie dazu benützt, mit Hilfe der sogenannten Ra-
dio-Carbon-Methode das Alter von organischen Funden wie z. B.
Holz zu bestimmen und entwicklungsgeschichtlich richtig einzu-
ordnen. Die Genauigkeit der Datierung hängt dabei unter anderem von der Halbwertszeit des untersuchten Isotops ab. Außer
Kohlenstoff werden daher auch andere Radionuklide zur Datierung herangezogen.

Physikalische Kernumwandlung und biologische Ausscheidung tragen
beide zur Verringerung der Radionuklide im Körper bei. Deren Abbau
erfolgt daher schneller als durch jede der beiden Halbwertszeiten angegeben. Dies kann durch die *effektive Halbwertszeit* berücksichtigt werden, die z. B. bei Jod 7,6 Tage und bei Strontium 18,2 Jahre beträgt.

Die Anzahl der radioaktiven Zerfälle pro Sekunde charakterisiert die
Aktivität eines Stoffes und wird in Becquerel (Bq) angegeben.

Die Wirksamkeit der ionisierenden Strahlung hängt davon ab, wie viel
Energie absorbiert und in welcher Weise sie wirksam wird. Es muß
daher unterschieden werden zwischen den Bestrahlungsbedingungen
und den daraus folgenden biologischen Konsequenzen.

Die Bestrahlungsbedingungen können direkt gemessen werden, indem bestimmt wird, wie viele Ionen in einer luftgefüllten Meßkammer
erzeugt worden sind. Dies wird als *Ionendosis* in erzeugter Ladungsmenge pro Masseneinheit, also in Coulomb pro Kilogramm (C/kg) angegeben. Die alte Einheit war Röntgen (1 R = $2{,}58 \cdot 10^{-4}$ C/kg).

Die Auswirkung auf ein beliebiges Material hängt von der von ihm
absorbierten Strahlungsenergie ab. Sie wird als *Energiedosis* in der Einheit Gray (Gy) angegeben. Die alte Einheit war das Rad (1 Gy = 1 Ws/kg
= 100 rad). Für die Energiedosis ungeladener Teilchen, z. B. bei Neutronenstrahlung, wurde die Maßeinheit mit Kerma bezeichnet.

Einheit	Neue Einheit	Bisherige Einheit
Ionendosis	Coulomb/kg (C/kg) 1 C/kg = 3,876 R	Röntgen (R) 1 R = 258 µC/kg
Energiedosis	Gray (Gy = J/kg = Ws/kg) 1 Gy = 100 rad	rad 1 rad = 10 mGy
Äquivalentdosis	Sievert (Sv) 1 Sv = 100 rem	rem 1 rem = 10 mSv
Aktivität	Becquerel (Bq = 1/s) 1 Bq = 27 pCi	Curie (Ci) 1 Ci = 37 GBq

Tab. 16: Maßeinheiten für ionisierende Strahlung.

Strahlenbiologische Untersuchungen haben gezeigt, daß unterschiedliche Strahlungen trotz gleicher Energiedosis verschieden starke biologische Wirkungen haben können. Dies kann durch die *Äquivalentdosis* berücksichtigt werden, indem man die Energiedosis mit einem *Qualitätsfaktor* multipliziert, der größer oder gleich 1 sein kann. Die Einheit der Äquivalentdosis ist das Sievert (Sv), der Zusammenhang mit der alten Einheit Rem lautet: 1 Sv = 100 rem. Während man die Ionendosis und die Energiedosis genau ermitteln kann, ist die Angabe von Qualitätsfaktoren noch immer mit großen Unsicherheiten behaftet.

Wird nur ein Teil unseres Körpers bestrahlt, so kann das resultierende gesundheitliche Risiko abgeschätzt werden, indem die Bestrahlung auf eine *effektive Äquivalentdosis* umgerechnet wird. Dabei wird die spezifische Bedeutung des bestrahlten Bereichs für unsere Gesundheit berücksichtigt. Da die neuen internationalen Einheiten noch immer nicht überall geläufig sind, wurden bei den Angaben im Text die bisher üblichen alten Einheiten in Klammern dazugesetzt (siehe auch Tabelle 16).

7.2 Ionisierende Strahlung im Alltag

Seit seiner Entstehung ist das Leben auf unserer Erde ionisierender Strahlung ausgesetzt, die sowohl von außen auf den Körper einwirkt als auch nach Aufnahme radioaktiver Elemente über die Nahrung oder die Atmung direkt im Körperinneren wirksam werden kann. Man unterscheidet daher zwischen

– äußerer Strahlenbelastung und
– innerer Strahlenbelastung.

Die natürliche Strahlenbelastung ist keineswegs konstant, sondern hängt von einer Reihe von Faktoren ab, die bewirken, daß sich die individuellen Dosiswerte von Personen um ein Vielfaches unterscheiden können.

Selbst wenn man sich auf den Lebensraum Mitteleuropa beschränkt, ergibt sich allein aufgrund unterschiedlicher Meereshöhen z.B. zwischen 100 m und 1900 m eine Variation der kosmischen Strahlung von ca. 0,32 bis 0,68 mSv/a (32 bis 68 mrem/a). Hinzu kommt noch die von der Bodenbeschaffenheit abhängige Variation des terrestrischen Strahlungsanteils zwischen ca. 0,2 bis 3 mSv/a (20 bis 300 mrem/a).

Neben diesen eher durch das Schicksal vorgegebenen Umständen des Wohnortes und der Wohnverhältnisse können jedoch auch die selbstbestimmten Lebensgewohnheiten die Strahlenbelastung erheblich beeinflussen. Dazu zählen vor allem Ernährungsgewohnheiten, Lebensgewohnheiten, z.B. der Aufenthalt im Freien und in Gebäuden, Lüftungsgewohnheiten usw. Während z.B. ein vierzehntägiger Urlaub in den Bergen auf etwa 1500 m nur mit einer geringen Erhöhung der Jahresdosis von ca. 10 μSv (1 mrem) verbunden ist, wird z.B. durch einen Transatlantikflug in den Urlaub (und zurück) eine vielfach höhere Strahlendo-

Strahlungsanteil	Strahlenbelastung mSv/a	mrem/a	gemittelte Strahlenbelastung für die Erdbevölkerung mSv/a	mrem/a
kosmische Strahlung	0,32–0,68	32–68	0,3	30
terrestrische Umgebungsstrahlung	0,20–3,00	20–300	0,5	50
innere Strahlenbelastung	0,30	30	0,3	30
verhaltensbedingte Strahlenbelastung	0,02–0,20	2–20	–	–
Gesamtbelastung	0,84–3,88	84–388	1,1	110

Tab. 17: Zusammensetzung der Strahlenbelastung durch ionisierende Strahlung.

sis in der Größenordnung von 0,1 bis 0,2 mSv (10 bis 20 mrem) aufgenommen. Der Bereich verhaltensbedingter Strahlenbelastung kann in
grober Näherung mit 20 bis 200 µSv/a (2 bis 20 mrem/a) angenommen
werden. Insgesamt ergibt sich daher für die Strahlenbelastung durch
natürliche Strahlenquellen ein Streubereich, der etwa 3 mSv/a (300
mrem/a) betragen kann.

Auch nach dem Reaktorunfall von Tschernobyl wird die zivilisatorische Strahlenbelastung der Bevölkerung zum überwiegenden Anteil
durch medizinische Strahlenanwendungen verursacht werden. Im Mittel
liegt die genetisch wirksame medizinische Strahlenbelastung in Deutschland bei ca. 0,25 mSv/a (25 mrem/a). Bei Einzelpersonen kann sie jedoch je nach klinischer Fragestellung in der Diagnostik in weiten Bereichen zwischen 20 bis 20000 µSv (2 bis 2000 mrem) schwanken und bei
der Radiotherapie, die ja die lokale Zerstörung von (Krebs-)Gewebe
zum Ziel hat, noch um ein Vielfaches höher liegen.

Dem gegenüber sind die Beiträge durch sonstige zivilisatorische Aktivitäten wesentlich geringer und betragen im Mittel einschließlich der
Kernkraftwerke 40 bis 90 µSv/a (4 bis 9 mrem/a). Die aufgrund des
Reaktorunfalles von Tschernobyl aufgetretene Strahlenbelastung wurde
abgeschätzt. Sie lag im schlimmsten ersten Jahr nach Angaben der
Strahlenschutzkommission der Bundesrepublik im stark belasteten
Münchner Raum für Kinder zwischen 0,7 und 1,6 mSv (70 und 160
mrem) und für Erwachsene zwischen 0,5 und 1,1 mSv (50 und 110
mrem). Die Schwankungsbreite im gesamten Bundesgebiet betrug das
0,1- bis 2fache dieser Werte.

7.2.1 Natürliche Strahlungsquellen

Die natürlichen Quellen ionisierender Strahlung bestehen sowohl aus
radioaktiven Atomen, die bereits in der Phase der galaktischen Mate-
rialbildung entstanden und aufgrund ihrer langen Halbwertszeiten heute
noch vorhanden sind (primordiale Radionuklide), als auch aus solchen,
die durch Wechselwirkung der kosmischen Strahlung mit den Atomkernen in der Erdatmosphäre immer wieder neu gebildet werden (kosmo-
gen erzeugte Radionuklide). Außerdem stellt die von unserer Sonne
und aus dem Weltall stammende kosmische Strahlung einen wesentlichen Anteil der natürlichen Strahlenbelastung dar.

Durch zivilisatorische Tätigkeiten, wie z.B. Uranabbau, Energiegewinnung aus fossilen Brennstoffen und nukleare Prozesse, aber auch
durch Atombombenabwürfe und -versuche, ergibt sich langfristig sowohl lokal als auch weltweit eine Erhöhung der Strahlenbelastung, so
daß auch sie in der Zwischenzeit bereits in die sogenannte »natürliche«
Strahlenbelastung einbezogen werden muß. Darüber hinaus werden

durch zivilisatorische Errungenschaften (wie Seilbahnen oder Flugzeuge) Bereiche erhöhter Strahlung, z.B. große Höhen, zugänglich, so daß auch dadurch eine Erhöhung der Strahlenbelastung stattfindet.

Bei der Besprechung der Strahlenbelastung muß unterschieden werden zwischen dem Anteil, der durch Einwirkung der Strahlung von außen verursacht wird, und der inneren Strahlenbelastung, die im wesentlichen auf die durch Atmung und Ernährung in den Körper gelangenden Radionuklide zurückzuführen ist.

Äußere Strahlenbelastung
Die Strahlung, die von außen auf uns einwirkt, setzt sich zusammen aus der kosmischen Strahlung, die am Meeresniveau am geringsten ist und mit zunehmender Höhe ansteigt, und der terrestrischen Strahlung, durch die im Boden und in den Behausungen enthaltenen radioaktiven Stoffe.

Kosmische Strahlung
Die Sonne und die Galaxien sind Ausgangsort hochenergetischer Strahlungen aus Protonen (ca. 86%), α-Teilchen (ca. 12,5%) und anderen Atomkernen (ca. 1,5%) mit Energien im Bereich von 10^8 bis 10^{20} eV. Wie enorm diese Energien sind, kann man daran erkennen, daß mit den Teilchenbeschleunigern in der Hochenergiephysik derzeit »lediglich« Teilchenenergien von 10^{12} eV erreicht werden können. Selbst mit einem geplanten 10 Millionen Mark teuren Superbeschleuniger wird die Teilchenenergie »nur« um das 20fache auf 2.10^{13} eV gesteigert werden können. Deren maximale Energie wird somit noch immer 10 Millionen mal kleiner sein als die Teilchenenergie kosmischer Strahlung.

In komplexen Energieabbauprozessen entsteht aus der Primärstrahlung eine reiche Mannigfaltigkeit an Sekundärteilchen, deren Energie-

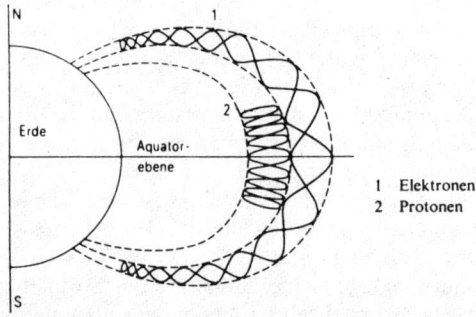

Abb. 77: Bewegung geladener Teilchen im Magnetfeld der Erde.

verteilung und relativer Anteil an der Gesamtstrahlung sich mit der Eindringtiefe in die Atmosphäre kontinuierlich ändert.

Diesem ständigen Strahlenfluß ist jedoch die Erde nicht ungeschützt preisgegeben. Sie besitzt in Form ihres Magnetfeldes einen Schutzschild, der die Verteilung der kosmischen Strahlung wesentlich beeinflußt. Dieser bewirkt, daß auf die einfallenden geladenen Teilchen im Magnetfeld eine Kraft, die sogenannte Lorentz-Kraft, ausgeübt wird, die die Teilchen je nach Energie mit Radien von einigen 100 m bis zu einigen km in Spiralen um die Magnetfeldlinien bewegt. Dadurch pendeln sie in sichelförmigen Röhren zwichen Nord- und Südhalbkugel hin und her. Darüber hinaus driften sie im Bereich von einigen Minuten bis zu einer Stunde quer zum Magnetfeld um die Erde herum. (Vergleiche Abbildung 77.)

Dadurch ergeben sich in Höhen zwischen etwa 1000 km bis 10000 km über der Erdoberfläche Bereiche besonders hoher Teilchenflußdichte, der sogenannte innere und äußere Van-Allen-Strahlungsgürtel (Abbildung 78).

Die auf die Erde treffende kosmische Strahlung ist keineswegs konstant. Die Primärstrahlung hängt wesentlich von der Sonnenaktivität ab und weist daher periodische Veränderungen auf, die dem 11jährigen Zyklus der Sonnenaktivität entsprechen und darüber hinaus auch die kurzzeitigen Eruptionen an der Sonnenoberfläche widerspiegeln.

Da jedoch bei höherer Sonnenaktivität das von der ausgesandten solaren Strahlung erzeugte Magnetfeld im interplanetaren Raum die Erde vor Nukleonen geringerer Energie abschirmt, nimmt insgesamt bei erhöhter Sonnenaktivität die kosmische Primärstrahlung ab. Die Aktivi-

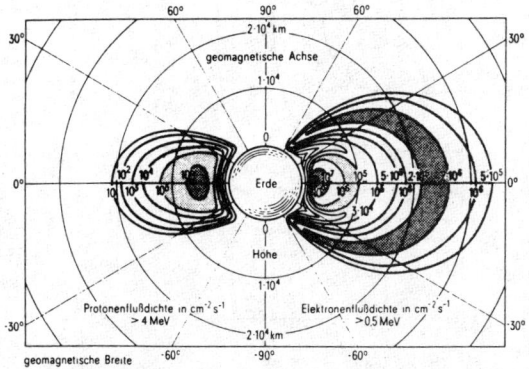

Abb. 78: Flußdichteverteilung von Protonen mit einer Energie E > 4 MeV (linke Hälfte) und Elektronen mit E > 0,5 MeV (rechte Hälfte) in den Strahlengürteln der Erde nach Angaben der NASA (Sauter 1971).

tätsschwankungen sind in großer Höhe viel ausgeprägter als auf Meeresniveau.

Da das Erdmagnetfeld eine wesentliche Schirmwirkung ausübt, unterliegt die kosmische Sekundärstrahlung den Schwankungen des Erdmagnetfeldes und hängt selbstverständlich wesentlich von der geographischen Breite ab: Sie ist am Äquator am niedrigsten und erreicht an den geomagnetischen Polen ihr Maximum (Abbildung 79).

So ergibt sich z.B. der Mittelwert für die Strahlenbelastung der Erdbevölkerung durch kosmische Strahlung, abgeschätzt für Meereshöhe und mittlere geographische Breiten, zu 0,3 mSv/a (30 mrem/a).

Der Wert verringert sich nach niedrigeren Breiten und ist am Äquator um ca. 10% niedriger. Mit zunehmender Höhe über Meeresniveau steigt er zunächst linear um ca. 20 μSv (2 mrem) pro 100 m. Bei Bewohnern von Hochländern bzw. in der Alpenregion liegt er bei 0,5 bis 0,6 mSv/a (50 bis 60 mrem/a). (Da diese jedoch nur einen geringen Prozentsatz der gesamten Erdbevölkerung ausmachen, ändert sich durch sie der Mittelwert der Strahlenbelastung von ca. 0,3 Sv/a nicht.) Es muß jedoch

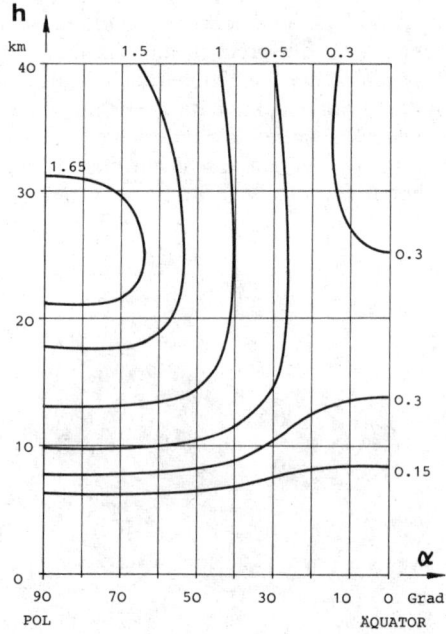

Abb. 79: Die Abhängigkeit der kosmischen Strahlung von der geographischen Breite und der Höhe über Meeresniveau (Schaefer 1974; Kurvenparameter in mrem/h).

darauf hingewiesen werden, daß diese Werte lediglich die kosmische Strahlenbelastungskomponente ohne den Anteil der terrestrischen Strahlung wiedergeben. Die gesamte äußere Strahlenbelastung ist wesentlich höher.

Verkehrsflugzeuge fliegen in Höhen bis etwa 18 km. Mit zunehmender Höhe steigt die kosmische Strahlung schneller an, als die terrestrische Strahlung abnimmt, so daß die gesamte Strahlenbelastung mit der Höhe rasch zunimmt.

In 10 km Höhe liegt die mittlere Strahlenbelastung ohne Abschirmung je nach Sonnenaktivität zwischen 4 bis 5,5 µSv/h (0,4 bis 0,55 mrem/h), in 18 km Höhe zwischen 10,5 bis 16 µSv/h (1,05 bis 1,6 mrem/h). Bei Sonneneruptionen können sich Erhöhungen auf etwa 10 mSv/h (1 rem/h) ergeben, so daß diskutiert wird, in solchen Fällen niedriger zu fliegen. In der Praxis führt daher ein 10stündiger Langstreckenflug zu einer maximalen Strahlenbelastung bis zu ca. 100 µSv (10 mrem). Während dies für die Passagiere im allgemeinen keinen wesentlichen Beitrag zur Strahlenbelastung darstellt, kann für die Besatzungsmitglieder, die im Jahr durchschnittlich auf ca. 480 Flugstunden kommen, bei einer mittleren Strahlenexposition von 10 µSv/h (1 mrem/h) die Grenzbelastung von 5 mSv/a (0,5 rem/a) erreicht werden.

In der bemannten Raumfahrt werden ca. 30000 km, in geostationären Bahnen ca. 40000 km, also wesentlich größere Höhen erreicht, so daß die Strahlenbelastung insbesonders bei einem Langzeitaufenthalt in einer Raumstation bedeutend werden kann.

Es ergibt sich z. B. innerhalb des Van-Allen-Gürtels in 2000 bis 3000 km Höhe hinter einer 2 g/cm²-Abschirmung eine Strahlenbelastung von 1,1 Sv/h (110 rem/h), im interplanetarischen Raum außerhalb des Strahlengürtels eine Äquivalentdosisleistung von etwa 900 mSv/a (90 rem/a).

Umgebungsstrahlung

Quellen dieser Strahlung sind in den obersten Erdschichten enthaltene natürliche Nuklide der Uran-238- und der Thorium-232-Reihe sowie einige nicht diesen Zerfallsreihen angehörige Radionuklide, von denen Kalium-40 das wichtigste ist.

Die natürlichen Radionuklide sind nicht nur im Boden und in der Luft enthalten. Sie kommen darüber hinaus in Pflanzen und Tieren vor und bestimmen damit nicht nur die äußere Strahlenbelastung wesentlich mit, sondern werden über die Atmung und die Nahrung auch in den Körper aufgenommen und bilden somit auch einen wesentlichen Beitrag zur inneren Strahlenbelastung.

Da die von Radionukliden stammende Teilchenstrahlung bereits durch dünne Schichten der Kleidung abgeschirmt wird, sind für die äußere Exposition durch Umgebungsstrahlung nur die gammastrahlenden

Nuklide von Bedeutung. Der Beitrag durch sekundäre Bremsstrahlung aus Betastrahlern läßt sich auf weniger als 1‰ abschätzen.

Da Radioisotope allgegenwärtig sind, sind sie auch im Baumaterial unserer Wohnung enthalten. Es ist daher sinnvoll, zwischen der Strahlenbelastung im Freien und jener innerhalb von Gebäuden zu unterscheiden. Dabei wird gezeigt werden, daß sie in beiden Fällen von unterschiedlichen Faktoren abhängt und keineswegs konstant ist, sondern sowohl kurzzeitigen als auch langfristigen Schwankungen unterworfen ist.

Die äußere Strahlenbelastung durch die in der Luft enthaltenen radioaktiven Stoffe ist relativ gering im Vergleich zu der vom Boden stammenden Aktivität. Sie liegt im Bereich von ca. 10 µSv/a (1 mrem/a).

Die vom Boden selbst ausgehende Strahlung hängt wesentlich von seiner Zusammensetzung ab und kann daher sehr unterschiedliche Werte aufweisen. Häufig findet man, daß die Strahlung von Granit am höchsten ist. Bei Lehm, Kalk und Sand ist sie geringer und bei Basalt relativ am niedrigsten. Es muß jedoch eingeräumt werden, daß sich Aktivitätswerte für gleiche Boden- bzw. Gesteinsarten verschiedener Lage teilweise stärker unterscheiden können als für unterschiedliche Arten.

Die für äußere Strahlenbelastung bestimmenden Nuklidkonzentrationen des Bodens sind jedoch nicht nur örtlich verschieden, sondern variieren auch zeitlich.

Die vom Boden ausgehende Teilchenstrahlung liegt lediglich in Bodennähe in der gleichen Größenordnung wie die γ-Strahlung: die α-Strahlung hat eine maximale Reichweite von nur ca. 8,5 cm, die β-Strahlung reicht zwar weiter, nimmt jedoch ebenfalls sehr schnell ab und beträgt in 1 m Entfernung nur mehr ca. 30% der γ-Strahlung (Abbil-

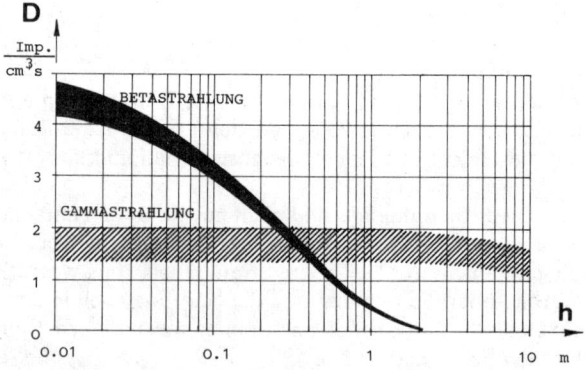

Abb. 80: Dosisleistung für Beta-und Gammastrahlung als Funktion des Abstandes vom Boden (nach Keil u.a. 1974). (Abstand h in logarithmischer Darstellung.)

Land	Mittlere Dosisleistung	
	mSv/a	mrem/a
Japan	0,42	42
Österreich	0,43	43
BRD	0,44	44
Polen	0,51	51
USA	0,55	55
DDR	0,82	82
Finnland	0,86	86

Tab. 18: Variation der mittleren Dosisbelastung durch terrestrische Strahlung über verschiedenen Ländern.

dung 80). Daraus geht hervor, daß auch dadurch Kleinkinder grundsätzlich einer höheren Strahlenbelastung ausgesetzt sind als Erwachsene.

Entsprechend den verschiedenen Einflußfaktoren können für verschiedene Länder nur Mittelwerte der terrestrischen Strahlenbelastung angegeben werden. In der Bundesrepublik Deutschland liegt die durch die terrestrische Strahlung verursachte Äquivalentdosisleistung im Mittel bei ca. 0,44 ± 0,08 mSv/a (44 ± 8 mrem/a). In den USA beträgt bei 90% der bewohnten Regionen die Äquivalentdosisleistung 0,3 bis 0,95 mSv/a (30 bis 95 mrem/a) mit einem Mittelwert von ca. 0,55 mSv/a (55 mrem/a).

Neben extrem niederen Werten z. B. über Seen oder in Bergwerken gibt es Gebiete mit extrem hohen Energiedosisleistungen, die durch einen äußerst hohen Gehalt an Uran und Thorium in den obersten Schichten der Erdkruste hervorgerufen werden. Die höchsten Strahlenbelastungen treten in Küstengebieten in Kerala an der Westküste Indiens und an der atlantischen Küste Brasiliens auf, wo die Dosiswerte um mehr als eine Größenordnung höher liegen.

Großräumig ergibt sich eine Variation der in Luft gemessenen Dosisleistung durch terrestrische (Gamma-)Strahlung, wie Tabelle 18 zeigt.

Im Mittel ergibt sich mit dem Qualitätsfaktor 1 somit im Freien eine Ganzkörperbelastung durch terrestrische Strahlung im Bereich von 0,5 mSv/a (50 mrem/a). Zählt man den durch die kosmische Strhalung verursachten Anteil von ca. 0,3 mSv/a (30 mrem/a) hinzu, gelangt man zu einer mittleren äußeren Strahlenbelastung im Freien von ca. 0,8 mSv/a (80 mrem/a).

Das United Nations Scientific Committee on the Effects of Atomic Radiation (UNSCEAR) gibt den Wert für die »normale äußere« Strahlenbelastung im Freien, gemittelt über die Erdbevölkerung, mit ca. 0,65 mSv/a (65 mrem/a) an.

Die Strahlenexposition in Gebäuden hängt nicht nur von der natürlichen terrestrischen Strahlung des Erdbodens ab, auf dem das Gebäude errichtet wurde, sondern vor allem von dem Gehalt an radioaktiven Stoffen in den verwendeten Baumaterialien. Dabei kann die Strahlenbelastung im Inneren von Gebäuden jene im Freien auch durchaus überschreiten.

Von den Baumaterialien enthalten Sand und Kies, Kalkstein, Zement und besonders Naturgips nur geringe Mengen radioaktiver Stoffe. Höhere Konzentrationen radioaktiver Stoffe finden sich in Gneisen und Schiefern. Bei Graniten und manchen vulkanischen Gesteinen liegen sie noch höher.

Die Aktivität von Betonen hängt stark von den Beimengungen und damit den lokalen Bodenaktivitäten ab.

Durch die an sich sinnvolle Wiederverwendung industrieller Abfallstoffe kann es zu einer Erhöhung des Radioaktivitätsgehaltes von Baumaterialien kommen, da viele industrielle Prozesse zu einer Anreicherung von Radionukliden, vor allem des Radium-226, führen. Die für die Baustoffindustrie wichtigsten Produkte sind:
– Hochofenschlacke der Eisen- und Stahlindustrie: Sie wird als Baustein oder als Zement-Zumahlstoff verwendet.
– Flugasche von kalorischen Kraftwerken: Sie wird als Zement-Zumahlstoff, fallweise auch als Zusatz zum Beton verwendet.
– Phosphatgips aus der Düngemittelherstellung wird als Industriegips zu Gipsverputz oder Gipsplatten verarbeitet.
Der Aktivitätsgehalt dieser Abfallprodukte hängt stark vom verwendeten Rohmaterial ab und kann daher lokal erhebliche Unterschiede aufweisen.

Zu den Baustoffen mit erhöhter Radioaktivität zählen auch keramische Fliesen, die zur Erzielung einer schönen Farbwirkung mit einer uranhaltigen Glasur versehen sein können.

Im Mittel ergibt sich in Österreich unter Einbeziehung der kosmischen

Baumaterial	Mittlere »effektive« Ganzkörperbelastung	
	mSv/a	mrem/a
Natursteinbau	0,81	81
Ziegelbau	0,8	80
Betonbau	0,63	63
Holzbau	0,59	59

Tab. 19: Externe Strahlenbelastung in Gebäuden in Österreich.

Strahlung, aufgeschlüsselt nach Bauart, eine gesamte externe Strahlenbelastung in Gebäuden, wie sie aus Tabelle 19 hervorgeht.

Die meiste Strahlung wurde in alten Ziegelbauten gemessen, die sehr dicke massive Ziegelmauern aufweisen und Holzdecken mit Auflagen von Schlacken und Bauschutt besitzen. Bei neueren Ziegelbauten ergab sich ein geringerer Wert, der einerseits auf die Hohlziegel und andererseits auf die Verwendung von Betondecken zurückgeführt werden kann. Relativ geringe Werte wurden in Beton- und Holzbauten gemessen.

Vergleicht man diese Werte mit der mittleren Ganzkörperbelastung im Freien von ca. 0,8 mSv/a (80 mrem/a), zeigt sich, daß die äußere Strahlenbelastung in Wohnungen höher sein kann als im Freien.

Diese Überlegungen berücksichtigen jedoch nicht die Unterschiede hinsichtlich der inneren Strahlenbelastung, die sich dadurch ergeben, daß das von den Materialien freigesetzte radioaktive Gas Radon über die Atmung in das Körperinnere gelangt und dort zu relativ hohen Organbelastungen führen kann.

Neben der gesamten (Gamma-)Strahlungsaktivität eines Baustoffes ist daher auch sein Gehalt an Radium, dessen Zerfallsprodukt das Radon ist, von Interesse.

Innere Strahlenbelastung
Radionuklide können entweder direkt aus der Luft durch die Atmung oder über die Nahrung in den Körper kommen, nachdem sie in das Trinkwasser gelangt oder von Pflanzen aus dem Boden aufgenommen und über die Nahrungskette zum Bestandteil unserer Lebensmittel geworden sind. Darüber hinaus können sie auch zu diagnostischen oder therapeutischen Zwecken Patienten verabreicht werden.

Im Körperinneren führen die Radionuklide zu einer Strahlenbelastung, die gegenüber der äußeren Bestrahlung zwei wichtige Unterschiede aufweist:
– Während Teilchenstrahlungen dort eine geringe Bedeutung zukommt, entstehen sie hier bereits im Körperinneren und sind aufgrund ihrer größeren biologischen Wirksamkeit (ihr Qualitätsfaktor liegt bei Q = 10) besonders zu beachten.
– Während die natürliche Umgebungsstrahlung im wesentlichen den gesamten Körper gleichmäßig belastet, liegt bei der Exposition von innen der Fall vor, daß im allgemeinen lokal begrenzte Bezirke, unter Umständen im mikroskopischen Bereich, relativ hoher Strahlung ausgesetzt sind, während andere praktisch unbeeinflußt bleiben. Aufgrund der physiologischen Vorgänge kann es zu erheblichen Anreicherungen von Radionukliden in bestimmten Körperbereichen kommen, z. B. Strontium-90 in Knochen, Jod-131 in der Schilddrüse, so daß die lokale Strahlenbelastung trotz niedriger Ganzkörperdosis erheblich sein kann.

Der Nachteil gut schließender Fenster

Der menschliche Atemtrakt ist einer im Vergleich zu anderen Körperbereichen hohen Strahlenbelastung durch eingeatmete natürliche Radionuklide ausgesetzt, wobei vor allem die Bestrahlung durch α-Teilchen zu berücksichtigen ist; die β-Strahlung ist dem gegenüber vernachlässigbar.

Es zeigt sich, daß vor allem die kurzlebigen Folgeprodukte von Radon und Thoron die Strahlenbelastung bestimmen, während im Vergleich dazu die Isotope selbst und ihre langlebigen Folgeprodukte sowie die durch kosmische Strahlung in der Luft erzeugten Radionuklide vernachlässigbar sind.

Im Freien werden die radioaktiven Edelgase vom Boden an die Luft abgegeben und dort durch Luftbewegungen verteilt. Ihre Konzentration hängt daher von der Bodenbeschaffenheit und Witterung ab und unterliegt tages- und jahreszeitlichen Schwankungen.

In bodennahen Luftschichten liegt der Mittelwert ihrer Aktivität bei 3,7 Bq/m^3 (100 pCi/m^3), in meeresnahen Luftschichten ist er wesentlich geringer.

Innerhalb von Gebäuden hingegen wird die Raumluft mit radioaktivem Edelgas Radon angereichert, das als Folge des Zerfalls von Radium von den Baumaterialien und Einrichtungsgegenständen freigesetzt wird. Radon zerfällt mit einer Halbwertszeit von 3,8 Tagen in andere radioaktive Folgeprodukte, die mit der Atemluft aufgenommen werden und zu einer relativ hohen Strahlenbelastung von Teilen der Atemwege führen können.

Die Aktivität in der Raumluft hängt nicht nur vom Radiumgehalt und damit auch von der Dichte der Baustoffe ab, sondern wird zusätzlich entscheidend beeinflußt durch

– das Austrittsvermögen von Radium und damit der Porosität des Baustoffes,

– den Staub- und Feuchtigkeitsgehalt der Luft und die Geschwindigkeit, mit der sich Zerfallsprodukte auf Wänden, Böden und Möbeln absetzen,

– die geometrischen Raumverhältnisse und damit die wirksame Oberfläche und das vorhandene Luftvolumen,

– vor allem aber die Lüftungsverhältnisse; dabei ist zu berücksichtigen, daß bei Neubauten mit besser schließenden Fenstern wegen des geringeren Luftwechsels eine höhere Aktivität in der Raumluft entsteht als bei Altbauten. Während die Anreicherung langsam mit einer Zeitkonstante über 20 Minuten erfolgt, kann durch Lüften eine Verringerung der Aktivität erheblich schneller, mit einer Zeitkonstante von nur ca. 5 Minuten erreicht werden (Abbildung 81).

Im Mittel liegt der Radongehalt im Inneren von Räumen ca. doppelt so hoch wie in der bodennahen Freiluft. Berücksichtigt man die Aufenthaltsdauer im Inneren von Gebäuden und im Freien, erhält man als

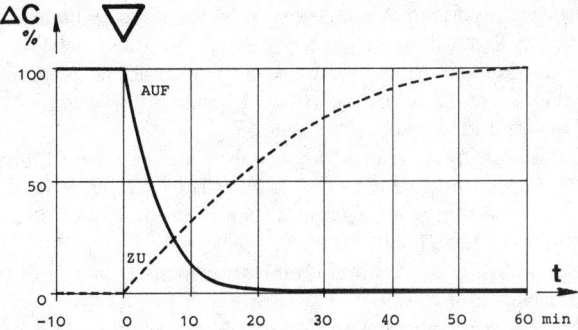

Abb. 81: Änderung der Konzentration von Radionukliden in der Raumluft nach dem Öffnen und Schließen des Fensters.

Schätzwert für die Strahlenbelastung der Alveolen 0,4 bis 1 mSv/a (40 bis 100 mrem/a) und der Bronchien 2 bis 4 mSv/a (200 bis 400 mrem/a). Daraus ergibt sich, daß der Atemtrakt wahrscheinlich jener Bereich ist, der der höchsten natürlichen Strahlenbelastung ausgesetzt ist.

Nahrungsmittel
Die sich aus der Nahrungsaufnahme ergebende Strahlenbelastung erhält man aus dem Produkt aus spezifischer Aktivität, der konsumierten Menge und dem Dosisfaktor der in der Nahrung enthaltenen Radionuklide.
Ein bedeutender Teil der dem menschlichen Körper zugeführten Aktivität entfällt auf das Trinkwasser. Der Gehalt an Radionukliden ist

Nuklid	Aktivität	
	mBq/l	pCi/l
Radon-222 und kurzlebige Folgeprodukte	370 – 3700	10 – 100
Kalium-40	185	5
Wasserstoff-3	185	5
Radium-226	3,7	0,1
Uran-228	1,9	0,05
Blei-210	0,7	0,02
Polonium 210	0,4	0,01
Gesamt	747 – 4076	20 – 110

Tab. 20: Mittlere Konzentration wichtiger natürlicher Radionuklide im Trinkwasser (Aurand 1974).

jedoch bei verschiedenen Wasservorkommen unterschiedlich. Einerseits werden die im Erdboden vorhandenen Radionuklide teilweise im Wasser gelöst, andererseits gelangen in der Luft vorhandene Anteile mit den Niederschlägen zur Erdoberfläche und können somit auch in Oberflächen- und Grundwasser enthalten sein.

Die Aktivitäten im Wasser können daher nur größenordnungsmäßig angegeben werden und liegen bei 0,8 bis 4 Bq/l (22 bis 108 pCi/l). Die wichtigsten enthaltenen Radionuklide sind Radon-222, Tritium-3 und Kalium-40 (siehe Tabelle 20).

Unsere Ernährung erfolgt heute meist nur mehr zum Teil durch lokal produzierte Nahrungsmittel.

Die Aktivität von Nahrungsmitteln wird daher nicht mehr nur von den örtlich vorliegenden Konzentrationen der Radionuklide bestimmt. Während nur ein kleiner Teil der unphysiologischen Nuklide wie z. B. Uran im Körper verbleiben, werden physiologisch wichtige Elemente vom Körper leichter aufgenommen, so daß auch die radioaktiven Isotope wie H-3, C-14 oder K-40 in physiologisch geregelten Konzentrationen im Organismus von Pflanzen, Tieren und Menschen vorkommen.

Tabelle 21 zeigt als grobe Richtwerte die durchschnittliche Aktivität pro Kilogramm Lebensmittel, wenn der zivilisatorische Beitrag an Radionukliden vernachlässigbar ist.

Abweichungen davon sind in Organismen festgestellt worden, die bestimmte Isotope selektiv anreichern. So reichert z. B. die Paranuß selektiv Radiumisotope an, was in der Folge auch zu einem ca. 1000fach höheren Radiumgehalt führt. Von langsam wachsenden Pflanzen wie Flechten werden in der Atmosphäre vorhandene Radionuklide angereichert. So sind die subarktischen Tundren Ausgangspunkt einer Nahrungsmittelkette mit vermehrtem Gehalt an Blei und Polonium, die über Rentierfleisch, -milch und -käse auch den Menschen einbeziehen kann.

Nuklid	Aktivität	
	Bq/kg	pCi/kg
K^{40}	37	1000
C^{14}	0,37	10
H^3	0,37	10
Gesamt	38	1020

Tab. 21: Durchschnittliche Aktivität pro Kilogramm Lebensmittel (unter Vernachlässigung des zivilisatorischen Beitrags an Radionukliden).

Körperbereich	Strahlendosis	
	msv/a	mrem/a
Atemtrakt	1,2	120
Gonaden	0,3	31
Zellgewebe am Knochen	0,5	54
Knochenmark	0,3	27

Tab. 22: Weltweite Mittelwerte der inneren Strahlenbelastung für verschiedene Körperbereiche.

Insgesamt kann der weltweite Mittelwert der inneren Strahlenbelastung in den kritischen Körperbereichen abgeschätzt werden, wie es Tabelle 22 zeigt.
Als Mittelwert für die Ganzkörperbelastung durch inkorporierte Radionuklide ergibt sich schließlich ca. 0,3 mSv/a (30 mrem/a).

7.2.2 Zivilisatorische Strahlungsquellen

Erst seit relativ kurzer Zeit, seit der ersten medizinischen Anwendung der Röntgenstrahlung und später durch die zunehmende Nutzung von Radioisotopen, liefern die zivilisatorischen Aktivitäten des Menschen einen zunehmend steigenden Anteil zur gesamten Strahlenbelastung. Dabei kann unterschieden werden zwischen
– der Erzeugung ionisierender Strahlung durch technische Vorgänge, z. B. Röntgenstrahlung in der medizinischen Diagnostik und Therapie, durch Linearbeschleuniger erzeugte radioaktive Isotope für medizinische Anwendung usw.,
– der Verwendung radioaktiver Stoffe in der Industrie, im Alltag und zur Energiegewinnung und
– der Freisetzung radioaktiver Stoffe z. B. durch Atomwaffentests, durch Verbrennungsprozesse in kalorischen Kraftwerken oder durch Kernkraftwerke im Normalbetrieb und im Störfall.
Da die dabei auftretenden Strahlungen und Nuklide den selben physikalischen Gesetzmäßigkeiten wie die natürliche Strahlung unterliegen, werden sie allgemein als zivilisatorische Beiträge zur Strahlenbelastung bezeichnet.
Der über die Bevölkerung gemittelte Wert der Strahlenbelastung durch kommerzielle Quellen ionisierender Strahlung wird auf ca. 20 µSv/a (2 mrem/a) geschätzt. Für Einzelpersonen, z. B. Beschäftigte bei der röntgenographischen Gepäckskontrolle, kann sie jedoch höher liegen.

Bildschirmgeräte

Bildschirmgeräte (Fernsehapparate und Video-Terminals) erzeugen ein Leuchtbild, indem mit einer Spannung von 15 bis 30 kV beschleunigte Elektronen auf einen Leuchtschirm auftreffen. Dabei wird auch weiche Röntgenstrahlung mit einer Energie von 15 bis 30 keV frei. Nach den geltenden Gerätevorschriften darf dabei in 5 cm Entfernung die Ionendosis im ungünstigsten Betriebsfall 129 nC/kgh (500 µR/h) nicht überschreiten. In den meisten Fällen der zahlreich vorliegenden Untersuchungen lag die Emission unter der Nachweisgrenze der verwendeten Meßgeräte, d. h. unter 2,6 nC/kgh (10 µR/h).

Die erzeugte Röntgenstrahlung hängt einerseits von konstruktiven Daten ab. Sie ist wegen der höheren Beschleunigungsspannungen beim Farbfernseher höher als bei Schwarz-Weiß-Geräten, die wiederum mehr Strahlung aussenden als Video-Terminals. Andererseits hängt die Strahlungsmenge auch vom Bildinhalt und der Bildhelligkeit ab. Die angegebenen Meßwerte wurden daher unter ungünstigsten Bedingungen bei maximal eingestellter Helligkeit und »vollgeschriebenem« Bildschirm ermittelt. In der Praxis liegen daher die Werte wesentlich tiefer. Darüber hinaus nimmt die Dosisleistung mit der Entfernung rasch ab und beträgt z. B. in 50 cm bereits nur mehr 15% des in 5 cm gemessenen Wertes.

Nimmt man den Fall an, eine Person würde ein ganzes Jahr lang täglich 4 Stunden in 50 cm Entfernung vor einem auf maximale Helligkeit eingestellten, vollgeschriebenen Bildschirm verbringen, erhält man mit dem Meßwert von 2,6 nC/kgh (10 µR/h) eine Strahlenbelastung von ca. 20 µSv/a (2 mrem/a).

Röntgengeräte, Zifferblätter und sonstige Strahlungsquellen

Röntgengeräte werden nicht nur in der Medizin, sondern auch in der Industrie, z. B. zur zerstörungsfreien Materialprüfung, zur Schweißnahtuntersuchung, zum Erkennen von Fehlstellen in Gußteilen usw. eingesetzt. Darüber hinaus werden sie auch im Flugverkehr bei der Gepäckskontrolle verwendet. Die früher in Schuhgeschäften zur Anprobe eingesetzten Schuhdurchleuchtungsgeräte sind aus Strahlenschutzgründen verboten.

Für den Anstrich selbstleuchtender Zifferblätter und Zeiger z. B. für Armbanduhren und Wecker wurden früher radiumhaltige Leuchtstoffe verwendet. Die durch solche Uhren verursachte Dosisleistung betrug bis zu 3 mR/h. Zum Anregen von Leuchtfarben wird in der Zwischenzeit nicht mehr Radium, sondern Tritium (H-3) oder Promethium (Pm-147) verwendet. Beides sind β-Strahler geringer Energie mit den Halbwertszeiten von 12,3 bzw. 3,7 Jahren und führen praktisch zu keinen Strahlenbelastungen.

Das als Kunstdünger verwendete Phosphatsalz ist schwach uranhaltig.

Personen, die ständig mit diesem Kunstdünger umgehen, müssen mit einer Strahlenbelastung von etwa 0,2 mSv/a (20 mrem/a) rechnen.

Ionisierende Strahlung wird zur Sterilisierung von Gegenständen wie z. B. kosmetischen Produkten, Babyflaschen, Flaschenkorken, aber auch von Verbandstoffen, Spritzen, Nadeln usw. verwendet.

Ionisierende, insbesonders radioaktive Strahlung wird auch in Laboratorien zur Bestrahlung von Pflanzen eingesetzt, um mutagene Wirkungen zu erzeugen und neue Pflanzenarten zu erhalten, die besonderen Anforderungen wie z. B. höherem Ertrag, besonderer Eignung für bestimmte Wachstumsbedingungen, Resistenz gegenüber Krankheiten usw. besser gerecht werden.

Bestrahlung von Lebensmitteln zur Konservierung
Weltweit werden in ca. 120 industriellen Großanlagen Lebensmittel mit Röntgen- oder Gammastrahlen behandelt, um eine Keimung zu verhindern, um die Reifung während langer Transporte zu hemmen oder um Mikroorganismen abzutöten und damit die Haltbarkeit zu verlängern oder sogar eine Sterilisierung zu erreichen.

Um auch bei dicken Objekten, z. B. Fleisch, zuverlässige Behandlungsergebnisse zu erzielen, wird energiereiche Gammastrahlung der Radionuklide Kobalt-60 oder Caesium-137 benutzt. Moderne Anlagen haben eine Bestrahlungskapazität im Bereich von 100 Tonnen Lebensmittel pro Stunde.

Je nach Anwendungszweck werden die Lebensmittel hohen Strahlungsdosen im Bereich bis zu 50000 Sv (5000000 rem) ausgesetzt, nämlich:

10 bis 1000 Sv (1000 bis 100000 rem) zur Verhütung der Auskeimung von Zwiebeln, Knoblauch, Kartoffeln usw., zur Insektenbekämpfung z. B. bei Getreide sowie zur Reifungsverzögerung bei Obst;

1000 bis 10000 Sv (100 bis 1000 krem) zur Reduzierung von Mikroben, zur Reduzierung von (nicht sporenbildenden) Mikroorganismen und zur Verbesserung der technologischen Eigenschaften;

10000 bis 50000 Sv (1 bis 5 Mrem) zur Sterilisierung.

Sowohl in Österreich als auch in der Bundesrepublik ist die Strahlenkonservierung verboten. In mehr als zwanzig Ländern aber ist die Bestrahlung von Lebensmitteln bereits Routine. Dazu zählen z. B. Italien, Frankreich, Holland, die meisten osteuropäischen Staaten, Südafrika, die USA und Kanada. Da eine Bestrahlung nicht nachweisbar ist, läßt sich der Import bestrahlter Lebensmittel nicht verhindern.

Als konventionelle Behandlungsmethoden von Lebensmitteln zur Verhinderung ihres Verderbens oder des Auskeimens werden Kühlen, Erhitzen, Pasteurisieren, Begasen oder das Zusetzen von Konservierungsstoffen eingesetzt. Ihre Anwendung ist entweder offensichtlich oder unterliegt der Kennzeichnungspflicht.

Sowohl in der Bundesrepublik als auch in Österreich wird die Zulassung der Strahlenbehandlung von Lebensmitteln diskutiert. Daß dies derzeit noch nicht geschehen ist, ist vor allem darauf zurückzuführen, daß die gesundheitliche Unbedenklichkeit des Verfahrens noch nicht erwiesen ist.

Durch die von der Strahlung verursachten Ionisationsprozesse werden in den Lebensmitteln chemische Veränderungen ausgelöst (Radiolyse), die bei zu hohen Strahlendosen zu einer nicht mehr akzeptierbaren Beeinträchtigung des Geschmackes führen können. Wegen der Komplexität der strahlenchemisch erzeugten Produkte kann derzeit die Bildung toxischer oder krebsauslösender Substanzen nicht ausgeschlossen werden. Radioaktiv werden die Lebensmittel durch Bestrahlung nicht.

Durch die verschiedene Strahlenempfindlichkeit von Bakterien kann der Fäulnisprozeß von Lebensmitteln verändert werden: Sie können verderben, ohne daß die vertrauten typischen Begleiterscheinungen auftreten, so daß verdorbene Waren von Laien nicht mehr als solche erkannt werden können.

Trotz der Nachteile wird die Methode von der Weltgesundheitsorganisation WHO als akzeptabel bezeichnet. Sie bietet die Möglichkeit, große Nahrungsmittelmengen haltbar zu machen.

Medizinische Diagnostik und Therapie
Durch die Entwicklung neuer Verfahren werden in der Medizin immer häufiger weniger belastende Methoden eingesetzt. So haben z.B. die Röntgen-Computertomographie die belastendere Szintigraphie in vielen Fragestellungen ersetzt, die digitale Subtraktions-Angiographie eine schonendere Vorgangsweise als die konventionelle Angiographie ermöglicht und die unschädlichen Verfahren Ultraschalldiagnostik und Magnetresonanz-Tomographie die Röntgentechnik in vielen Bereichen abgelöst oder zurückgedrängt.

Gleichzeitig ermöglichen die verbesserten diagnostischen Verfahren eine frühere Erkennung und damit eine schonendere Behandlung von Erkrankungen. Dennoch werden auch heute noch ca. 90% der zusätzlichen mittleren zivilisatorischen Strahlenbelastung durch medizinische Anwendungen verursacht, allein 85% durch die Röntgendiagnostik. Daher ist die Forderung nach strenger Indikation und größtmöglichem Strahlenschutz gerade in diesem Bereich von großer Bedeutung.

Röntgendiagnostik
Nach einer Untersuchung in der Bundesrepublik aus dem Jahre 1978 wird im statistischen Mittel pro Jahr jede Person einmal einer Röntgenuntersuchung unterzogen. Darüber hinaus ist zu berücksichtigen, daß viele Untersuchungen mehrere Einzelaufnahmen erfordern. So sind

Untersuchungsart	Anteil (in %)
Thorax	34,9
Extremitäten	18,1
Schädel	8,6
Zähne	7,5
Magen, Darm	7,1
Nierenbecken	4,4
Becken	3,9
Brustwirbelsäule	3,7
Mammographie	2,9
Lendenwirbelsäule	2,3
Galle	2,2
Hüfte	1,2
Unterleib	0,4

Tab. 23: Verteilung der insgesamt 58,755 Millionen für das Jahr 1978 hochgerechneten Röntgenuntersuchungen auf einzelne Körperbereiche (Schultz 1985).

z. B. für Untersuchungen des Magen-Darm-Traktes bis zu 15 Aufnahmen erforderlich.

Von den aus Stichprobenerhebungen hochgerechneten 58,7 Millionen Untersuchungen aus dem Jahr 1978 (siehe Tabelle 23) entfallen die meisten (34,9%) auf den Thorax, gefolgt von Extremitäten- (18,1%), Schädel- (8,6%), Zahn- (7,5%) und Magen-Darm-Untersuchungen (7,1%).

In einer 1979 in Österreich durchgeführten Untersuchung wurden die durch diagnostische Röntgenuntersuchungen verursachten Gonadendosen ermittelt. Daraus wurde eine mittlere genetisch signifikante Dosis berechnet. Sie betrug für die österreichische Bevölkerung 0,425 mSv/a (42,5 mrem/a), wobei sich, aufgeschlüsselt nach Geschlecht, für Männer 0,168 mSv/a (16,8 mrem/a) und für Frauen um ca. 50% mehr, nämlich 0,257 mSv/a (25,7 mrem/a) ergaben.

Die Strahlenbelastung kann für ein und dieselbe Untersuchung stark verschieden sein. Sie hängt nicht nur vom Zustand und der Qualität des Röntgengerätes selbst ab, sondern auch von der Dicke der zu durchstrahlenden Schicht und damit vom Patienten und dem Untersuchungsbereich, von der erforderlichen Bildqualität, von der Durchstrahlungsrichtung und vom Öffnungswinkel des Strahlungsbündels, d. h. von der Größe des abzubildenden Bereiches und von der Anzahl der erforderlichen Aufnahmen bzw. der Länge der Durchleuchtung.

Aufgrund der vielen Einflußfaktoren können nur Richtwerte für die

Organ	Äquivalentdosis	
	mSv	mrem
Mamma	1,65–65	165–6500
Magen, Darm	1–2,5	100– 250
Nieren	1–25	100–2500
Thorax	0,2–2	20–1200
Schädel	0,8–1,6	80– 160

Tab. 24: Typische Bereiche von Organdosisbelastungen pro Einzelaufnahme mit konventionellen Röntgengeräten.

Strahlenbelastung angegeben werden. So liegen die Organdosisbelastungen pro Aufnahme im Bereich über 100 mrem (siehe Tabelle 24). Besonders problematisch ist die Mammographie, wo einerseits wegen der geringen Absorptionsunterschiede des Gewebes weiche Röntgenstrahlung im Bereich von 30 bis 50 keV verwendet werden muß, die vom Gewebe stark absorbiert wird, und andererseits wegen des erforderlichen hohen Ortsauflösungsvermögens relativ hohe Organdosen im Bereich von 2000 mrem in Kauf genommen werden müssen.

Die Strahlenbelastung bei Durchleuchtung hängt von der Durchleuchtungsdauer ab und liegt bei ca. 35 mSv/min (3500 mrem/min), bei Verwendung einer Bildverstärker-Fernseh-Kette ist eine erhebliche Reduktion auf ca. 1 mSv/min (100 mrem/min) möglich. Bei der Anwendung der Computertomographie geschieht die Abbildung nicht durch Projektion mit einem breiten Röntgenstrahl. Mit Hilfe mathematischer Verfahren wird vielmehr das Schnittbild einer schmalen Körperscheibe berechnet. Dazu wird ein schmales, ca. 15 mm breites Röntgenstrahlenbündel um die Schnittebene geführt, so daß sich die Strahlenbelastung zunächst auf die abgebildete Schicht konzentriert. Der umgebende Bereich wird einerseits durch Streuung der Röntgenstrahlung in der Schicht und andererseits dadurch bestrahlt, daß pro Untersuchung nicht eine einzige, sondern 10 bis 40 Aufnahmen verschiedener Schichten durchgeführt werden. Die berechnete Ganzkörperbelastung liegt für Schädeluntersuchungen Erwachsener (20 Aufnahmen) etwa bei 100 µSv (10 mrem).

Nuklearmedizinische Diagnostik
In der nuklearmedizinischen Diagnostik werden dem Patienten radioaktive Isotope verabreicht und ihre Verteilung im Körper mit Hilfe von Strahlendetektoren ermittelt. Dabei können sowohl Projektionsbilder durch konventionelle Gamma-Kameras als auch Schnittbilder durch

computertomographische Verfahren ermittelt werden. Die wichtigsten heute verwendeten Radionuklide sind: Technetium-99, Jod-131, Kobalt-57 und Gold-198.

Mit der Verfügbarkeit von Zyklotronen im Krankenhaus ist es darüber hinaus auch möglich, für biochemische Untersuchungen geeignetere, jedoch kurzlebigere Radionuklide zu erzeugen. Dazu zählen Sauerstoff-15, Stickstoff-13, Kohlenstoff-11 und Fluor-18 mit Halbwertszeiten von nur 2, 10, 20 und 110 Minuten. Diese emittieren Positronen und können mit Hilfe der Positronen-Emissions-Computer-Tomographie (PET) dargestellt werden.

In den kritischen Organen, in denen sich das Radionuklid bevorzugt anreichert, ergibt sich eine Strahlenbelastung in der Größenordnung von 10 bis 100 mGy (1 bis 10 rad), bei der Schilddrüsenuntersuchung mit Jod-131 bis etwa 1000 mGy (100 rad).

Die Ganzkörperbelastung liegt im allgemeinen bei ca. 1 mGy (100 mrad), in Sonderfällen, z.B. der Pankreasszintigraphie mit Selen-75, kann sie auch 15 bis 20 mGy (1500 bis 2000 mrad) erreichen.

Strahlentherapie

Da Tumorgewebe auf eine Bestrahlung mit ionisierender Strahlung empfindlicher reagiert als gesundes Gewebe, besitzt die Strahlentherapie in der Krebsbekämpfung nach wie vor einen hohen Stellenwert. In der Bundesrepublik wurden 1978 ca. 2,4 Promille der Bevölkerung einer Strahlentherapie unterzogen. Durch eine sorgfältige Bestrahlungsplanung wird erreicht, daß das umgebende Gewebe weitgehend geschont und die hohen Strahlendosen auf den Tumorbereich beschränkt bleiben. Die typischen Herddosen liegen dabei zwischen 30 bis 70 Gy (3000 bis 7000 rad), bei Melanomen sogar zwischen 100 bis 150 Gy (10000 bis 15000 rad).

Für Organe, die im bestrahlten Volumen liegen oder durch Streustrahlung gefährdet sind, dürfen bestimmte Toleranzdosen nicht überschritten werden. Diese liegen im Bereich zwischen 20 und 40 Gy (2000 und 4000 rad), für die Gonaden zwischen 2 und 15 Gy (200 und 1500 rad).

Die Energiedosen bei der Bestrahlung von Entzündungen liegen wesentlich niedriger, nämlich bei 0,3 bis 5 Gy (30 bis 500 rad).

Isotopentherapie

Eine weitere Möglichkeit der Tumorbekämpfung stellt die gezielte Verabreichung von Radionukliden dar. Diese erfolgt entweder durch intravenöse Gabe unter Ausnützung der natürlichen Anreicherung im Zielorgan (z.B. Jod-131, Gold-198 oder Phosphor-32) oder durch Implantation im Zielgebiet unter Verwendung z.B. von Radium-226, Cäsium-137, Kobalt-60, Iridium-192 oder Jod-125.

Durch die Isotopentherapie werden Organdosen im Bereich von 80 bis 1000 Gy (8000 bis 100000 rad) und Ganzkörperdosen bis zu ca. 750 mGy (75 rad) erreicht.

Auf dem Weg zur Ausscheidung der Radionuklide werden auch verschiedene Organe wie Niere, Leber, Harnwege und Gonaden besonders belastet.

Herkömmliche Brennstoffe

Wie alle Materialien des Erdbodens enthalten auch Brennstoffe natürliche Radionuklide. So weist z. B. Steinkohle eine Aktivität von ca. 20 bis 40 Bq/kg (0,5 bis 1 nCi/kg) auf. Durch Verbrennungsprozesse sowohl im Haushalt als auch in der Wirtschaft werden daher Radioisotope freigesetzt und an die Umwelt abgegeben.

Ein Kohlekraftwerk mit einer Leistung von 600 MW führt in seiner Umgebung zu einer Strahlenbelastung von ca. 10 μSv/a (1 mrem/a), wobei jedoch einzelne Organdosen durch Anreicherungsprozesse höher liegen können.

Freigesetzt werden vor allem Plutonium-, Radium-, Thorium- und Uranisotope sowie das radioaktive Kohlenstoffisotop C-14.

Uranbergbau

Die Energiegewinnung durch Kernkraftwerke und die Produktion von Atomwaffen haben den Bedarf an radioaktivem Material erhöht. Im Uranbergbau z. B. spielt die Exposition durch α-Strahlung eine große Rolle. Für die dort Beschäftigten wird die typische Belastung im Bronchialepithel von ca. 1,2 Sv/a (120 rem/a) angenommen.

Mögliche Umweltgefahren ergeben sich, da wegen der geringen Urankonzentration in den Uranerzen große Abraummengen entstehen, aus denen Radionuklide in die Atmosphäre und in das Grundwasser entweichen können.

Atomkraftwerke

1987 wurden weltweit ca. 15% der Elektrizität durch 374 aktive Kernkraftwerke erzeugt, 118 weitere befanden sich im Bau. Der Anteil der Kernenergie am Verbrauch an Primärenergie lag bei ca. 3,6%.

Im Gegensatz zu kalorischen Kraftwerken führen Kernkraftwerke zwar zu keinen gravierenden Luftverunreinigungen durch Stäube oder Gase wie SO_2, CO_2 usw. Sie geben jedoch auch im Normalbetrieb über den Schornstein und das Kühlwasser Radioisotope an die Umgebung ab.

Die in die Atmosphäre abgegebenen Radionuklide können in folgende Gruppen eingeteilt werden:
– radioaktive Gase, insbesondere Xenon-132 und Krypton-90,
– γ-strahlende Radionuklide, die sich an Aerosole anlagern,

– radioaktives Jod-131,
– Tritium-3 und radioaktiver Kohlenstoff-14.

Im Normbetrieb wird die gesamte aus kerntechnischen Anlagen resultierende mittlere Strahlenbelastung der Bevölkerung in der Bundesrepublik mit maximal 10 μSv/a (1 mrem/a) angegeben. In der Nähe von Kernkraftwerken tritt eine etwas höhere Belastung auf, die z. B. bei einer 2000 MW-Anlage im ungünstigsten Fall im Bereich von 50 μSv/a (5 mrem/a) betragen kann.

In der Strahlenschutzverordnung der Bundesrepublik ist festgelegt, daß die durch die Luft aus Kernkraftwerken entweichende Radioaktivität den einzelnen Menschen mit einer Ganzkörperdosis von maximal 0,3 mSv/a (30 mrem/a) bzw. einer Schilddrüsendosis von maximal 0,9 mSv/a (90 mrem/a) belasten darf.

Die Belastungen im Normalbetrieb liegen derzeit erheblich unter diesen Grenzwerten.

Das Personal im Inneren der Kernkraftwerke ist je nach Arbeitsbereich verschiedenen Belastungen ausgesetzt. Die Strahlenbelastung beruflich exponierter Personen muß durch tragbare Dosimeter ständig erfaßt werden und darf die gesetzlichen Grenzwerte (5 rem/a bzw. 3 rem pro Vierteljahr) nicht überschreiten.

Im Störfall können wesentlich größere Mengen an Radionukliden freigesetzt werden. Besonders deutlich wurde dies durch den Unfall in Tschernobyl (UdSSR), wo es am 26. April 1986 aufgrund des bisher größten Reaktorunfalles zum Schmelzen des Reaktorkerns kam und erhebliche Mengen von Radionukliden frei wurden, die durch Luftströmungen auch nach Mitteleuropa gelangten. Wenige Tage nach dem Unfall waren in der Luft die Radionuklide Jod-131, Caesium-137 und Ruthenium-103 im Verhältnis von ca. 2:1:1 enthalten. Andere Radionuklide wie Caesium-134 oder Ruthenium-106 waren weniger aktiv oder sind biologisch unbedeutend. Die radiologisch bedeutsamen Isotope Strontium-90 und Plutonium-239 sind wegen ihrer geringen Flüchtigkeit in relativ geringem Maß aus dem Unglücksreaktor entwichen und unterwegs früher ausgefallen, so daß nur geringe Mengen Mitteleuropa erreichten.

Eine Abschätzung, die sich auf deutsche und österreichische Messungen stützt, zeigt, daß die »Fall-out«-Aktivität nach Tschernobyl für Cäsium-137 ca. 5-bis 10mal größer, bei Strontium-90 jedoch 2- bis 10mal kleiner als von allen bisherigen atmosphärischen Atomwaffenversuchen zusammen ist.

Die charakteristischen Daten der wichtigsten freigesetzten Radionuklide, bezogen auf Erwachsene, sind in Tabelle 25 zusammengefaßt.

Die größte Bedeutung für die Strahlenbelastung hatte Jod-131 mit einer physikalischen Halbwertszeit von 8 Tagen für die erste Zeit nach dem Unfall: Es ist ein β- und γ-Strahler, reichert sich nach Inkorpora-

| Nuklid | ermittelte Strahlung | effektiver Ganzkörper-Dosisfaktor bei Aufnahme durch die Nahrung | | | |
| | | Erwachsene | | Babys | |
		μSv Bq	mrem/ nCi	μSv Bq	mrem/ nCi
Jod-131	β- und γ-Strahlung	0,48	0,048	4,1	0,41
Cäsium-134	β- und γ-Strahlung	0,74	0,074	0,44	0,044
Strontium-90	β-Strahlung	1,30	0,13	0,34	0,034
Cäsium-137	β- und γ-Strahlung	0,52	0,052	4,1	0,41

Tab. 25: Charakteristische Daten der beim Reaktorunglück in Tschernobyl freigesetzten Radionuklide.

tion in der Schilddrüse an und führt dort zu hohen Organbelastungen. Die Belastung wurde in den ersten Tagen vor allem durch den Aufenthalt im Freien bestimmt, wobei Kinder wegen ihrer geringeren Entfernung zum Erdboden ca. doppelt so stark belastet wurden wie Erwachsene. Darüber hinaus bestimmte Jod-131 auch wesentlich die Belastung durch das Essen von Frischgemüse. Basierend auf dem in der Bundesrepublik erlassenen Grenzwert von 250 Bq für Frischgemüse konnte eine Schilddrüsendosis von 3 mSv (300 mrem) durch Jod und eine Ganzkörperdosis von 10 μSv (1 mrem) errechnet werden.

Langfristig wird die zusätzliche Strahlenbelastung durch den Reaktorunfall vor allem durch das langlebige Caesium-137 bestimmt, das ebenfalls β- und γ-Strahlung aussendet und dessen Halbwertszeit 30 Jahre beträgt.

Insgesamt kann die zusätzliche Strahlendosis in der Bundesrepublik und in Österreich abgeschätzt werden. Sie dürfte je nach der lokalen Gebietsbelastung für Erwachsene zwischen 0,05 und 2,2 mSv (5 und 220 mrem) und für Kinder zwischen 0,07 und 3,2 mSv (7 und 320 mrem) betragen haben (Angaben der Strahlenschutzkommission). Für die gesamte Lebenszeit dürfte der Unfall von Tschernobyl eine zusätzliche Strahlendosis verursacht haben, die für Kinder etwa 0,3 bis 11 mSv (30 bis 1100 mrem) und für Erwachsene etwa 0,15 bis 8 mSv (15 bis 800 mrem) beträgt.

Auch wenn aufgrund von theoretischen Risikoabschätzungen die Wahrscheinlichkeit eines neuerlichen GAU (größter anzunehmender Unfall) als gering angegeben wird, zeigen die bisherigen schweren Reaktorunfälle und Beinahekatastrophen, bei denen trotz ausgereifter Sicherheitssysteme grobe Fahrlässigkeit und menschliches Versagen eine

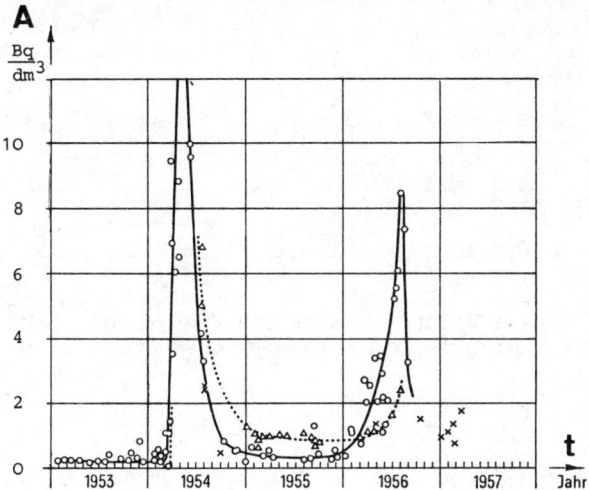

Abb. 82: Aktivität von H-3-Nukliden in Wasser nach einem atmosphärischen Kernwaffenversuch (Buttler u. a. 1958). (o = Regenwasser in Chicago; △ = nordamerikanische Flüsse; x = Regen- und Flußwasser in Neu-Mexiko).

wesentliche Rolle spielten, daß weitere Unfälle wie in Tschernobyl nicht auszuschließen sind. (Siehe auch Kapitel 7.5.)

Atomwaffen
In den späten 50er und in den 60er Jahren wurden durch Kernwaffenversuche große Mengen von Radionukliden in der Atmosphäre freigesetzt, die bis in die Stratosphäre aufgestiegen sind. Sie haben seither zu einer meßbaren Erhöhung der Strahlenbelastung geführt, insbesondere

Reaktor	Land	Jahr	freigesetzte Aktivität PBq
NRX	Kanada	1947	0,4
Windscale I	Großbritannien	1951	13,5
SL 1	USA	1958	0,002
Lucens	Schweiz	1968	0,003
TMI-2	USA	1979	500
Sellafield	Großbritannien	1983	0,2
Tschernobyl	UdSSR	1986	10000

Tab. 26: Die schwersten bisher bekannt gewordenen Reaktorunfälle (Rassow 1988).

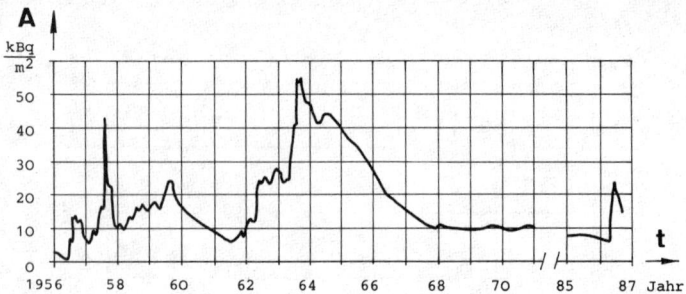

Abb. 83: Zeitlicher Verlauf der äußeren ß-Strahlung (Gerlach 1986). (In den 70er Jahren blieben die Aktivitätsschwankungen im Bereich von 10 kBq/ m².)

auf der Nordhalbkugel der Erde. Während die schwereren Nuklide rascher absanken, hielt sich der feine Staub viele Jahre in den oberen Luftschichten und gelangt nur langsam je nach meteorologischen Verhältnissen als »Fall out« auf die Erdoberfläche, wo er zu einer Erhöhung der äußeren und inneren Strahlenbelastung führte und führt. So ergaben sich nach einem Test einer Wasserstoffbombe deutliche sprunghafte Erhöhungen der Tritium-3-Konzentration in den Oberflächenwässern (Abbildung 82).

Auch heute nehmen wir noch Caesium und Strontium aus den damaligen Versuchen in unseren Körper auf. Die höchste Strahlenbelastung trat im Jahre 1964 auf, als man die mittlere Knochenbelastung auf 530 μSv (53 mrem) und die mittlere Gonadendosis auf 50 μSv (5 mrem) schätzte.

Der Verlauf der äußeren β-Strahlung in Abbildung 83 zeigt die Erhöhung der Umgebungsstrahlung aufgrund der Kernwaffentests und des Reaktorunfalls in Tschernobyl. Die schwersten bisher bekannt gewordenen Reaktorunfälle sind in Tabelle 26 zusammengefaßt.

7.3 Biologische Wirkungen ionisierender Strahlung

7.3.1 Arten und Mechanismen der biologischen Wirkung

Ionisierende Strahlung ist so energiereich, daß auch die kleinste Strahlungsmenge die schlimmsten denkbaren Schäden (Krebs, Mutation) zur Folge haben kann. Im Gegensatz zu anderen Umweltfaktoren ist hier eine Gewöhnung oder Adaptierung nicht möglich, ebensowenig wie eine vollständige Wiederherstellung des Ausgangszustandes nach Bestrahlung erreicht werden kann. Ionisierende Strahlung hat keine Wirkungen zur Folge, die nicht auch durch andere Einflußfaktoren oder sogar durch fehlerhafte physiologische Vorgänge selbst möglich wären.

Es stellt sich im Gegensatz zur nichtionisierenden Strahlung nicht die Frage, ob überhaupt eine Schädigung möglich ist, sondern wie wahrscheinlich ihre biologischen Konsequenzen sind. Ihre Beantwortung steht jedoch vor der Schwierigkeit, daß sich die Konsequenzen niedriger Strahlendosen für eine spezielle exponierte Person nicht voraussagen lassen, sondern lediglich statistische Aussagen darüber möglich sind, wie viele von einer großen Anzahl exponierter Personen mit gesundheitlichen Folgen zu rechnen haben. Diese münden in die Angabe eines Erkrankungsrisikos.

Da einerseits die Wahrscheinlichkeit einer gesundheitlichen Schädigung mit kleiner werdenden Dosiswerten abnimmt, und andererseits die statistisch ermittelte Verzögerungszeit zwischen Exposition und Erkrankung zunimmt, ergeben sich folgende Konsequenzen:

– Genetische Schäden zeigen sich erst in der folgenden Generation und haben für die exponierte Person keine direkten Konsequenzen. Bei Frauen außerhalb des gebärfähigen Alters existiert diese Gefahr daher nicht mehr.

– Die Verzögerungszeit zwischen Bestrahlung und Erkrankung wird mit kleiner werdender Dosis größer. Das Krebsrisiko wird daher praktisch vernachlässigbar, wenn sie größer ist als die verbleibende Lebenserwarutng. Die vermutlich noch nicht gesundheitsschädliche Dosis kann daher um so höher sein, je höher das Lebensalter ist. Da es sich dabei aber um statistische Aussagen über eine Gruppe handelt, kann für bestimmte Einzelpersonen eine Erkrankung nicht sicher ausgeschlossen werden.

Diese Überlegungen zeigen, daß eine Angabe von sicheren Schwellenwerten nicht möglich ist, und daher der Begriff des Risikos eingeführt werden muß, dem man auch in anderen Zusammenhängen begegnet. Es ist daher durchaus legitim, ja zur Wiederherstellung des richtigen Augenmaßes sogar wichtig, das Strahlenrisiko mit anderen Risiken in Beziehung zu setzen, denen man sich nicht entziehen kann, ja denen man sich sogar in vollem Bewußtsein freiwillig aussetzt.

Dies betrifft nicht nur das Rauchen, bei dem der Raucher außer der eigenen Gesundheit auch jene der passiv Mitrauchenden gefährdet, oder bei dem eine werdende Mutter das Kind einem ungleich höheren Risiko aussetzt, sondern dies betrifft auch andere selbstbestimmte Verhaltensweisen wie das Autofahren mit dem ebenfalls wesentlich höheren Unfallrisiko oder den sozialprestigeträchtigen Bräunungsfetischismus, dem zuliebe sich Personen ungeachtet des hohen Hautkrebsrisikos tage-, ja wochenlang den UV-Strahlen aussetzen und auch unmittelbar einsetzende Hautschäden (Sonnenbrand) in Kauf nehmen.

Im Gegensatz zur nichtionisierenden Strahlung besitzt bereits die kleinste Strahlungsmenge, nämlich ein Strahlungsquant oder ein Teilchen der ionisierenden Strahlung, so viel Energie, daß es in der Lage ist, beim Zusammenprall mit einem Atom bzw. Molekül chemische Veränderungen hervorzurufen. Ein Schwellenwert z. B. der Energiedichte existiert nicht. Obwohl ein Zusammenprall, ein »Treffer«, ein sehr seltenes Ereignis ist, steigt seine Wahrscheinlichkeit mit der Anzahl der Strahlungsquanten. Sie ist gleich groß, wenn wenige Strahlenquanten lange Zeit hindurch oder viele Strahlenquanten in kurzer Zeit auf das Objekt einwirken, und hängt von der Strahlungsdosis linear ab.

Die biologische Relevanz der Strahlenwirkung und damit das Ausmaß biologischer Wirkungen hingegen wird dadurch bestimmt, wie gut der Körper mit den auftretenden Strahlenschäden fertig wird. Man unterscheidet zwischen folgenden Strahlungswirkungen:

– Stochastische Wirkungen: Sie treten bei niedrigeren Strahlungsdosen nur bei wenigen nicht vorher bestimmbaren Personen einer bestrahlten Gruppe auf und lassen sich nur durch statistische Analysen nachweisen. Die Wahrscheinlichkeit ihres Auftretens ist eine Funktion der (Äquivalent-)Strahlungsdosis.

– Nicht-Stochastische Wirkungen: Sie treten bei höheren Strahlungsdosen bei den bestrahlten Personen auf. Hierbei ist der Schweregrad der Wirkung eine Funktion der (Äquivalent-)Strahlungsdosis.

Darüber hinaus unterscheidet man noch zwischen somatischen und vererbbaren Wirkungen. Die somatischen Wirkungen betreffen nur die bestrahlte Person, wobei sie als Frühschäden z. B. unmittelbar oder bereits wenige Tage oder Wochen nach (hoher) Exposition und bzw. oder als Spätschäden nach jahrelangen Latenzzeiten auftreten, z. B. bei Einwirkung niedriger Strahlendosen. Die vererbbaren Wirkungen (genetische Schäden), die im allgemeinen stochastisch sind, können erst bei Nachkommen auftreten.

Die biologische Wirksamkeit ionisierender Strahlung hängt unter anderem von folgenden Faktoren ab:

– der Art der Strahlung (α-, β- oder γ-Strahlung); da z. B. die α-Strahlung ihre Energie bereits nach kurzem Weg im Bereich einiger Zellen »konzentriert« abgibt, während β- und γ-Strahlung ihre Energie über große Abstände verteilen, ist ihre relative biologische Wirksamkeit um ein Vielfaches (ca. 20fach) höher; man unterscheidet daher zwischen »dicht« und »locker« ionisierender Strahlung;

– der Energie der Strahlung;

– der Anreicherung in bestimmten Körperbereichen und damit von der Art der Aufnahme (äußere Bestrahlung, Atmung, Essen) und der physiologischen Bedeutung des Radionuklids;

– der physikalischen und biologischen Halbwertszeit;
– dem Lebensalter, dem Geschlecht und dem Gesundheitszustand des Menschen;
– der gleichzeitigen Wirkung chemischer Substanzen; so ist z. B. die Empfindlichkeit von sauerstoffreichem Gewebe ca. um das 2- bis 3fache höher, durch chemische Radioprotektoren wie Zysteamin kann die Empfindlichkeit maximal um das 3fache reduziert werden; da die meisten Radioprotektoren auch toxisch wirken, ist ihre Anwendbarkeit jedoch begrenzt.

Viele Körpergewebe erfordern eine kontinuierliche Erneuerung ihrer Zellen. So müssen im Menschen täglich z. B. ca. 50 Milliarden Blutzellen, 56 Milliarden Darmzellen und ca. 700 Millionen Hautzellen neu gebildet werden. Um so hochspezialisierte Zellen in solchen Mengen erneuern zu können, bedient sich der Körper eines Systems, bei dem die funktionellen Aufgaben und die Reproduktionsaufgaben verschiedenen Zellarten zugeteilt werden. Dabei werden zunächst noch undifferenzierte Zellen gebildet, von denen sich ein Großteil erst nach mehrmaliger Teilung für bestimmte Funktionen spezialisiert. In diesem Stadium erfolgt dann keine weitere Teilung, die Zellen sind dazu bestimmt, nach einiger Zeit abzusterben.

Die Empfindlichkeit von Zellen gegenüber Strahlungsschäden ist um so größer, je höher die Zellteilungsrate ist. Aus diesem Grund weisen z. B. Nervenzellen eine geringe Empfindlichkeit auf, während Haarfollikel, Eizellen bzw. Spermien und Blutkörperchen, aber auch embryonales oder junges Gewebe besonders empfindlich sind (siehe Tabelle 27).

Wegen der unterschiedlichen Empfindlichkeit verschiedener Körper-

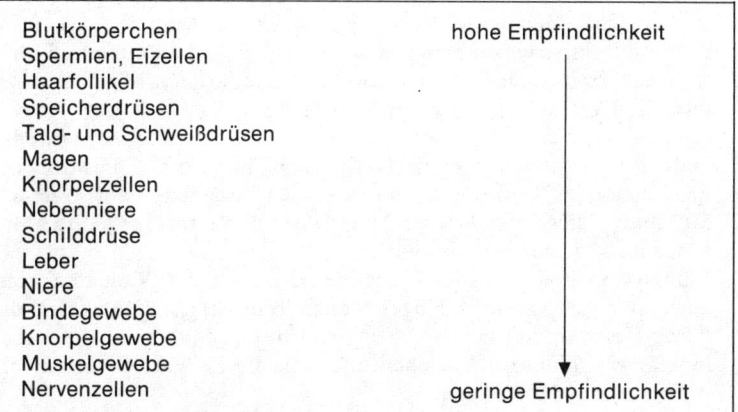

Tab. 27: Empfindlichkeit von Körperzellen gegenüber Strahlenschäden.

bereiche und ihrer verschiedenen Bedeutung für unsere Gesundheit trägt eine Teilbestrahlung je nach betroffenem Bereich unterschiedlich stark zur Erhöhung unseres gesundheitlichen Risikos bei. Dies wird dadurch berücksichtigt, daß z. B. bei der Umrechnung in die maßgebende effektive Äquivalentdosis die Teilkörperbestrahlung der Gonaden, also das genetische Strahlenrisiko, mit einem hohen Gewichtsfaktor von 0,25 bewertet wird. Dies bedeutet, daß eine Bestrahlung der Gonaden mit 1 Sv einer effektiven Ganzkörper-Äquivalentdosis von 0,25 Sv entspricht. Mit einem hohen Gewicht von 0,15 geht auch die Brust und mit 0,12 das Knochenmark ein.

Besonders empfindlich sind Zellen während des Zellteilungsvorganges, wobei es auch hierbei Unterschiede zwischen den verschiedenen Phasen der Zellteilung gibt.

Die Wirkung von ionisierenden Strahlen auf biologische Gewebe beruht im wesentlichen auf Ionisationsvorgängen. Zwar existieren in den Zellen auch ohne Bestrahlung Ionen. Diese werden jedoch durch chemische Prozesse erzeugt und stehen in einem physiologischen Gleichgewichtsverhältnis. Die Ionisation durch Strahlung hingegen erfolgt nach Zufallsgesetzen ohne Rücksicht auf die Stoffwechselvorgänge und kann diese daher beeinträchtigen. Bei der Bestrahlung eines biologischen Objektes mit ionisierender Strahlung sind daher folgende Mechanismen möglich:

– Hauptsächlich werden durch die auftreffende Strahlung Elektronen aus Atomhüllen geschlagen, das Ladungsgleichgewicht geht verloren und es entsteht zunächst ein positiv geladenes Ion (Ionisation). Ist die Energie, die das freigesetzte Elektron mitbekommen hat, gering (z. B. bei Ionisierung durch Teilchen- und Röntgenstrahlung), lagert es sich gleich an andere neutrale Atome oder Moleküle an und führt so zu negativ geladenen Ionen. Besitzt es viel Energie, z. B. nach Ionisation durch γ-Strahlung, wirkt es wie Beta-Strahlung und ionisiert seinerseits andere Atome und Moleküle, bis es schließlich selbst durch Anlagerung ein negatives Ion erzeugt.

– Beim Auftreffen auf Materie entstehen neue Partikel, wie Alpha-Teilchen (Helium-Kerne), Beta-Teilchen (Elektronen, Positronen), Protonen oder Neutronen und neuerlich Röntgen- oder Gamma-Strahlung. Diese Sekundärstrahlung wirkt nun ihrerseits auf die Materie ein, z. B. durch Ionisation.

– Radiolyse: Bildung chemisch angeregter Atome und Moleküle, aber auch chemisch reaktionsfähiger Molekülbruchstücke (Radikale), die durch Reaktion mit umgebenden Atomen und Molekülen neue chemische Verbindungen eingehen und z. B. als Zellgifte zu Sekundärwirkungen führen können.

– Bei der Aussendung ionisierender Strahlung durch Umwandlung eines inkorporierten chemisch gebundenen Radionuklids entsteht an

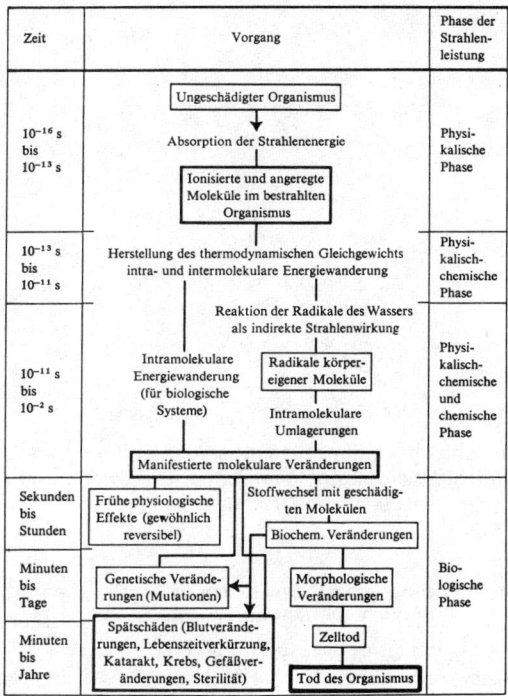

Zeit	Vorgang	Phase der Strahlen- leistung
10^{-16} s bis 10^{-13} s	Ungeschädigter Organismus ↓ Absorption der Strahlenenergie ↓ Ionisierte und angeregte Moleküle im bestrahlten Organismus	Physi- kalische Phase
10^{-13} s bis 10^{-11} s	Herstellung des thermodynamischen Gleichgewichts intra- und intermolekulare Energiewanderung	Physi- kalisch- chemische Phase
10^{-11} s bis 10^{-2} s	Reaktion der Radikale des Wassers als indirekte Strahlenwirkung Intramolekulare Energiewanderung (für biologische Systeme) Radikale körper- eigener Moleküle Intramolekulare Umlagerungen Manifestierte molekulare Veränderungen	Physi- kalisch- chemische und chemische Phase
Sekunden bis Stunden	Frühe physiologische Effekte (gewöhnlich reversibel) Stoffwechsel mit geschädig- ten Molekülen Biochem. Veränderungen	Bio- logische Phase
Minuten bis Tage	Genetische Verände- rungen (Mutationen) Morphologische Veränderungen	
Minuten bis Jahre	Spätschäden (Blutverände- rungen, Lebenszeitverkürzung, Katarakt, Krebs, Gefäßver- änderungen, Sterilität) Zelltod Tod des Organismus	

Abb. 84: Zeitlicher Ablauf der biologischen Wirkung ionisierender Strahlung (Sauter 1971).

seiner Stelle ein anderes Atom und somit eine chemische Veränderung des Moleküls.

Neben der direkten Absorption der einfallenden Strahlung durch ein Atom oder Molekül (direkter Treffer) gibt es auch die Möglichkeit indirekter Wechselwirkungen (indirekte Treffer), wenn die Energie erst durch intermolekulare Energieleitung der nicht direkt getroffenen Struktur zugeführt wird oder wenn die durch physikalisch-chemische Änderungen entstandenen Stoffe durch Diffusion zu einem nicht direkt getroffenen Molekül gelangt sind und mit diesem reagieren.

Den chemischen Änderungen, die sich in der physikalisch-chemischen und chemischen Phase abspielen, schließt sich die biologische Phase an, in der die biologischen Wirkungen als Folge der molekularen Veränderungen eintreten (Abbildung 84).

Grundsätzlich gibt es zwei mögliche Abhängigkeiten der Strahlenschäden von der (Äquivalent-)Dosis:

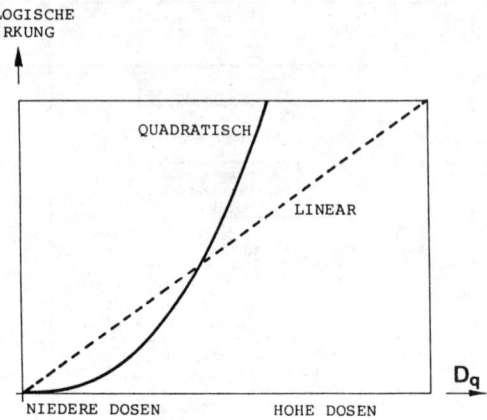

BIOLOGISCHE
WIRKUNG

QUADRATISCH

LINEAR

D_q

NIEDERE DOSEN   HOHE DOSEN

Abb. 85: Unterschiedliche Einschätzungen der biologischen Wirkung niedriger Strahlendosen bei Extrapolation hoher Dosiswerte und Annahme eines linearen oder quadratischen Zusammenhanges.

– Die Strahlenwirkung ist der Dosis proportional: Reparaturmechanismen sind vernachlässigbar, auch die geringste Dosis trägt zur biologischen Wirkung bei (Lineare Abhängigkeit).
– Kleine Dosiswerte bleiben für die biologische Wirkung ohne Einfluß (Abbildung 85): Hier können die Reparaturmechanismen die laufenden Schäden ausgleichen, erst ab einer bestimmten (Schwellenwert-) Dosis wird die Strahlenwirkung signifikant (s-förmige Kurve).

7.3.2 Körpereigene Reparaturvorgänge

Schädigungen von Zellen oder biologischen Molekülen sind nicht nur durch ionisierende Strahlung möglich, sondern können auch durch die Unvollkommenheit der biologischen bzw. biochemischen Vorgänge selbst, z. B. im Verlauf der Zellteilung, oder durch andere Einflüsse wie z. B. chemische Faktoren, Hormonstörungen, Mangelernährung oder Infektionen verursacht werden. Der Körper verfügt daher über Reparaturmechanismen, die eine wichtige Voraussetzung sowohl für das Überleben als auch für die Weiterentwicklung der Organismen im Verlauf der Evolution sind.

Sind Moleküle, z. B. unsere Gene, geschädigt, kann eine Reparatur durch Wiederherstellung der chemischen Bindungen erfolgen. Auf zellulärer Ebene kann ein schwerer Strahlenschaden dadurch behoben werden, daß z. B. abgetötete Zellen durch neu gebildete ersetzt werden. Die

Reparaturdauer wird daher in diesem Fall von der Teilungsrate der betroffenen Zellenart bestimmt. Zwar steigt die Empfindlichkeit gegenüber Strahlenschäden bei bestrahlten Zellen gegenüber der unbestrahlten Vergleichsgruppe an, so, als hätten sich die Strahlenschäden summiert (Dosisbeziehung!), jedoch zeigt sich, daß die Schäden geringer sind, wenn zwischen zwei Bestrahlungen eine Pause eingelegt wird, als wenn die gesamte Strahlendosis durch kurzzeitige Bestrahlung entstanden wäre.

Dieses Ergebnis ist die Folge eines Reparaturmechanismus, mit dem die während der Bestrahlung nicht abgetöteten Zellen nach einer Zeit von 0,5 bis 1 Stunde wiederhergestellt werden (vergleiche Abbildung 86). Dieser Zusammenhang wird in der Strahlentherapie ausgenützt, indem die Bestrahlung durch Regenerationsintervalle unterbrochen wird (fraktionierte Bestrahlung). Nach diesem ersten Reparaturvorgang verbleiben die Zellen jedoch in einem Zustand veränderlicher Sensibilität, in langsameren Regenerationsprozessen erholen sich jedoch auch sehr schwer geschädigte Zellen noch.

Die Tatsache, daß Strahlenschäden vom Körper repariert werden können, hat folgende Konsequenzen:

– Die Strahlenwirkung ist nicht nur von der verabreichten Strahlendosis abhängig, sondern läßt sich noch durch weitere Faktoren beeinflussen.

– Eine einmalige hohe Bestrahlung ist anders zu bewerten als eine Aufteilung der Strahlendosen auf mehrere Bestrahlungen mit dazwischenliegenden Erholungsphasen oder eine ständige Bestrahlung.

– Eine Förderung der Reparaturvorgänge ist möglich und kann unter Umständen zur völligen Wiederherstellung führen, ebenso wie eine

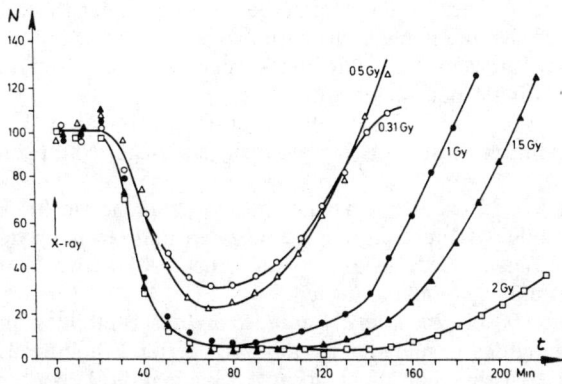

Abb. 86: Zellteilungsrate N von Hamsterzellen in Abhängigkeit von der Zeit nach der Bestrahlung (Dewery 1976).

Behinderung die Strahlenschäden vervielfachen kann. Beides ist z. B. für die medizinische Anwendung von großer Bedeutung.

– Die Strahlenwirkung ist grundsätzlich auch durch eine Nachbehandlung beeinflußbar, wenn diese genügend rasch erfolgt und die geschädigten Zellen nicht langlebig sind.

7.3.3 Schädigungen durch hohe Strahlendosen

Die schädliche Wirkung ionisierender Strahlung bei hohen Dosiswerten erwies sich bereits im Jahre 1901, als Antoine Becquerel, der ständig arglos ein Radiumpräparat in seiner Westentasche herumtrug, nach zwei Wochen am Bauch Verbrennungen mit schwer abheilenden Geschwüren erlitt.

Trübungen der Augenlinse durch ionisierende Strahlung wurden bereits in der Frühzeit der Anwendung von Röntgenstrahlung bekannt und seit 1925 in die Liste der Berufskrankheiten aufgenommen. Auch 1945 traten als Folge starker Neutronenstrahlung nach dem Abwurf der Atombombe Katarakte auf. Spätestens seit den Atombombenabwürfen in Hiroshima und Nagasaki ist auch das Tötungspotential ionisierender Strahlung offenkundig.

Da der Körper die Fähigkeit zur (begrenzten) Reparatur von Strahlenschäden besitzt, muß auch bei der Wirkung hoher Strahlendosen der zeitliche Verlauf der Bestrahlung berücksichtigt werden.

Daß die Strahlenwirkung wegen der Regenerationsfähigkeit des Organismus bei durch Pausen unterbrochener oder längerfristiger Bestrahlung geringer ist, als wenn die gesamte Strahlendosis kurzfristig eingewirkt hätte, kann durch die sogenannte äquivalente Restdosis berücksichtigt werden. Dies ist jene Dosis, die bei kurzzeitiger Bestrahlung zu den gleichen Symptomen geführt hätte.

Bei hoher Kurzzeit-Dosis und Ganzkörperbestrahlung treten folgende nichtstochastische Wirkungen auf:

0 bis 0,25 Sv (0 bis 25 rem): Keine klinisch erkennbaren Wirkungen, Spätfolgen sowohl somatischer als auch genetischer Natur sind jedoch möglich.

0,25 bis 1 Sv (25 bis 100 rem): Leichte vorübergehende Veränderung des Blutbildes (Rückgang der Leukozyten und Granulozyten) nach einigen Tagen, Haarausfall, später erneuter Haarwuchs möglich, Spätwirkungen können auftreten.

1 bis 2 Sv (100 bis 200 rem): Veränderung des Blutbildes und damit Schädigung des Immunsystems mit verzögerter Erholung, Übelkeit, Müdigkeit, Erbrechen. Spätwirkungen können die Lebenserwartung verkürzen.

2 bis 3 Sv (200 bis 300 rem): Starke Veränderungen des Blutbildes und

höheres Infektionsrisiko, Übelkeit und Erbrechen am ersten Tag. Nach einer Latenzzeit bis zu einigen Wochen treten folgende Symptome in leichter Form auf: Appetitlosigkeit, Übelkeit, Halsschmerzen, Blässe, Durchfall, Abmagerung. Bei Föten ist bereits ab 2 Sv (200 rem) mit dem Tod zu rechnen, die Todesrate bei Erwachsenen liegt unter 20%. Bei Überlebenden ist die Erholung nach ca. 3 Monaten wahrscheinlich.

Ab 3 Sv (ab 300 rem): Zunehmend schwerere Störung des Blutbildes und des Immunsystems, Übelkeit, Erbrechen und Durchfall nach wenigen Stunden. Nach einer Latenzzeit bis zu einer Woche treten folgende Symptome auf: Haarausfall, Appetitlosigkeit, allgemeines Unwohlsein, während der zweiten Woche Fieber, innere Blutungen und Austritt von Blut aus Blutgefäßen und Kapillaren, Durchfall, Entzündung der Mundhöhle und des Rachenraumes, Abmagerung in der dritten Woche, Todesfälle nach 2 bis 6 Wochen.

4,5 Sv (450 rem): Die Todesrate beträgt nach 30 Tagen 50%.

7,5 bis 10 Sv (750 bis 1000 rem): Nahezu 100% Sterblichkeit.

Ab 50 Sv (ab 5000 rem): Fast augenblicklich einsetzende schwerste Krankheit, 100% Sterblichkeit innerhalb einer Woche.

Ab 100 Sv (ab 10000 rem): Lähmung und schneller Tod durch Ausfall des Zentralnervensystems.

Lebewesen	Strahlendosis	
	Sv	rem
Ziege	3,5	350
Meerschweinchen	4,0	400
Hund	4,0–5,5	400–550
Schwein	4,2	420
Mensch	4,5	450
Maus	4,5–6,5	450–650
Affe	5,5	550
Ratte	6,0	600
Kaninchen	7,5–8,0	750–800
Hamster	9–11	900–1100
Fledermaus	150	15000
Schnecke	200	20000
Wespe	1000	100000
Bacterium mesentericum	1300	130000
Viren (Tabak-Mosaik)	2000	200000
Protozoen	3300	330000

Tab. 28: Äquivalentdosis für eine Mortalität von 50% innerhalb von 30 Tagen (Mehl 1974).

Die Strahlenempfindlichkeit ist bei unterschiedlichen Lebewesen sehr verschieden. So liegt die Äquivalentdosis, nach deren Einwirkung nach einem Monat 50% der exponierten Lebewesen den Tod finden, für den Menschen bei ca. 0,12 C/kg (450 R), bei der Fledermaus um das 33fache höher, nämlich bei ca. 3,9 C/kg (15000 R). Bei Wespen liegen die Werte beim 220fachen, bei Viren sogar beim 440fachen (siehe Tabelle 28).

Wird nur ein Teil des Körpers bestrahlt, wie dies z. B. in der Strahlentherapie erfolgt, können lokal höhere Strahlendosen wirksam werden, ohne schwerwiegende Schäden für den gesamten Organismus zur Folge zu haben. Bei Überschreitung der nachstehend angeführten Äquivalentdosen können daher nach Kurzzeitbestrahlung folgende Wirkungen auftreten:

Haut: über 2 Sv (200 rem): Hautrötung (Epilation)

über 3 Sv (300 rem): Erythem entsprechend einem leichten Sonnenbrand oder Hitzeverbrennung ersten Grades. Nach einem sofort eintretenden Früherythem, das nach ein bis zwei Tagen verschwindet, erscheint nach einer Latenzzeit von ca. zwei Wochen ein langsam abklingendes Haupterythem und eine Pigmentierung der Haut im bestrahlten Bereich.

10 Sv (1000 rem): Tieferreichende Hautschädigung, trockene und feuchte Dermatitis mit Blasenbildung, Latenzzeit etwa ein bis zwei Wochen.

50 Sv (5000 rem): Noch schwerere Hautschädigung mit sofort einsetzendem Schmerz.

Augen: über 2 Sv (200 rem): Linsentrübung.

Organ	Toleranzdosis	
	Sv	rem
Eierstock	2–3	200–300
Hoden	5–15	500–1500
Augenlinse	5	500
Knochenmark	20	2000
Dünndarmepithel	30–40	3000–4000
Lunge	40	4000

Tab. 29: Organspezifische Toleranzdosen für Teilkörperbestrahlung.

Ovarien: über 3 Sv (300 rem): Sterilität, die, je nach Dosis, vorüber-
                                    gehend, bis zu mehreren Jahren oder
                                    bleibend auftreten kann.

Hoden: über 6 Sv (600 rem): Sterilität, die vorübergehend, bis zu
                                    mehreren Jahren oder bleibend auf-
                                    treten kann.

In der Strahlentherapie können trotz optimaler Bestrahlungsplanung
gesunde Organe hohen Strahlenbelastungen ausgesetzt werden. Es ist
deshalb darauf zu achten, daß dort eine bestimmte Toleranzdosis nicht
überschritten wird. Die Toleranzdosen, also jene Strahlendosen, bei
deren Erreichen in bis zu 5% aller Fälle innerhalb von 5 Jahren mit dem
Auftreten ernsthafter organspezifischer Schäden oder Ausfällen gerechnet werden muß, liegen im Bereich von 2 bis 40 Sv (200 bis 4000 rem).
(Siehe Tabelle 29.)

7.3.4 Das Risiko der Krebserkrankung bei niedrigen Strahlendosen

Nichtstochastische Wirkungen hoher Strahlendosen treten bereits unmittelbar oder nach vergleichsweise kurzer Latenzzeit bei einem hohen Prozentsatz der exponierten Personen auf und lassen sich leicht
erfassen. Deshalb besteht in der Forschung auch weitgehende Übereinstimmung bei der Beurteilung des Strahlenrisikos in diesem Dosisbereich.

Wesentlich komplexer und widersprüchlicher ist jedoch die Situation
bei der Einschätzung der Existenz bzw. des Risikos des Auftretens von
stochastischen Wirkungen, also jenen Strahlenschäden, die nicht unmittelbar auf eine Exposition folgen, sondern erst nach verschieden langer
Verzögerungszeit (Latenzzeit) bei einem geringen Prozentsatz der exponierten Personen auftreten. Je länger die Latenzzeit, die Jahre, Jahrzehnte oder sogar Generationen umfassen kann, desto schwieriger ist
die Gewinnung von Daten und der Nachweis eines kausalen Zusammenhanges mit der Exposition.

Früher wurde z. B. angenommen, daß die bei Bestrahlung der blutbildenden Organe entstehende Leukämie der dominierende Strahlenspät-
schaden bei Ganzkörperbestrahlung sei. Die Auswertung der Strahlenschäden, die die Bevölkerung von Hiroshima und Nagasaki erlitten hat,
und die Untersuchung von Personen, die ihren ganzen Körper einer
Röntgenbestrahlung ausgesetzt hatten, zeigte aber in den letzten Jahren, daß bei Ganzkörperbestrahlung auch andere Krebsarten auftreten,
insbesondere Magen-Darm-Krebs, Brustkrebs und Lungenkrebs. Das
gesamte Strahlenrisiko ist also höher, als bisher angenommen wurde.
Ursache für diese späte Erkenntnis ist die längere Latenzzeit für diese
Krebsarten. Ausschlaggebend für die Abschätzung des Strahlenrisikos

im niederen Dosisbereich ist darüber hinaus, daß typische Strahlenschäden wie Krebsentstehung oder Veränderung des Erbmaterials auch von
einer Vielzahl anderer Faktoren, z. B. chemischer Substanzen in der
Nahrung, in Medikamenten oder der Umwelt verursacht werden können, deren Bedeutung für die Krebsentstehung sich noch dazu über
lange Zeiträume ändern kann. Je häufiger das »natürliche« Auftreten
derartiger Schädigungen ist und je stärker ihre Anzahl schwankt, desto
unsicherer werden die Abschätzungen des zusätzlichen Risikos aufgrund
niedriger Strahlendosen, und desto breiter ist der Spielraum für die
Interpretation von Ergebnissen.

Aus den gesundheitlichen Schäden, insbesondere der Häufigkeit von
Krebserkrankungen, die die Bevölkerung von Hiroshima und Nagasaki
erlitt, versuchen Wissenschaftler, Schlußfolgerungen zu ziehen. Es wurden 80000 Personen in Hiroshima und ca. 25000 Personen von Nagasaki untersucht. Trägt man nach Abzug der »natürlich« auftretenden Fälle
die Anzahl der zusätzlichen Leukämiekranken in Abhängigkeit der
Strahlendosis auf, zeigen sich Unterschiede zwischen den beiden Städten, die auf die unterschiedliche Strahlenqualität zurückgeführt werden:
Während in Nagasaki praktisch reine γ-Strahlungen auftraten, die ihre
Energie entlang einer längeren Gewebsstrecke abgeben, also locker io-
nisierten, überwog in Hiroshima die dichter ionisierende Neutronenstrahlung. Die Abweichungen der Ergebnisse werden durch strahlenbiologische Untersuchungen bestätigt. Gleichzeitig zeigen jedoch die Ergebnisse, daß mit sinkender Dosis der Fehlerbereich der Beobachtungen
stark zunimmt, weil das Risiko und damit die Zahl der Leukämiefälle
abnimmt. Man kann daher im Bereich niedriger Dosen keine gesicherten Aussagen über den Verlauf der Dosis-Risiko-Kurve machen.

In der gegenwärtigen Situation steht der Wunsch der Großindustrie
nach einer forcierten zivilen Nutzung der Kernenergie ihrer wachsenden
Ablehnung in der Öffentlichkeit gegenüber.

Einigkeit besteht darin, daß im Gegensatz zur nichtionisierenden
Strahlung die ionisierenden Strahlungen so energiereich sind, daß bereits ein einziges Strahlenquant bzw. Teilchen im Fall eines Treffers
direkt oder indirekt zu Schädigungen führen kann. Es gibt daher zunächst grundsätzlich keinen sicheren Schwellenwert. Das Eintreten dieses worst case ist daher eine Frage der Wahrscheinlichkeit, und diese ist
umso größer, je mehr Strahlung auf den Organismus einwirkt – die
Wahrscheinlichkeit einer Wechselwirkung nimmt daher unbestritten mit
der Strahlendosis linear zu.

Unterschiedliche Einschätzungen existieren hinsichtlich der biologischen Relevanz selten eintretender Schädigungen, da ihr Auftreten
grundsätzlich auch in den normalen biologischen Abläufen möglich ist
und der Körper über Reparaturmechanismen zu ihrer Beseitigung verfügt.

Dies führt einerseits zum Postulat, es gäbe einen Schwellenwert der Strahlendosis, bis zu dem aufgrund der Reparaturmechanismen mit keinen biologischen Veränderungen zu rechnen sei. Dem steht andererseits die Meinung gegenüber, daß es einen derartigen »sicheren« Bereich nicht gäbe.

Erschwert wird die Situation auch dadurch, daß noch keineswegs alle strahleninduzierten Primärvorgänge bekannt sind, die möglicherweise bei einer Krebsentstehung mitspielen. So könnten z. B. auch die strahleninduzierte Freisetzung oder Aktivierung latenter Viren oder die Veränderung des Immunverhältnisses zwischen einem latenten Tumor und dem Organismus die spontane Krebsentstehungsrate beeinflussen, wobei auch für diese Wirkungsmechanismen keine Dosisbeziehungen bekannt sind.

Zur Klärung der Frage, ob es einen Schwellenwert für genetische Strahlenschädigungen gibt oder nicht, müßte man z. B. viele Millionen Mäuse exponieren, da bereits eine relativ große Dosis von 0,4 Sv (40 rem) nur zwölf Mutationen in 100 000 Mäusen erzeugt. Für kleine Dosen mit einer wesentlich geringeren Mutationswahrscheinlichkeit ist daher eine experimentelle Überprüfung nicht durchführbar, so daß unser Wissen auf der Extrapolation aus dem Bereich hoher Strahlendosen und auf statistischen Auswertungen beruht.

Da jedoch nicht anzunehmen ist, daß die Reparaturmechanismen unendlich gut sind und jeden auftretenden Schaden beheben können, muß davon ausgegangen werden, daß die Reparatur nicht mit Sicherheit erfolgt. Körpereigene Reparaturvorgänge können daher grundsätzlich das Strahlenrisiko nur verringern und nicht ausschalten. Da im schlimmsten Fall z. B. auch ein einziges durch ein Strahlenquant beschädigtes und nicht repariertes Gen Krebs verursachen oder zu einer Mißgeburt führen kann, gibt es daher einen »sicheren« Dosisbereich nicht.

Als gesichert kann jedoch angesehen werden, daß die Wirkung einer auf längere Zeit verteilten Strahlendosis geringer ist als eine Kurzzeitbestrahlung. Mit sinkender Dosisleistung nimmt für Krebserkrankungen auch die Latenzzeit zwischen Exposition und Auftreten der Krankheit zu. Wenn die Latenzzeit größer wird als die natürliche Lebensspanne des Menschen, so wird das Strahlenrisiko für Krebs praktisch gleich null. Für das genetische Strahlenrisiko gilt diese Überlegung nicht. Außerhalb des zeugungsfähigen Alters ist aber auch dieses Risiko nicht mehr relevant.

Nach Meinung der ICRP (International Commission for Radiation Protection) hat die Ganzkörperbestrahlung mit 10 mSv (1 rem) pro Million Menschen 100 Tote zur Folge, wenn man alle Krebsarten zusammenzählt. Nach anderen Schätzungen liegt das Risiko höher. Danach müßte man in dem Fall mit dem 8fachen, mit 800 Toten pro Million Einwohner rechnen.

7.3.5 Wirkungen kleinster Strahlendosen

Schon bald nach der Entdeckung der ionisierenden Strahlung wurde auch über positive biologische Wirkungen niedriger Strahlendosen berichtet. In der Zwischenzeit gibt es einige Hinweise darauf, daß niedrige Strahlendosen nicht unbedingt nur eine entprechend verringerte Gefahrenquelle darstellen müssen, sondern auch positive stimulierende biologische Wirkungen haben könnten. Dies wird mit dem Fachausdruck *Hormesis* bezeichnet.

Beschrieben werden unter anderem Ertragssteigerungen bei Saatgutbestrahlung, Wachstumsförderung von Pflanzen, Vitalitätssteigerung bei Insekten, Lebensverlängerung bei Säugetieren, Erhöhung der Widerstandsfähigkeit gegenüber Erkrankungen usw. Die Energiedosen, bei denen positive Effekte auftreten könnten, sind von Spezies zu Spezies verschieden. Sie liegen bei Insekten etwa zwischen 1 und 100 Gy, beim Menschen etwa zwischen 0,1 und 100 Gy. Bei höheren Dosen verschwinden die positiven Effekte.

Umgekehrt konnte in Laborversuchen eine Hemmung dieser positiven Effekte beobachtet werden, wenn durch Abschirmung die natürliche Strahlenbelastung deutlich verringert wurde.

Eine Erklärung für die positiven Strahlenwirkungen könnte in einer Anregung der körpereigenen Reparatur- und Abwehrmechanismen zu finden sein. Es gibt derzeit jedoch nur wenige schlüssige Ergebnisse darüber. Immerhin konnten jedoch unter den Überlebenden der Atombombenexplosionen von Hiroshima und Nagasaki für verschiedene Krankheitsbilder keine Anhaltspunkte für positive Wirkungen im unteren Dosisbereich gefunden werden.

Es dürften jedoch zusammen mit möglichen positiven Wirkungen auch gleichzeitig negative Effekte auftreten, so daß in der Summe das Ergebnis einer Schaden-Nutzen-Bilanz noch offen ist.

7.3.6 Pillen gegen Strahlenschäden?

Durch die zunehmende zivile und militärische Anwendung ionisierender Strahlen und nicht zuletzt aufgrund der zahlreichen Strahlenunfälle besteht in der Medizin großes Interesse an Mitteln, die schwere Strahlenschäden verhindern oder zumindest lindern helfen.

Tatsächlich sind bereits 1949 Chemikalien gefunden worden, die die Sterblichkeit von Versuchstieren reduzierten, wenn sie kurz vor einer sonst tödlichen Strahlendosis verabreicht wurden.

Die Wirksamkeit des Schutzes wird durch den *Dosisreduktionsfaktor* beschrieben, der angibt, um das Wievielfache die Überlebensrate im Vergleich zur unbehandelten Gruppe ansteigt. Die erreichbaren Reduktionsfaktoren liegen etwa bei 3. Die bekannten Mittel haben aber auch Nachteile:

Sie wirken nur bei vorheriger Gabe, eine nachträgliche Behandlung ist nicht erfolgreich.

Ihre Wirkungsdauer ist relativ kurz und liegt zwischen 30 min und maximal einigen Wochen.

Die meisten Stoffe wirken gleichzeitig als Gift, so daß sie nicht zur dauernden vorbeugenden Behandlung geeignet sind.

Eine Behandlung schwerer Strahlenschäden, vor allem zur Wiederherstellung des blutbildenden Knochenmarks, ist heute durch Transplantation gesunder Zellen möglich. Allerdings ist dabei zur Vermeidung von Abstoßungsreaktionen eine Unterdrückung des Immunsystems erforderlich, die die Gefahr durch andere Erkrankungen enorm erhöht. Bei Knochenmarkstransplantationen werden, möglichst von verwandten Spendern, an deren Becken Knochenmarkszellen entnommen und dem Bestrahlten intravenös gespritzt. Die schweren Komplikationsfälle wegen der Unterdrückung der körpereigenen Abwehrkräfte und meist noch andere vorhandene Strahlenschäden sind jedoch für eine nur geringe Erfolgsquote verantwortlich: So starben nach dem Tschernobyl-Unfall von 13 knochenmarkstransplantierten Fällen 11 der Patienten.

7.3.7 Indirekte Wirkungen ionisierender Strahlung

Die Wirkung ionisierender Strahlung auf unbelebte Objekte kann indirekt biologische Folgen haben, z. B. durch die

- Entzündung explosibler Gemische aufgrund der Absorption von Strahlungsenergie oder aufgrund der Eigenerwärmung von radioaktivem Material über die Zündtemperatur des umgebenden explosiblen Gemisches;
- Veränderung von Materialeigenschaften, z. B. Verringerung ihrer Belastbarkeit, Elastizität und damit Zuverlässigkeit einerseits und die Bildung toxischer chemischer Substanzen andererseits; so können z. B. die mechanischen Eigenschaften hochpolymerer Kunststoffe, aber auch von Metallen beeinträchtigt werden, bei lang dauernder Bestrahlung von unzureichend belüfteten Räumen können Stickoxide in so hohen Konzentrationen erzeugt werden, daß die zulässigen MAK-Werte (Maximale Arbeitsplatz-Konzentration) überschritten werden;
- Zerstörung elektronischer Bauelemente und integrierter Schaltungen.

7.4 Grenzwerte

Die Überlegungen zur Grenzwertfestlegung für ionisierende Strahlen unterscheiden sich wesentlich vom Bereich der nichtionisierenden elektromagnetischen Wellen. Während dort die Aufgabe zu lösen ist, gesundheitliche Schädigungen und Gefährdungen auszuschließen und allenfalls das Maß der Beeinträchtigung des Wohlbefindens und die Belästigung so gering wie möglich zu halten, kann hier eine Strahlenschädigung grundsätzlich nicht vermieden werden. Es ergeben sich daher folgende wesentliche Unterschiede:

– Der Schweregrad der Strahlenwirkung ist im Bereich niedriger Strahlungsdosen unabhängig von der Menge der Strahlung: Bereits ein einziges Strahlenquant kann im schlimmsten Fall die schwerste denkbare Wirkung (z. B. Mutation, Krebs) zur Folge haben.
– Die Strahlenwirkung summiert sich: Sie ist nicht durch die Strahlenintensität, sondern die Strahlendosis bestimmt.
– Die Wirkung tritt nicht gleichzeitig mit der Exposition auf, sondern kann um Jahrzehnte und Generationen verzögert sein.
– Es gibt keinen Schwellenwert für stochastische Wirkungen.
– Es gibt keine Gewöhnung bzw. Anpassung an die Einwirkung, wie dies z. B. innerhalb gewisser Grenzen bei Wärmestrahlung möglich ist.

Durch die Grenzwertfestlegung kann daher im allgemeinen nur die Wahrscheinlichkeit einer Strahlenschädigung begrenzt und nicht ihr Eintreten an sich verhindert werden. Nicht zuletzt aufgrund der Variationsbreite des Ausmaßes der natürlichen Strahlenbelastung ist die Festlegung eines Grenzwertes »Null« nicht sinnvoll. In den Strahlenschutzverordnungen der Bundesrepublik und Österreichs wird von folgenden Kriterien ausgegangen:

a) Nach dem ALARA-Prinzip (as low as reasonably achievable) sind die Folgen einer Grenzwertfestlegung in einem vernünftigen Verhältnis zu ihrem Nutzen zu halten. So wäre z. B. die Erlassung zu niedriger Grenzwerte für die Aktivität von Nahrungsmitteln sinnlos, wenn dies zu ihrer Verknappung führen würde.
   Da in der Praxis auch wirtschaftliche Überlegungen einfließen, spiegelt z. B. die Festlegung von Aktivitätsgrenzen von Nahrungsmitteln nach dem Reaktorunfall von Tschernobyl nicht zuletzt auch das politische Durchsetzungsvermögen der betroffenen Interessengruppen wider. So orientierte sich die Festlegung nicht nur an der Bedeutung eines Produktes für die tägliche Nahrungsaufnahme, sondern auch an den wirtschaftlichen Konsequenzen seiner Vernichtung.
b) Bei überwiegendem Nutzen ist auch ein höheres Risiko vertretbar: So wiegt z. B. in der medizinischen Diagnostik der Informationsge-

	maximal zulässige Äquivalentdosis			
	pro Vierteljahr		pro Jahr	
	mSv	mrem	mSv	mrem
Ganzkörperbelastung				
Einzelpersonen	1	100	1,67	167
Frauen im gebärfähigen Alter	0,43	43	1,67	167
Teilkörperbelastungen				
Hände	13,3	1333	25	2500
Unterarme	13,3	1333	25	2500
Füße, Knöchel	13,3	1333	25	2500
Haut	5	500	10	1000
Knochen	5	500	10	1000
Schilddrüse	5	500	10	1000
sonstige Organe	2,67	267	5	500

Tab. 30: Grenzwerte für die Allgemeinbevölkerung.

winn bei verantwortungsvollem Einsatz der Röntgentechnik die Risikoerhöhung aufgrund der Strahlenbelastung bei weitem auf.

c) Eine unmittelbare Gefährdung von Einzelpersonen durch akute (nichtstochastische) Wirkungen ist zu verhindern.

d) Der Bestand der Gemeinschaft ist zu sichern, das bedeutet, daß z. B. zwar Einzelpersonen oder Untergruppen der Bevölkerung eine höhere Strahlenbelastung zugemutet werden kann, wenn dadurch das genetische Strahlenrisiko der Bevölkerung vernachlässigbar wenig verändert wird. Die genetisch signifikante Dosis einer Bevölkerung wird durch alle natürlichen und zivilisatorischen Strahlenquellen verursacht und berücksichtigt für jede Person sowohl die Gonadendosen als auch die Zahl der noch zu erwartenden Kinder.

Nach den Empfehlungen der ICRP sollte es das Ziel des Strahlenschutzes sein, schädliche nichtstochastische Wirkungen zu verhindern und die Wahrscheinlichkeit stochastischer Wirkungen in »vertretbaren« Größenordnungen zu halten.

Dazu ist in den Grenzwertfestlegungen in der Bundesrepublik und in Österreich verankert, daß alle Strahleneinwirkungen innerhalb der festgelegten Grenzwerte und so niedrig wie möglich zu halten sind.

Für beruflich strahlenexponierte Personen werden dabei höhere Strahlenbelastungen zugelassen als für die Allgemeinbevölkerung, da von dieser Gruppe einerseits Jugendliche unter 18 Jahren und werdende und stillende Mütter ausgeschlossen sind (siehe Tabelle 30). Sie sind darüber hinaus andererseits einer ständigen ärztlichen Kontrolle unter-

	maximal zulässige Äquivalentdosis			
	pro Vierteljahr		pro Jahr	
	mSv	rem	mSv	rem
Ganzkörperbelastung				
Einzelpersonen	30	3	50	5
Frauen im gebärfähigen Alter	13	1,3	50	5
Teilkörperbelastungen				
Hände	400	40	750	75
Unterarme	400	40	750	75
Füße, Knöchel	400	40	750	75
Haut	150	15	300	30
Knochen	150	15	300	30
Schilddrüse	150	15	300	30
sonstige Organe	80	8	150	15

Tab. 31: Grenzwerte für beruflich strahlenexponierte Personen.

worfen und ihre Strahlenbelastung muß ständig durch Dosimeter überwacht werden.

Für beruflich strahlenexponierte Personen darf nach den in der Bundesrepublik und in Österreich geltenden Strahlenschutzbestimmungen die Strahlendosis, die im Verlauf ihrer Tätigkeit akkumuliert worden ist, die sogenannte Lebensalterdosis, den Wert $50 \times$ (Lebensalter $-$ 18) Millisievert bzw. $5 \times$ (Lebensalter $-$ 18) rem, nicht überschreiten. Der Grenzwert für die maximale Jahresdosis wurde auf 50 mSv/a (5 rem/a) festgelegt. Für die Allgemeinbevölkerung liegen die Grenzwerte bei einem Dreißigstel der für beruflich strahlenexponierte Personen geltenden Werte (siehe Tabelle 31).

Der durch Atomreaktoren und andere mit nuklearem Material arbeitende Anlagen hervorgerufene Anteil an der Strahlenbelastung von Einzelpersonen der Allgemeinbevölkerung darf in der Bundesrepublik laut Grenzwertfestlegung 0,3 mSv/a (30 mrem/a) pro Jahr nicht überschreiten.

7.5 Wissenswertes für die Praxis

Strahlenbelastung innerhalb von Gebäuden

In der Raumluft reichert sich das Edelgas Radon an, das in andere radioaktive Folgeprodukte zerfällt, die mit der Atemluft aufgenommen werden. Es sollte daher gerade bei gut schließenden Fenstern darauf geachtet werden, daß sich die Raumluft-Aktivität durch mehrmaliges kurzes Lüften wirkungsvoller reduzieren läßt als durch seltenes, lange dauerndes Öffnen der Fenster.

Strahlenbelastung durch Fernsehgeräte

Nicht nur, um die Belastung der Augen z. B. durch das Flimmern zu verringern, sondern auch um unnötige Bestrahlungen zu vermeiden, sollten besonders Kinder nicht zu nahe am Fernsehgerät sitzen.

Strahlenbelastung durch Röntgen

Vermeiden Sie bei Röntgenuntersuchungen unnötige weitere Aufnahmen, indem Sie Ihre Röntgenbilder aufbewahren und bei späteren Untersuchungen auf sie hinweisen.

Ratschläge zum Verhalten nach Reaktorunfällen

Da sich Unfälle in Reaktoranlagen nicht ausschließen lassen (siehe Seite 259), werden hier – auch wenn sich in diesem Band das Wissenswerte für die Praxis auf alltagsbezogene Gegebenheiten bezieht – die Konsequenzen aus den bisherigen Erfahrungen zu folgenden Ratschlägen zusammengefaßt.

Bedenken Sie: Neugeborene sind etwa 40mal, Kleinkinder etwa 20mal so empfindlich für Strahlenschäden als Erwachsene! Darüber hinaus sind sie auch dem Erdboden näher und daher grundsätzlich einer höheren Strahlenbelastung ausgesetzt!

Für die Strahlenwirkung ist die Dosis, also die zeitliche Summe der Strahlenbelastung, maßgebend. Durch Ihr Verhalten entscheiden Sie über die Höhe Ihres »Dosiskontos«.

Der Belastung durch die aktiveren kurzlebigen Radionuklide ist man nicht hilflos ausgesetzt! Sie läßt sich wirksam verringern. Es reicht dazu bereits das richtige Verhalten in den ersten Tagen nach einem Reaktorunfall.

Beschränken Sie daher in den ersten Tagen nach einem Unglück den Aufenthalt im Freien auf das Notwendigste, lassen Sie insbesondere die Kinder nicht im Freien oder in der Sandkiste spielen! (Fernsehen ist in dieser Zeit immer noch die bessere Alternative.)

Radioaktivität gelangt auch über Staub und Schmutz in ihre Wohnung! Achten Sie in der ersten Zeit besonders auf sorgfältiges Reinigen der Schuhe, besorgen Sie das Staubsaugen besonders gründlich.

Ein Großteil der Strahlungsbelastung erfolgt über die Nahrung. Bevorzugen Sie Nahrung, die vor dem Unfall erzeugt und verschlossen gelagert wurde. Beachten Sie die veröffentlichten Aktivitätswerte und vermeiden Sie aktivitätsreiche Nahrungsmittel.

Beachten Sie: Je mehr Sie von einem Nahrungsmittel täglich zu sich nehmen, desto wichtiger ist seine Aktivität.

Bedenken Sie, daß auch durch sorgfältiges Waschen von Gemüse die Radioaktivität nur wenig reduziert werden kann. Verzichten Sie daher zunächst auf Frischgemüse, verwenden Sie nach Möglichkeit Ihre Vorräte, bevorzugen Sie Obst und Gemüse aus nicht betroffenen Gebieten!

Milch ist durch Reaktorunfälle besonders betroffen, da die Kühe die mit dem Weidegras aufgenommenen Radionuklide bevorzugt anreichern. Verwenden Sie daher besonders für Säuglinge keine Frischmilch! Stillen Sie so lange wie möglich, wenn Sie sich selbst strahlungsarm ernähren können. Wenn nicht, bevorzugen Sie Milchpulver, Sojamilch und handelsübliche Babynahrung! Achten Sie dabei auf das Herstellungsdatum!

Beachten Sie bei der Gartenarbeit, daß sich nach einem Unfall ca. 90% der gesamten Radioaktivität in den obersten 5 cm der Erdschicht befindet. Wenn das Abheben dieser Schicht nicht möglich oder sinnvoll ist, kann durch Bodenbearbeitung (Umstechen, Pflügen) eine Verringerung der Nuklidkonzentration erreicht werden.

Geben Sie verstrahlten Grasschnitt, Laub usw. nicht auf den Kompost, sondern in eine Grube nicht in der Nähe von Gemüsebeeten oder Kinderspielplätzen.

Durch Verbrennen der Abfälle reduziert sich die Aktivität nicht! Geben Sie die Asche ebenfalls in eine Grube!

Der Belastung durch langlebige Isotope kann man sich nicht entziehen. Bedenken Sie jedoch, daß auch die natürliche Strahlenbelastung unterschiedlich ist und daß Sie durch Ihr Verhalten, z.B. die Wahl des Urlaubsortes, der Freizeitgestaltung usw. ständig auch Ihr Strahlungsdosis-Konto verändern bzw. auch einen Ausgleich für höhere Strahlenbelastungen erreichen können.

Kapitel 8
Gibt es »Erdstrahlen«? –
Wasseradern, Störzonen und »Krebspunkte«

Elektromagnetische Wellen verschiedenster Frequenzen von statischen elektrischen und magnetischen Feldern bis hin zur energiereichen Gammastrahlung sind in der Natur nachweisbar. Auch die jeweils vom Erdboden ausgehenden Strahlungsanteile können meßtechnisch erfaßt werden.

Außer dieser nachweisbaren Strahlung wird vielfach auch die Existenz einer weiteren »Erdstrahlung« behauptet. Die Annahme dieser »Erdstrahlung« stützt sich auf die Aussagen von Wünschelrutengängern.

Über die Natur dieser »Erdstrahlung« gehen die Meinungen auseinander. Teils wird von einer noch unbekannten Art der Energie gesprochen, teils wird angenommen, es handele sich um elektromagnetische Strahlung oder Teilchenstrahlung. Alle Verfechter der »Erdstrahlung« nehmen an, daß bestimmte »Störzonen« existieren, die angeblich standortbedingte Krankheiten verursachen. Das Verstellen von Betten oder das Wechseln der Wohnung soll Linderung oder Heilung bringen.

Grundsätzlich ergibt sich bei der Auseinandersetzung mit diesem Fragenkomplex das Problem, daß sich bei Fehlen von Wirkungstheorien das Nichtvorhandensein eines Effektes nicht beweisen läßt, da unabhängig von dem in die Untersuchung investierten Aufwand immer wieder die Meinung vertreten werden kann, daß mit noch genaueren Meßverfahren, noch längeren Untersuchungen oder einer noch größeren Anzahl von Analysen vielleicht doch der Nachweis eines Effektes erbracht werden könnte.

Bei der Auseinandersetzung mit dem behaupteten Phänomen »Erdstrahlung« ergeben sich folgende Fragen:
– Wie zuverlässig sind die Aussagen von Wünschelrutengängern?
– Hängt der Ausschlag der Wünschelrute, der nach wie vor als einziges Indiz für die Existenz von Erdstrahlen gilt, tatsächlich mit einer physikalischen Größe ursächlich zusammen?
– Haben »Erdstrahlen«, wenn sie tatsächlich existieren, eine relevante biologische Wirkung?
– Falls tatsächlich eine biologische Wirkung anzunehmen ist, bleibt die Frage, wie gefährlich sie für den Menschen ist und ob bzw. wie man sich dagegen schützen kann.

8.1 Das Wünschelrutengehen

Das Wünschelrutengehen ist seit dem Mittelalter bekannt. Schon damals wurde angenommen, besonders sensitive Menschen hätten die Fähigkeit, mit einer Wünschelrute, damals meist einer Astgabel, Suchaufgaben zu lösen, Wasser, Erzlagerstätten, aber auch verlorene oder verlegte Gegenstände zu finden, sogar Krankheitsherde festzustellen. In nicht wenigen Fällen wurden mit Hilfe der Wünschelrute sogar nach Verbrechen Personen als Täter namhaft gemacht.

Auch heute wird auf die lange Tradition des Wünschelrutengehens verwiesen, wenn Zweifel an der Eignung dieser Methode aufkommen, wobei man bedauert, daß der zivilisierte Mensch von heute die einstigen Fähigkeiten unserer viel naturverbundeneren Vorväter meist nicht mehr besitzt.

Dennoch gibt es eine große Zahl von Personen, die mit Hilfe von Wünschelruten Wasseradern, Erdstrahlen, also Störstellen, muten (Radiästhesisten). In Anfänger- und Fortgeschrittenenkursen wird die Fähigkeit des Mutens vermittelt und vertieft.

Es steht außer Zweifel, daß der Wünschelrutenausschlag willkürlich herbeigeführt werden kann. Ebenso kann er auch unwillkürlich ohne bewußte Mitwirkung des Wünschelrutengehers spontan erfolgen. Im folgenden wird davon ausgegangen, daß dem Wünschelrutenausschlag ein realer äußerer Einflußfaktor zugrunde liegen könnte. Fernmutungen, Aufsuchen von verlorenen Gegenständen, Angaben über den Gesundheitszustand usw., wie sie von einigen Wünschelrutengehern auch heute noch praktiziert werden, sind dem Bereich der Parawissenschaften zuzuordnen und sollen hier nicht behandelt werden.

Bei der Untersuchung einer möglichen Wechselwirkung mit einem externen Einflußfaktor ergeben sich folgende Fragen:
– Wird der Wünschelrutenausschlag tatsächlich von einem äußeren Einfluß ausgelöst oder ist er die Folge einer nicht notwendigerweise bewußten spontanen Aktion des Wünschelrutengehers selbst?
– Wenn äußere Einflüsse maßgebend sind, gibt es tatsächlich einen kausalen Zusammenhang zwischen Wünschelrutenausschlag und geologischen Störzonen wie Wasseradern und Bruchstellen?
– Wie zuverlässig reagiert der Wünschelrutengeher, wie gut sind Genauigkeit (Lokalisationsvermögen) und Reproduzierbarkeit seiner Aussagen?
– Welche Konsequenzen ergeben sich aus einer Mutung von Störstellen?
Zum Wünschelruteneffekt existiert eine Vielzahl von Literatur, die jedoch wissenschaftlichen Kriterien meist nicht standhält und sich meist auf Berichte von Einzelfällen beschränkt.

Da nach Angaben der Wünschelrutengeher Oberflächenwasser und stehende Gewässer nicht feststellbar sind, ist es schwierig, die Angaben von Wünschelrutengehern zu verifizieren. Das Erbohren von Wasser an der angegebenen Stelle stellt noch keinen hinreichenden Beweis dar, da auch nachgewiesen werden müßte, daß dort, wo die Wünschelrute nicht ausgeschlagen hat, kein Wasser fließt. Da dies aus Kostengründen bisher nicht möglich war, konzentrieren sich die Untersuchungen darauf festzustellen, ob viele Rutengeher an einer Teststelle unabhängig voneinander über vorhandenen Wasseradern gehäuft Ausschläge zeigen würden. Das Ergebnis dieser Experimente war durchwegs enttäuschend: Die Rutenausschläge waren über der gesamten Teststrecke verstreut. Selbst bei einer großen Anzahl von Rutengehern war eine natürliche Wasserader nicht sicher festzustellen. Diese Ergebnisse lassen zwar noch keine Widerlegung des Wünschelruteneffektes zu, da ja nicht jeder, der von sich selbst behauptet, Wünschelrutengeher zu sein, die Fähigkeit tatsächlich auch besitzen muß. Sie zeigen aber, daß die Gabe zu muten, wenn überhaupt, so doch viel weniger Menschen gegeben sein muß, als behauptet wird. (Vergleiche Abbildung 87.)

Da die Experimente an natürlichen Wasseradern zu keinen befriedigenden Aussagen führten, wurden weitere Untersuchungen an künstlichen Wasserläufen, meist sandgefüllten Wasserrohren, durchgeführt. Den Wünschelrutengehern wurden zwei verschiedene Aufgaben ge-

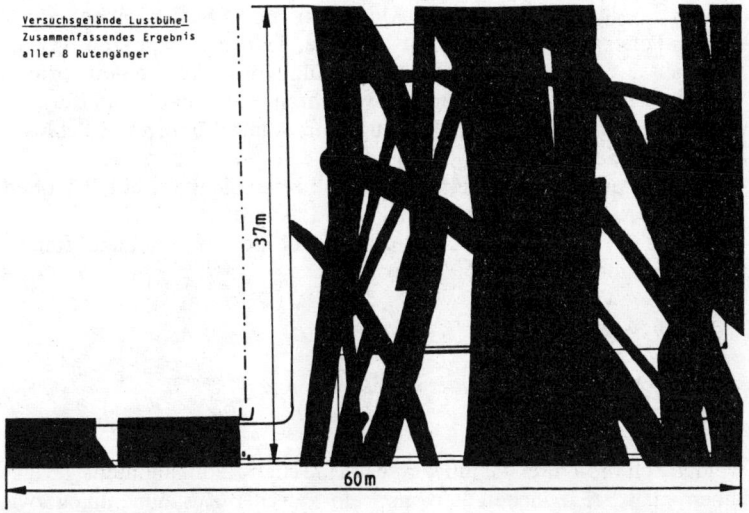

Abb. 87: Übereinstimmungsversuch mit 8 Wünschelrutengängern in einem Testgelände. Die angegebenen Verläufe von Wasseradern sind als schwarze Balken eingezeichnet.

stellt: Zum einen sollte der genaue Ort des Wasserrohres festgestellt werden und zum anderen sollte bei bekannter Lage festgestellt werden, ob Wasser fließt oder nicht.

Die Durchführung der Experimente erfolgte im Doppelblindversuch. Dies bedeutet, daß weder der Wünschelrutengeher noch der Versuchsleiter den jeweiligen Zustand bzw. die Lage des Wasserrohres kannte. Dies ist deshalb wichtig, weil dadurch eine ungewollte Beeinflussung des Wünschelrutengehers etwa durch die Mimik oder Gestik des Versuchsleiters vermieden werden kann.

Wie die Ergebnisse von Betz und König in München zeigen, gibt es Personen, die überzufällig oft die Lage des Wasserrohres identifizierten. Auch wenn keine hundertprozentigen Trefferquoten zu erzielen waren, kann daraus geschlossen werden, daß es manchen Personen möglich sein muß, mit Hilfe der Wünschelrute Wasserläufe zu finden.

Bei der Untersuchung, ob Schlafplätze durch Erdstrahlen gestört sind, steht der Wünschelrutengeher vor der Aufgabe, eine Ja/Nein-Entscheidung zu treffen. Zur Ermittlung der Trefferwahrscheinlichkeit wurden in Graz mit 12 Rutengehern, davon 5 gewerblichen, 4 gelegentlichen Rutengehern und 3 Anfängern und einer durch einen Zufallszahlengenerator gesteuerten Quelle über 3300 Einzelergebnisse von Doppelblindversuchen statistisch ausgewertet. Dabei konnte festgestellt werden, daß die Trefferquote, gemittelt über alle Einzelergebnisse, mit ca. 50% dem Zufallsergebnis entsprach. Die beste personenbezogene Quote lag bei 68%. Bei einzelnen 20 Mutungen langen Serien gaben jedoch gleiche Personen überzufällig oft richtige, jedoch an anderen Tagen, ohne sich dessen bewußt zu sein, überzufällig oft verkehrte Antworten.

Obwohl nahezu alle Rutengeher von ihren Fähigkeiten und der Zuverlässigkeit ihrer Aussagen überzeugt waren, müssen folgende Schlüsse gezogen werden:
– Gute Rutengeher sind selten, die Wahrscheinlichkeit, auf Personen zu treffen, deren Aussagen wertlos sind, ist groß.
– Selbst sehr empfindliche Rutengeher sind nicht in der Lage, immer die richtigen Aussagen zu treffen.

8.2 Versuche zum Nachweis der »Erdstrahlung«

Wenngleich die Untersuchungen des Wünschelrutenphänomens gezeigt haben, daß bei manchen Personen ein kausaler Zusammenhang zwischen Rutenausschlag und Wasserader möglich ist, können daraus jedoch keine Schlüsse über die Art der »Erdstrahlen« gezogen werden. Dennoch existiert eine Fülle von Behauptungen über die physikalische Natur von Erdstrahlen, wobei nahezu kein Frequenzbereich im Spektrum elektromagnetischer Wellen ungeschoren davonkommt. Insbesondere wird von Störungen des Magnetfeldes, Erhöhung elektrischer Feldstärken und erhöhter α-, β- und γ-Strahlung über Wasserläufen gesprochen.

Die veröffentlichten Untersuchungen weisen eine Reihe von experimentellen Unzulänglichkeiten auf. Die angegebenen Meßergebnisse können dabei oft durch Meßfehler erklärt werden; für einen Nachweis einer Erdstrahlung sind sie jedoch ungeeignet.

Obwohl z.B. bei den Messungen elektrischer Feldstärken wegen der Verzerrung des Feldes das Meßgerät möglichst weit weg von der messenden Person sein und die Zuleitung entlang einer Potentiallinie gelegt werden müßte, wird in Berichten die Meßsonde einfach auf die Störzone und danach auf eine benachbarte »neutrale« Stelle gestellt. Die Änderung des Meßwertes wird auf die Erdstrahlung zurückgeführt. Dabei übersieht man allerdings, daß diese Änderung, die reproduzierbar ist, wahrscheinlicher von der unterschiedlichen Geometrie der Meßanordnung herrührt.

Ebenso ungeeignet ist der Nachweis von Erdstrahlung mit Hilfe von Antennen, indem Veränderungen in der Empfangsfeldstärke auf Störzonen zurückgeführt werden. Bezeichnend dabei ist, daß die Feststellung von Störzonen und ihr meßtechnischer Nachweis nicht im Doppelblindversuch durchgeführt wurde. Die fehlende Distanz zu den Meßergebnissen führt oft zu willkürlichen Auswertungen, z.B. zur Festlegung von Rändern der Störzonen aufgrund statistisch nicht ausgezeichneter Spitzen in einem zu kurzen, sehr stark verrauschten Signal.

Ohne weiter auf die berichteten Meßergebnisse einzugehen, muß festgestellt werden, daß die Erdstrahlung durch qualifizierte Experimente nicht gemessen werden konnte, so daß weder die Frage nach ihrer Existenz noch ihre physikalische Natur geklärt ist.

Bei den Bemühungen, Erdstrahlen nachzuweisen, wird meist angenommen, sie seien elektromagnetischer Natur oder den Teilchenstrahlungen zuzuordnen. Wäre dies der Fall, so muß darauf hingewiesen werden, daß die Erde als Strahlenquelle anzusehen ist und die Umgebungsstrahlen in allen Frequenzbereichen sowohl zeitlich als auch räumlich erheblichen Schwankungen unterworfen sind. Lokale Veränderungen sind daher durchaus als normal anzusehen. Selbst wenn die Strahlung über Störzonen meßbar verändert wäre, kann eine biologische Relevanz nur im Vergleich mit der allgemeinen natürlichen Schwankungsbreite und den frequenzabhängigen Wirkungsmechanismen diskutiert werden, wie dies in den vorangegangenen Kapiteln geschehen ist.

Da sich die behaupteten Wirkungen von Erdstrahlen unter der Annahme, sie wären von bekannter physikalischer Natur, nicht erklären lassen, bleibt noch die ebenfalls oft geäußerte Vermutung, es handle sich um eine noch nicht näher bekannte Strahlenart, die sich einem Nachweis mit konventionellen Methoden entziehen würde.

8.3 »Störgitter« und »Krebspunkte«

Der Begriff der Störzonen bezeichnet zunächst Störungen in der geologischen Struktur des Untergrundes wie z. B. wasserführende Schichten, Bruchlinien, Verwerfungen usw., die durch geologische Methoden auch objektiv nachweisbar sind.

Darüber hinaus wurden von Wünschelrutengehern auch weitere Störzonen angegeben, die sich netzförmig über die Erde erstrecken sollen (Abbildung 88). Die Existenz derartiger Störgitter wird nicht nur von Wissenschaftlern angezweifelt, sondern ist auch unter Wünschelrutengehern nicht unumstritten. Es handelt sich dabei um:

– Hartmann-Gitter: Es wurde 1951 vom Radiästheten und Arzt Dr. Hartmann postuliert und wird auch als »Globalnetzgitter« oder »Erstes Gitter« bezeichnet. Es verlaufe in Nord-Süd- und West-Ost-

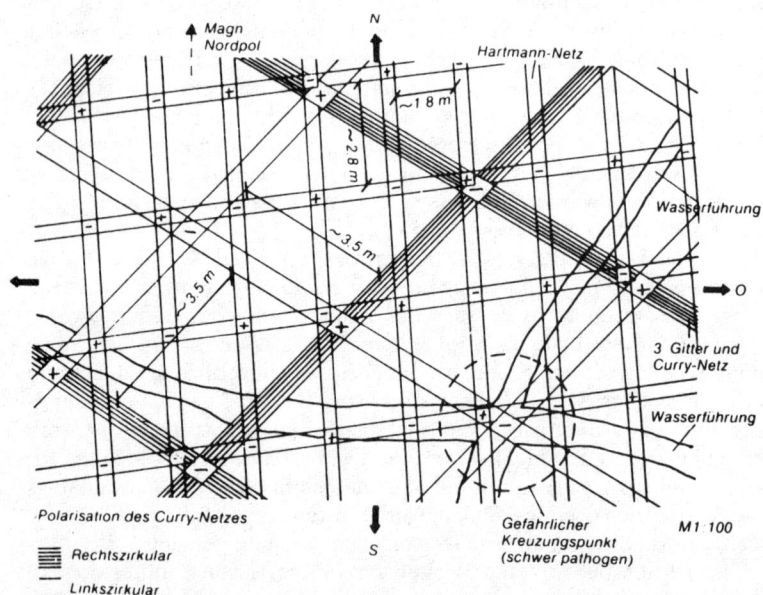

Abb. 88: Gemutete Störzonen (Mayer, Winkelbauer 1983).

Richtung. Seine Maschenweite würde mit zunehmender geographischer Breite enger und betrage angeblich in Ost-West-Richtung ca. 1,7 m, in Nord-Süd-Richtung etwa 2,7 m. Den Kreuzungspunkten des Gitters wird eine negative biologische Wirkung zugesprochen.

– Curry-Gitter: Wie der Radiästhet und Arzt Dr. Curry angab, sei dieses Gitter diagonal zum Hartmann-Gitter ausgerichtet, es sei unterschiedlich polarisiert und könne sich »auf- und abladen«, seine Intensität sei von Zeit und Wetterlage abhängig. Die Maschenweite liege zwischen 3 und 4 Metern, die Breite betrage etwa 0,5 m. Auch bei diesem »zweiten Gitter« wird den Kreuzungspunkten eine negative biologische Wirkung zugesprochen, wobei zwischen »positiv polarisierten« und »negativ polarisierten« Kreuzungspunkten mit »aufladender« und »entladender« Wirkung unterschieden wird.

– Drittes Gitter: Es liegt angeblich weitgehend deckungsgleich mit dem Curry-Gitter und weicht nur manchmal von ihm ab, bei kurzer »Einwirkungsdauer« wird ihm eine positive Wirkung zugesprochen.

– Geomantische Zonen, die mit Wünschelruten angeblich ebenfalls leicht geortet werden können, seien ebenfalls annähernd netzförmige, mehrere Meter breite Zonen erhöhter Erdstrahlung, deren Lage sich jedoch im Gegensatz zu den anderen Gittern nicht ändere.

– Reflexionsgitter: Im umbauten Raum existiere zusätzlich eine Gitterstruktur parallel zu den Wänden, die angeblich durch Reflexion der Erdstrahlen-Wellen an den Wänden zustande komme. Ihre Intensität sei jedoch geringer.

Es fällt schwer, angesichts dieser Fülle von Gitterstrukturen die Aussagen mancher Radiästheten ernst zu nehmen. Die angegebenen Ursachen für diese Gitter reichen von Strömen (welche?), die vom Kosmos zur Erde und umgekehrt fließen sollen, über elektrische Ströme oder elektromagnetische Wellen, insbesonders stehende Wellen im UKW- und Mikrowellenbereich bis hin zur angeblich »natürlichen Netzstruktur des Magnetfeldes«.

Es braucht nicht eigens betont zu werden, daß ein meßtechnischer Nachweis der Gitter bisher nicht möglich war, ebenso wie die Angabe einer physikalisch plausiblen Hypothese über die Entstehung derartiger Gitter.

Gesellschaftliche Bedeutung erlangen diese Aussagen dadurch, daß viele Personen nahezu unabhängig von ihrer Bildung durch die Behauptung verunsichert werden, Kreuzungspunkte hätten negative Auswirkungen auf die Gesundheit, insbesondere wenn sich das Bett darüber befände. Ein Zusammentreffen mehrerer »geopathogener Zonen« sei sogar gefährlich und könnte Erkrankungen, von Schlafstörungen, Kopfschmerzen bis hin zu organischen Erkrankungen und Krebs verursachen. Als wesentliche Stütze dieser Aussagen wird immer wieder die Untersuchung des Freiherrn von Pohl im Jahre 1929 in dem kleinen Ort

Vilsbiburg herangezogen, der erst Störzonenbereiche feststellte und sich danach vom Amtsarzt die Häuser, in denen Personen an Krebs verstorben waren, einzeichnen ließ. Aus der Nähe der Häuser zu den Störzonen zog er den Schluß, die Krebserkrankungen seien durch geopathogene Einflüsse verursacht worden.

Es ist auffallend, daß es kaum Häuser gibt, die nicht durch die mehrere Meter breiten Störzonen erfaßt worden sind, so daß die hohe Anzahl von »Treffern« trivial ist. Darüber hinaus liegt von den 11 angegebenen Stellen nur eine einzige tatsächlich im Störzonenbereich. Es ist bemerkenswert, daß in den nahezu 60 Jahren seit dieser Arbeit keine derartigen Untersuchungen durchgeführt werden konnten, die einer kritischen Analyse standgehalten hätten. Dennoch soll die Frage nach der Existenz geopathogener Zonen damit nicht vom Tisch gewischt werden.

8.4 Angebliche biologische Wirkungen von »Störzonen« und »Krebspunkten«

Selbst wenn die Existenz von Erdstrahlen nachgewiesen werden könnte, bedeutet dies noch nicht, daß sie auch für relevante Einflüsse auf den Menschen oder gar pathogene Wirkungen verantwortlich sein muß. Eine pathogene oder kanzerogene Wirkung von Erdstrahlen muß daher als Spekulation angesehen werden. Wäre die Erdstrahlung eine maßgebliche Ursache für die Auslösung von Erkrankungen, würden standortbedingte Erkrankungen leichter nachweisbar sein. Da dies nicht der Fall ist, muß geschlossen werden, daß eine pathogene oder kanzerogene Wirkung, wenn überhaupt, so nur schwach gegeben sein kann. Lokale Anhäufungen von Krebsfällen konnten bisher auf bekannte Risikofaktoren zurückgeführt werden. Dazu zählen Ernährungsgewohnheiten einschließlich der Art, Zusammensetzung und Zubereitung der Nahrung, die Belastung durch chemische Produkte in der Nahrung, in zunehmendem Maß auch in der Luft und im Trinkwasser sowie die Bedingungen am Arbeitsplatz und vor allem das Rauchen. Unter Berücksichtigung dieser dominanteren Risikofaktoren und der Komplexität ihres Zusammenwirkens ist die Angst vor einer pathogenen Wirkung von Erdstrahlen unbegründet und die häufig vorgebrachte Schlußfolgerung ». . . immer gesund gelebt und trotzdem an Krebs erkrankt! – Daran können nur die Erdstrahlen schuld sein . . .« nicht gerechtfertigt.

Wenn die Erdstrahlung elektromagnetischer Strahlung bzw. Teilchenstrahlung zuzuordnen wäre, wie dies einerseits sowohl durch die Nachweisversuche und andererseits durch die angegebene Wirkungsweise von Entstörmaßnahmen nahegelegt wird, so könnten die Ergebnisse der vorangegangenen Kapitel angewendet und geopathogene Wirkungen eindeutig ausgeschlossen werden.

Handelt es sich jedoch um eine noch unbekannte Strahlenart, die eben nur durch Wünschelrutengeher nachgewiesen werden kann, so muß auch hierbei der Nachweis ihrer Existenz und die Aussage über ihre Wirkung auseinandergehalten werden: Auch wenn die Lokalisation durch Wünschelrutengeher mit der bereits besprochenen Unsicherheit der Aussage möglich ist, können darüber hinaus noch keine Schlüsse auf biologische Wirkungen positiver oder negativer Art gezogen werden. Aufgrund des Placebo-Effektes sind Untersuchungen nur im Doppelblindversuch sinnvoll. Berichte über Einzelerfahrungen können zur Klärung im allgemeinen nicht beitragen.

In den vorangegangenen Kapiteln wurden die biologischen Wirkungen elektromagnetischer Wellen von den Sonderfällen der statischen Felder bis hin zur energiereichen Gamma-Strahlung behandelt.

Dabei wurde schon betont, daß die in der Natur vorkommenden Feldstärken bzw. Intensitäten weder zeitlich noch örtlich konstant sind und teilweise über viele Größenordnungen schwanken können, so daß die behauptete geringfügige Erhöhung der Erdstrahlung über den angeblichen Störzonen, je nach Angabe von wenigen Prozent bis zum Mehrfachen, durchaus im Schwankungsbereich der physikalisch nachweisbaren Strahlungen liegen würde. Darüber hinaus lassen sich die postulierten stabilen, eng begrenzten Störgitter mit den physikalischen Eigenschaften der bekannten Strahlungsarten nicht erklären.

Im Bereich der nichtionisierenden Strahlung existiert einerseits keine Dosisbeziehung, also keine Summierung der Wirkungen über die Zeit, und Effekte, wenn sie überhaupt auftreten, verschwinden nach Beendigung der Exposition wieder. Andererseits ist für die Erreichung einer Wirkung eine Mindest-Feldstärke erforderlich. Eine krebserregende Wirkung unmeßbar kleiner nichtionisierender Strahlung ist nicht anzunehmen.

Theoretisch wäre eine geopathogene Wirkung daher nur durch die ortsabhängige Schwankung der ionisierenden Strahlung zu erwarten. Wie gezeigt wurde, sinkt jedoch das Krebsrisiko mit abnehmender Dosis. Unter Annahme der ungünstigsten Schätzung von ca. 800 Krebstoten pro Million Einwohner und einer Dosis von 10 mSv/a (1 rem/a), würde dies bedeuten, daß in Bereichen niedriger Strahlenbelastung von 0,8 mSv/a mit einem Krebstoten pro 16000 Einwohner, in Bereichen höherer Strahlenbelastung von ca. 3,9 mSv/a mit einem Krebstoten pro 3000 Einwohner zu rechnen wäre. Wie bereits erläutert wurde, lassen sich aufgrund der geringen Eintrittswahrscheinlichkeit und der langen Verzögerungszeit von der Bestrahlung bis zum Eintreten einer Erkrankung diese Abschätzungen experimentell nicht nachweisen. Aufgrund von statistischen Analysen konnte wegen der dafür zu geringen Bevölkerungsdichte selbst bei meßbarer ionisierender Strahlenbelastung eine standortbedingte Erhöhung des Krebsrisikos nicht nachgewiesen werden.

Man muß daher davon ausgehen, daß es keine ernstzunehmenden Hinweise auf die Existenz von pathogenen Punkten oder Störzonen gibt. Dennoch wird behauptet, der längere Aufenthalt an Krebspunkten, z. B. während des Schlafens, am Arbeitsplatz usw. könnte Erkrankungen auslösen. Da es sich dabei nicht um chronische Expositionen handelt, liegt dem implizit die Annahme zugrunde, die Exposition wäre mit irreversiblen Schäden verbunden, die auch nach Verlassen des »Krebspunktes« während des Tagesablaufes durch die körpereigenen Reparaturprozesse nicht behoben werden können, so daß es zu einer Summierung der Auswirkungen und damit zu einer Dosisbeziehung kommt. Dem widerspricht jedoch die behauptete prompte Heilwirkung nach Vermeidung des Krebspunktes durch das Verstellen von Betten oder nach Aufstellung von Abschirm- oder Entstörmitteln, die nachweislich wirkungslos waren.

Es ist sicherlich kein Zufall, daß in überwiegendem Maß psychosomatische Beschwerden der Wirkung von Erdstrahlen zugeschrieben werden. Diese sind meist unspezifisch und dafür bekannt, daß sie von einer Vielzahl von Ursachen hervorgerufen werden können. Das enge Zusammenwirken von Psyche und Körper zeigt sich nicht zuletzt aus einer als Placebo-Effekt bekannten Erscheinung. Demnach kann selbst bei bestehenden organischen Leiden ein an sich unwirksames Mittel Heilung bringen, wenn nur an seine Wirksamkeit geglaubt wird. Der Erfolg ist dabei um so größer und schneller, je größer das Vertrauen in die Maßnahme ist. Er steigt daher, je größer das Vertrauen in die Person ist, die sie veranlaßt, je teurer die Methode ist, als je gefährlicher sie geschildert wird usw.

Die Wirkung des Placebo-Effektes hat sicher jeder Elternteil erfahren, wenn er dem weinenden Kind, selbst bei blutenden Wunden, durch einfaches Blasen Linderung verschafft. Je größer das Vertrauen in die Allmacht des Erwachsenen, desto besser ist die Wirkung. Aus diesem Grund wirkt der Placebo-Effekt besonders bei Kleinkindern und nimmt mit dem zunehmenden Alter und der wachsenden Kritikfähigkeit ab.

Der Placebo-Effekt bewirkt jedoch nicht nur Positives. Ebenso wie der Glaube an die Heilung tatsächlich hilft, kann der Glaube an eine bevorstehende Erkrankung tatsächlich zur Krankheit führen. Aus diesem Grund sind die Aussagen über »Krebspunkte«, »pathogene Zonen« keinesfalls so harmlos oder ohne Folgen, wie dies scheinen mag, und daher durchaus ernst zu nehmen. Daß ihnen von wissenschaftlicher Seite entschieden widersprochen werden muß, entspricht daher nicht der oft unterstellten Überheblichkeit engstirniger Fachidioten, sondern der

Verantwortung, die auch der Wissenschaftler gegenüber der Gesellschaft wahrzunehmen hat.

8.5 Abschirmmatten und Entstörgeräte: Schutz gegen »Erdstrahlung«?

Aufgrund der zunehmenden Verunsicherung der Bevölkerung ist es nicht verwunderlich, daß immer mehr Abschirm- und Entstörgeräte gegen Erdstrahlen angeboten und teuer verkauft werden. Auch wenn ihre Wirkung von manchen Wünschelrutengehern bestätigt wird, muß hier festgestellt werden, daß der Kauf nicht sinnvoll ist: Der Grund dafür liegt darin, daß eine Schirmwirkung objektiv nicht meßbar und subjektiv im Doppelblindversuch auch von Wünschelrutengehern nicht nachgewiesen werden konnte. Theoretisch können darüber hinaus physikalische Abschirmmaßnahmen ohne Kenntnis der physikalischen Natur der Erdstrahlen nicht abgeleitet werden.

Die vielen derzeit angebotenen Maßnahmen gegen Erdstrahlen lassen sich in drei Gruppen einteilen: Abschirm-, Kompensations- und Entstörmaßnahmen.

Abschirmmaßnahmen: Elektrostatische und niederfrequente elektrische Felder lassen sich bereits durch dünne leitfähige Folien oder Gewebe gut abschirmen. Für magnetische Felder hingegen ist dies mit vertretbarem finanziellen Aufwand im allgemeinen nicht möglich. Es ist daher nicht verwunderlich, daß die zahlreichen Abschirmmatten elektrisch leitfähig sind und sich implizit gegen elektrische Felder richten. Da sich jedoch eine Schirmwirkung ohne genaue Kenntnis des Feldverlaufs nur erzielen läßt, wenn man den Gegenstand im Sinne eines Faraday-Käfigs vollständig einhüllt, ist das Auflegen einer Abschirmmatte oder -decke sinnlos.

Um einen möglichen Placebo-Effekt zu verstärken, werden die Abschirmmatten nicht nur zu einem stark überhöhten Preis angeboten. Durch sinnlose Wartungshinweise wie z. B. Erdung an der Steckdose, die in Abständen zur »Regenerierung« unterbrochen werden muß, oder durch »Entladung der aufgestauten Erdstrahlung im kalten Wasser« usw. wird darüber hinaus eine Wirksamkeit der Abschirmmaßnahme vorgetäuscht.

Wer aber trotz aller wissenschaftlichen Argumente doch noch den Wunsch nach Abschirmmatten hegt, sollte billige Aluminium-Haushaltsfolien oder die strapazierfähigen Rettungsdecken mit Gold- bzw. Aluminiumbedampfung statt der teuren »Abschirmmatten« verwenden. Sie leisten mit Sicherheit den gleichen Dienst.

Kompensationsmaßnahmen: Durch angebotene Geräte soll die Erdstrahlung empfangen und so wieder ausgesendet werden, daß durch Überlagerung eine Auslöschung entsteht. Dabei besteht das Geheimnis meist in den nach »langwieriger Forschung« entwickelten Resonanzbedingungen. Meist benötigen die Geräte keinerlei Stromanschluß bzw. ist die Netzverbindung innen nicht weiter angeschlossen, auch auf eine leitende Verbindung zur vorhandenen Antenne wird oft verzichtet. Dabei geht man von der Vorstellung aus, daß sich Schwingungen durch Überlagerung (Interferenz) auslöschen lassen, wenn die Frequenz gleich ist, die Amplitude übereinstimmt, die Ausbreitungsverhältnisse genau bekannt sind und der Schwingungszustand (Phasenlage) entgegengesetzt ist. Bereits bei gleicher Phasenlage kann es hingegen sogar zum gegenteiligen Effekt der Feldverstärkung, nämlich zur Verdoppelung der Schwingungsamplitude kommen. Daraus geht hervor, daß selbst bei genauen Kenntnissen über die Erdstrahlung eine Kompensation kaum möglich wäre, ja man müßte sogar befürchten, daß man durch derartige Geräte die Sache eher verschlimmert als bessert.

Entstörmaßnahmen: Unter diese Gruppe fallen alle Vorrichtungen, die dank eines besonders ausgeklügelten, jedoch nicht näher angegebenen Funktionsprinzips in einem vom Preis des Gerätes abhängigen Umkreis eine Entstörung bewerkstelligen. Die Geräte beruhen meist »auf jahrelanger persönlicher Erfahrung und Intuition« des Erfinders. Wichtige Voraussetzung für die Wirksamkeit ist stets, daß das Gerät nicht geöffnet wird. Ein lehrreiches Beispiel ist ein Gerät aus, wie es in der Anleitung steht, rein biologischen Materialien, bei dem ein geflochtener Weidenkorb umgestülpt auf einer Bodenplatte befestigt ist. Im Inneren befinden sich auf einem Holzstück drei durch Plastikhülsen in Abstand gehaltene umgestülpte Plastikblumentöpfe. Für knapp 400 Mark schirmen diese Wunderwerke Erdstrahlen im Umkreis von 10 m ab, für eine Schirmwirkung in 20 m Radius müssen über 500 Mark investiert werden.

Es braucht nicht besonders betont werden, daß von dem Kauf derartiger Geräte dringend abgeraten werden muß.

Anhang

Abkürzungen und Symbole

A	Fläche oder Aktivität von Radionukliden
B	magnetische Induktion (Flußdichte)
C	elektrische Kapazität
D	Dosis
E	elektrische Feldstärke
F	Kraft
H	magnetische Feldstärke
I	elektrischer Strom oder Strahlungsintensität
L	Leuchtdichte
P	Leistung
Q	elektrische Ladung
S	Stromdichte
SAR	spezifische Absorptionsrate
T	Temperatur
U	elektrische Spannung
W	Energie

c	Lichtgeschwindigkeit
d	Eindringtiefe
f	Frequenz
h	Plancksches Wirkungsquantum
q	elektrische Ladung
t	Zeit
v	Geschwindigkeit
x	Entfernung

ϕ	magnetischer Fluß
α	Absorptionsgrad
ε	Dielektrizität
λ	Wellenlänge
μ	Permeabilität
ϱ	spezifischer Widerstand oder Reflexionsgrad
τ	Transmissionsgrad

Glossar

Aktivität: Anzahl der radioaktiven Zerfälle in einer Sekunde. Die Einheit ist Becquerel (Bq).

Alphastrahlung: Teilchenstrahlung, bestehend aus Atomkernen des Helium.

Antennengewinn: Faktor, der die Konzentration der Abstrahlung einer Richtantenne in die Hauptstrahlrichtung im Vergleich mit der ungerichteten Ausstrahlung angibt.

Äquipotentiallinie: Gedachte Linien im elektrischen Feld, die Punkte gleichen Potentials verbinden.

Äquivalentdosis: Maß für die biologische Wirkung der Energiedosis mit der Einheit Sievert (Sv).

Äquivalente Sendeleistung: Die mit dem Antennengewinn multiplizierte elektrische Sendeleistung einer Antenne.

Atom: Kleinste chemische Einheit eines Elementes, die selbst wieder durch weitere Teilchen aufgebaut ist.

Betastrahlung: Bei radioaktiver Kernumwandlung ausgesandte Teilchenstrahlung, bestehend aus Elektronen oder Positronen.

Curry-Gitter: Behauptete diagonal zum Hartmann-Gitter ausgerichtete streifenförmige » Erdstrahlen«-Zonen.

Ebene Welle: Elektromagnetische Strahlung mit ebenen Wellenfronten, bei der elektrische und magnetische Feldstärken gleichphasig schwingen und aufeinander senkrecht stehen.

Effektivwert (quadratischer Mittelwert) z. B. eines Wechselstromes: Jene Stromstärke, die ein Gleichstrom besitzen müßte, um die gleiche Wärmewirkung zu verursachen.

Elektrisches Feld: Zustand des Raumes um eine elektrische Ladung, der sich durch Kraftwirkungen auf andere elektrische Ladungen äußert.

Elektrische Feldlinie: Gedachte Linie, die die Richtung der elektrischen Feldstärke angibt. Vereinbarungsgemäß beginnt sie an der positiven und endet an der negativen elektrischen Ladung (Quellenfeld).

Elektrische Feldstärke: Maß für die Stärke und Richtung der Kraft auf eine Ladung im elektrischen Feld, dividiert durch die Ladung. Ihre Einheit ist Volt pro Meter (V/m).

Elektrische Ladung: Eigenschaft, die Körper durch Trennung nach inniger Berührung mit anderen Körpern erhalten können, die darin besteht, daß eine Anziehungskraft zwischen den getrennten Körpern entsteht. Willkürlich unterscheidet man zwischen positiven und negativen elektrischen Ladungen. Ladungen mit gleichen Vorzeichen stoßen sich ab, jene mit ungleichen Vorzeichen ziehen sich an. Die Einheit ist Coulomb (C).

Elektrisches Potential: Jene Arbeit, die erforderlich ist, um eine Ladung an eine Stelle im elektrischen Feld zu bringen, dividiert durch die Ladung. Die Einheit ist Volt (V).

Elektrische Spannung: Potentialunterschied, also jene Arbeit, die erforderlich ist, um eine elektrische Ladung von einem Punkt zu einem anderen zu bringen, dividiert durch die Ladung. Die Einheit ist Volt (V).

Elektrischer Strom: Bewegte elektrische Ladung. Die Einheit ist Ampere (A).

Elektrischer Widerstand: Eigenschaft eines Körpers, die bei angelegter elektrischer Spannung die Stärke des ihn durchfließenden Stromes bestimmt. Die Einheit ist Ohm (Ω).

Elektrostatisches Feld: Elektrisches Feld, in dem keine elektrischen Ströme fließen.

Energiedosis: Von einem Material absorbierte Energie ionisierender Strahlung, bezogen auf seine Masse. Die Einheit ist Gray (Gy).

Fernfeld: Strahlungsfeld in größerer Entfernung von der Antenne, in dem sich die Strahlung als ebene Welle ausbreitet.

Frequenz: Anzahl der Schwingungen in einer Sekunde. Die Einheit ist Hertz (Hz).

Gammastrahlung: Durch Vorgänge innerhalb des Atomkernes entstandene elektromagnetische Strahlung.

Halbwertszeit: Jene Zeitspanne, nach der die Hälfte eines Radionuklids zerfallen ist.

Hartmann-Gitter: Behauptete, in Nord-Süd- und Ost-West-Richtung ausgerichtete streifenförmige »Erdstrahlungs«-Zonen.

Induktion: Vorgang, bei dem durch Änderung des von einem Leiter umschlossenen magnetischen Flusses elektrischer Strom (Wirbelstrom) erzeugt wird.

Influenz: Vorgang, bei dem in einem Körper durch ein äußeres elektrisches Feld eine Ladungsumverteilung stattfindet, so daß an seiner Oberfläche lokal Überschüsse an positiven und an negativen elektrischen Ladungen auftreten.

Interferenz: Überlagerung zweier Schwingungen. Bei gleichphasiger Überlagerung kommt es zu einer Verstärkung, bei gegenphasigen Schwingungen zur Auslöschung.

Ion: Elektrisch geladenes Atom oder Molekül.

Ionendosis: In Luft durch Strahlung erzeugte Ladungsmenge pro (Luft-)Masse. Die Einheit ist Coulomb pro Kilogramm (C/kg).

Ionisation: Vorgang, bei dem Elektronen aus der Atomhülle befreit werden.

Isotope: Chemisch gleiche Atome, die sich durch die Anzahl von Neutronen im Atomkern unterscheiden.

Kapazität: Das Speichervermögen eines Körpers für elektrische Ladungen, bezogen auf die anliegende elektrische Spannung. Die Einheit ist Farad (F).

Magnetfeld: Zustand des Raumes, der sich durch Kraftwirkungen auf magnetische Dipole (Magnetnadeln) äußert.

Magnetische Feldlinie: Gedachte Linie, die die Richtung der Kraft auf einen Magnetpol angibt. Sie kann durch die Orientierung von Eisenfeilspänen angegeben werden. Jede magnetische Feldlinie ist in sich geschlossen (Wirbelfeld). Durch die Dichte der magnetischen Feldlinien kann die Stärke des Magnetfeldes veranschaulicht werden.

Magnetische Feldstärke: Maß für die Stärke und Richtung des Magnetfeldes. Die Einheit ist Ampere pro Meter (A/m).

Magnetischer Fluß: Maß für die durch eine Fläche hindurchtretende Anzahl magnetischer Feldlinien. Die Einheit ist Weber (Wb).

Magnetische Induktion (Flußdichte): Maß für die Anzahl der magnetischen Feldlinien pro Fläche. Die Einheit ist Tesla (T).

Nahfeld: Durch Interferenz stark beeinflußtes Strahlungsfeld in der Nähe der Antenne.

Phase: Schwingungszustand, bezogen auf einen Bezugszeitpunkt.

Polarisierte Schwingung: Schwingung, in der die Bewegung der Feldvektoren in vorhersehbarer Weise, in Ausbreitungsrichtung gesehen z. B. linear, zirkular oder elliptisch erfolgt.

Röntgenstrahlung: Außerhalb des Atomkernes durch Vorgänge in der Atomhülle entstandene ionisierende elektromagnetische Strahlung.

Sendeleistung: Die von einer Antenne abgestrahlte elektrische Leistung.

Spezifische Absorptionsrate (SAR): Die auf die Masse eines Körpers bezogene absorbierte Strahlungsleistung. Die Einheit ist Watt pro Kilogramm (W/kg).

Strahlungsintensität: Strahlungsleistung pro Fläche, Produkt aus elektrischer und magnetischer Feldstärke. Die Einheit ist Watt pro Quadratmeter (W/m^2).

Strahlungsquant: Beruht auf der Teilchenvorstellung einer Strahlung und ist die kleinstmögliche Energiemenge einer Strahlung mit einer bestimmten Frequenz. Die Einheit ist Wattsekunde (Ws).

Wirbelstrom: Durch Induktion in einem leitfähigen Körper erzeugter elektrischer Strom.

Weiterführende Literatur

Kapitel 1 – Statische Elektrizität

Biegelmeier, G.: Die Wirkung des elektrischen Stromes auf den Menschen und der elektrische Widerstand des menschlichen Körpers. etz-Report 20, VDE-Verlag, Berlin 1985

Bonek, E., K. E. Duftschmid, B. Kunsch, N. Leitgeb, G. Magerl, T. Prednerszky, H. Riegl, S. Schuy, L. Szabo, P. Wach, P. Weniger: Schutz vor nichtionisierender elektromagnetischer Strahlung. Teil 1: Statische und niederfrequente Felder bis 10 kHz. Österreichisches Forschungszentrum, Seibersdorf 1988

Ditgens, K., A. Hagen, M. Nöthliches: Verordnung über elektrische Anlagen in explosionsgefährdeten Räumen. Carl Heymanns Verlag K. G., Köln 1968

EPRI: Transmission Line Reference Book. Fred Weidner & Son, Inc., New York 1975

Haase, H.: Statische Elektrizität als Gefahr. Verlag Chemie, Weinheim 1972

Hasse, P., J. Wiesinger: Handbuch für Blitzschutz und Erdung. Richard Pflaum Verlag K. G., München 1982

Hauptverband der gewerblichen Berufsgenossenschaften: ZH1/200 – Richtlinien zur Vermeidung von Zündgefahren infolge elektrostatischer Aufladungen. St. Augustin 1980

König, H. L.: Unsichtbare Umwelt. Eigenverlag H. L. König, München 1986

Nabert, K., G. Schön: Sicherheitstechnische Kennzahlen brennbarer Gase und Dämpfe. Deutscher Eichverlag, Braunschweig 1980

Newi, G., J. H. Bernhard, R. Hauf, R. Reiter, J. Silny, R. Wever: Biologische Wirkungen elektrischer , magnetischer und elektromagnetischer Felder. Expert Verlag, Grafenau 1983

Polk, C., E. Postow (Hrsg.): CRC Handbook of Biological Effects of Electromagnetic Fields. CRC Press, Inc., Boca Raton, Florida 1986

Reinders, H.: Mensch und Klima. VDI-Verlag, Düsseldorf 1969

Reiter, R.: Felder, Ströme und Aerosole in der unteren Troposphäre. Dr. Dietrich Steinkopf Verlag, Darmstadt 1964

Sheppard, A. R.: Biological Effects of High Voltage Direct Current Transmission Lines. USA National Technical Information Service, Springfield 1983

Kapitel 2 – Niederfrequente elektrische Wechselfelder

Biegelmeier, G.: Wirkungen des elektrischen Stromes auf Menschen und Nutztiere. VDE-Verlag, Berlin 1986

Bonek, E., K. E. Duftschmid, B. Kunsch, N. Leitgeb, G. Magerl, T. Predmerszky, N. Riegl, S. Schuy, L. Szabo, P. Wach, P. Weniger: Schutz vor nichtionisierender elektromagnetischer Strahlung. Österreichisches Forschungszentrum, Seibersdorf 1988

DIN/VDE 0848, Teil 4 (1989), Entwurf: Sicherheit bei elektromagnetischen Feldern – Grenzwerte zum Schutz von Personen im Frequenzbereich von 0 Hz bis 30 kHz.

EPRI: Transmission Line Reference Book 345 kV and above. Electric Power Research Institute, Palo Alto 1975

Hasse, P., J. Wiesinger: Handbuch für Blitzschutz und Erdung. VDE-Verlag, Berlin 1982

IEC Report 479 (2nd Edition); General Aspects (1985), Special Aspects (1986)

Keidel, W. D.: Kurzgefaßtes Lehrbuch der Physiologie. Georg Thieme Verlag, Stuttgart 1985

König, H. L.: Unsichtbare Umwelt. Eigenverlag H. L. König, München 1986

Kraus, H.: Grundlagen elektrischer Bahnen. Werner Verlag, Düsseldorf 1986

Newi, G., H. H. Bernhardt, R. Hauf, R. Reiter, J. Silny, R. Wever: Biologische Wirkungen elektrischer, magnetischer und elektromagnetischer Felder. Expert Verlag, Grafenau 1983

Polk, C., E. Postow: CRC Handbook of Biological Effects of Electromagnetic Fields. CRC Press, Inc., Boca Raton 1986

Presman, A. S.: Electromagnetic Fields and Life. Plenum Press, New York 1970

Schaefer, H.: Über die Wirkung elektrischer Felder auf den Menschen. Springer Verlag, Berlin, Heidelberg 1983

Sheppard, A. R.: Biological Effects of High Voltages AC Transmission Line – with Reference to the Colstrip Project-Garrison-Spakane HVTL. National Technical Information Service, Springfield 1983

WHO: Environmental Health Criteria 35 – Extremely Low Frequency (ELF) Fields. Vammala 1984

Kapitel 3 – Magnetostatische Felder

Bonek, E., K. E. Duftschmid, B. Kunsch, N. Leitgeb, G. Magerl, T. Predmerszky, H. Riegel, S. Schuy, L. Szabo, P. Wach, P. Weniger: Schutz vor nichtionisierender Strahlung. Teil 1: Statische und niederfrequente Felder bis 10 kHz. Österreichisches Forschungszentrum, Seibersdorf 1988

DIN/VDE 0848, Teil 2 (1986): Gefährdung durch elektromagnetische Felder. Schutz von Personen im Frequenzbereich von 0 Hz bis 3000 GHz (Entwurf)

Kaufman, L., L. E. Crooks, A. R. Margulis: Nuclear Magnetic Resonance Imaging in Medicine. Igaken-Shain, New York 1981

Keidel, W. D.: Kurzgefaßtes Lehrbuch der Physiologie. Georg Thieme Verlag, Stuttgart 1985

Polk, C., E. Postow: CRC Handbook of Biological Effects of Electromagnetic Fields. CRC Press Inc., Boca Raton 1986

Presman, A. S.: Electromagnetic Fields and Life. Plenum Press, New York 1970

WHO: Environmental Health Criteria 69: Magnetic Fields. Vammala 1987

Kapitel 4 – Niederfrequente magnetische Wechselfelder

Bonek, E., K. E. Duftschmid, B. Kunsch, N. Leitgeb, G. Magerl, T. Predmerszky, N. Riegl, S. Schuy, L. Szabo, P. Wach, P. Weniger: Schutz vor nichtionisierender elektromagnetischer Strahlung. Österreichisches Forschungszentrum, Seibersdorf 1988

Bridges, J. E., u. a.: Susceptibility of Cardiac Pacemakers to ELF Magnetic fields. US National Technical Information Service, Springfield 1971

DIN/VDE 0848, Teil 4 (1989), Entwurf: Sicherheit bei elektromagnetischen Feldern – Grenzwerte zum Schutz von Personen im Frequenzbereich von 0 Hz bis 3000 GHz.

EPRI: Transmission Line Reference Book 345 kV and above. Electric Power Research Institute, Palo Alto 1975

Keidel, W. D.: Kurzgefaßtes Lehrbuch der Physiologie. Georg Thieme Verlag, Stuttgart 1985

König, H. L.: Unsichtbare Umwelt. Eigenverlag H. L. König, München 1986

Lövsund, P., P. A. Öberg, S. E. G. Nilsson: Magnetophosphenes – A quantitative analysis of thresholds. In: Med. Biol. Eng. 18 (1960), 326–334

Newi, G., J. H. Bernhard, R. Hauf, R. Reiter, J. Silny, R. Wever: Biologische Wirkungen elektrischer, magnetischer und elektromagnetischer Felder. Expert Verlag, Grafenau 1983

Polk, C., E. Postow: CRC Handbook of Biological Effects of Electromagnetic Fields. CRC Press Inc., Boca Raton 1986

Sander, R.: Biologische Wirkungen magnetischer 50-Hz-Felder. Institut zur Erforschung elektrischer Unfälle, Medizinisch-Technischer Bericht, Köln 1983

Silny, J.: Beeinflussung des Organismus durch starke niederfrequente magnetische Felder. Institut zur Erforschung elektrischer Unfälle, Medizinisch-Technischer Bericht, Köln 1981

WHO. Environmental Health Criteria 35 – Extremely Low Frequency (ELF) Fields. Vammala 1984.

WHO: Environmental Health Criteria 69 – Magnetic Fields. Vammala 1987

Kapitel 5 – Hochfrequente elektromagnetische Strahlung

Bonek, E., K. E. Dufschmid, B. Kunsch, N. Leitgeb, G. Magerl, T. Predmerszky, H. Riegl, S. Schuy, L. Szabo, P. Wach, P. Weniger: Schutz vor nichtionisierender elektromagnetischer Strahlung. Teil 2: Hochfrequenz- und Mikrowellen. Österreichisches Forschungszentrum, Seibersdorf 1988

DIN-VDE 0848, Teil 2 1986 (Entwurf): Gefährdung durch elektromagnetische Felder. Schutz von Personen im Frequenzbereich 0 Hz bis 3000 GHz

EPRI: Transmission Line Reference Book 345 kV and above. Electric Power Research Institut, Palo Alto 1975

Frucht, A. H., N. Krause, G. Nimtz, H. Schaefer: Die Wirkung hochfrequenter elektromagnetischer Felder auf den Menschen (1 kHz bis 1000 GHz). Institut zur Erforschung elektrischer Unfälle, Medizinisch-Technischer Bericht, Köln 1984

Keidel, W.-D.: Kurzgefaßtes Lehrbuch der Physiologie. Georg Thieme Verlag, Stuttgart 1985

Newi, G., J. H. Bernhardt, R. Hauf, R. Reiter, J. Silny, R. Wever: Biologische Wirkungen elektrischer, magnetischer und elektromagnetischer Felder. Expert-Verlag, Grafenau 1983

ÖNORM S 1120 (Vornorm) 1986: Mikrowellen und Hochfrequenzbereich – Begriffsbestimmungen, zulässige Werte, Messungen

Polk, C., E. Postow: CRC Handbook of Biological Effects of Electromagnetic Fields. CRC Press, Inc., Boca Raton, 1986
Presmann, A. S.: Electromagnetic Fields and Life. Plenum Press, New York 1970
WHO: Environmental Health Criteria 16: Radiofrequency and Microwaves. Vammala 1981

Kapitel 6 – Optische Strahlung

Bonek, E., K. E. Dufschmid, B. Kunsch, N. Leitgeb, G. Magerl, T. Predmerszky, H. Riegl, S. Schuy, S. Szabo, P. Wach, P. Weniger: Schutz vor nichtionisierender elektromagnetischer Strahlung. Teil 3: Laserstrahlung. Österreichisches Forschungszentrum, Seibersdorf 1988
DIN-IEC 76 (CO) 6/VDE 0837: Strahlungssicherheit von Lasereinrichtungen. Klassifizierung von Anlagen; Anforderungen, Benutzer-Richtlinien
Engel, J.-M., U. Flesch, G. Stüttgen: Thermologische Meßmethodik. Notamed, Baden-Baden 1985
Hauptverband der gewerblichen Berufsgenossenschaften: Augenschutzmerkblatt ZH 1. Bonn 1983
Hentschel, H. J.: Licht und Beleuchtung. Siemens Verlag, Berlin 1972
IEC 825: Radiation Safety of Laser Products, Equipment, Classification Requirements and User's Guide. Genf 1984
Mohr, H.: Lehrbuch der Pflanzenphysiologie. Springer-Verlag, Berlin 1978
Moss, E., W. Murray, W. Parr, D. Conover: Physical Hazards-Radiation. DHEW, NIOSH Publication Nr. 77–181: 1977
NASA: Solar Electromagnetic Radiation. NASA SP-8005, Washington, 1971
Union Internationale d'Electrothermie (UIE): Elektrowärme. Verlag W. Girardet, Essen 1974
Waxler, M., V. Hitchins (Hrsg.): Optical Radiation and Visual Health. CRC Press, Inc., Boca Raton, 1986
WHO: Environmental Health Criteria 14: Ultraviolett Radiation. Vammala 1979

Kapitel 7 – Ionisierende Strahlung

Aurand, K., H. Bücker, O. Hug, W. Jakobi, A. Kaul, H. Muth, W. Pohlit, W. Stahlhofen: Die natürliche Strahlenexposition des Menschen. Georg Thieme Verlag, Stuttgart 1974
Bundesgesetzblatt BGBl 2905: Verordnung über den Schutz vor ionisierender Strahlung (Strahlenschutzverordnung). Bonn 1976
Bundesgesetzblatt: Verordnung über Maßnahmen zum Schutz des Lebens oder der Gesundheit von Menschen und ihrer Nachkommenschaft vor Schäden durch ionisierende Strahlung (Strahlenschutzverordnung). Wien 1972
Fritz-Niggli, H.: Strahlungsgefährdung/Strahlenschutz. Verlag Hans Huber, Bern 1988
Glöbel, B., G. Gerber, R. Grillmaier: Umweltrisiko 80. Georg Thieme Verlag, Stuttgart 1982

Jaeger, R. G., W. Hübner (Hrsg.): Dosimetrie und Strahlenschutz. Georg Thieme Verlag, Stuttgart 1974

Kallinger, W.: Die genetisch signifikante Strahlenbelastung der Österreichischen Bevölkerung durch diagnostische Anwendung von Röntgenstrahlung in der Medizin. Österreichisches Bundesministerium für Gesundheit und Umweltschutz, Forschungsbericht 6, Wien 1979

Kriegel, H. (Hrsg.): Grundlagen der Nuklearmedizin. Gustav Fischer Verlag, Stuttgart 1985

Messerschmidt, O., F. Börner, F. Holeczke, F. Olbert, R. Seyes (Hrsg.): Strahlenschutz in Forschung und Praxis, Band XXIII. Georg Thieme Verlag, Stuttgart 1982

Rassow, J.: Risiken der Kernenergie. VCH Verlagsgesellschaft, Weinheim 1988

Sauter, E.: Grundlagen des Strahlenschutzes. Siemens AG, München 1971

Schmatz, H., M. Nöthlichs: Sicherheitstechnik. Band 7: Strahlenschutz. Schmidt Verlag, Berlin 1987

Schultz, E.: Ionisierende Strahlung, Strahlenquellen, Strahlenbelastung, Strahlenwirkungen, Teil 1 und Teil 2. In: Röntgenpraxis, 38 (1985), 235–289

Schütz, J., W. Börner, O. Messerschmidt (Hrsg.): Strahlenschutz nach Tschernobyl. Georg Thieme Verlag, Stuttgart 1987

Strahlenschutzkommission der Bundesrepublik: Auswirkungen des Reaktorunfalls in Tschernobyl auf die Bundesrepublik Deutschland. Gustav Fischer Verlag, Stuttgart 1987

Sieker, E. (Hrsg.): Tschernobyl und die Folgen. Lamuv Verlag, Bornheim-Merten 1986

Vieten, H. (Hrsg.): Handbuch der medizinischen Radiologie. Teil 1: Physikalische Grundlagen und Technik; Teil 2: Strahlenbiologie. Springer Verlag, Berlin 1966

Kapitel 8 – Gibt es Erdstrahlen?

Endrös, R.: Die Strahlung der Erde. Paffrath Verlag, Ulm 1978

Fischer, M.: Radiästhesie und Geopathie – Ein psychologischer Beitrag. Dissertation, Universität Salzburg, 1985

Haberl, R.: Untersuchungen zum Wünschelrutenphänomen. Diplomarbeit, Technische Universität Graz, 1984

Hartmann, E.: Krankheit als Standortproblem. Hang Verlag, Ulm 1976

König, H. L.: Unsichtbare Umwelt. Eigenverlag H. L. König, München 1986

Mayer, H., Winkelbauer, G.: Biostrahlen. Orac Pietsch Verlag, Wien 1983

Moshammer, W.: Experimentelle Untersuchungen zur Treffsicherheit von Wünschelrutengeherangaben. Diplomarbeit, Technische Universität Graz, 1986

Pohl, G.: Erdstrahlen als Krankheitserreger. Fortschritt für Alle Verlag, Nürnberg 1978

Prokop, O.: Der moderne Okkultismus. Gustav Fischer Verlag, Stuttgart 1976

Prokop, O., Wimmer, W.: Wünschelrute, Erdstrahlen, Radiästhesie. Enke Verlag, Stuttgart 1985

Register

Natur
und
Umwelt

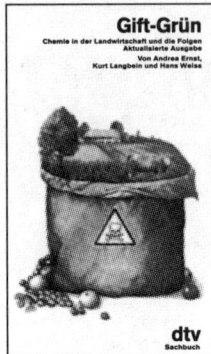

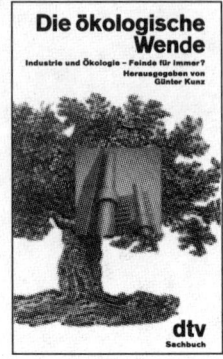

Jürgen Dahl:
Der unbegreifliche
Garten und seine
Verwüstung
Über Ökologie und
über Ökologie hinaus
dtv/Klett-Cotta 11029

Die Erde weint
Frühe Warnungen
vor der Verwüstung
Hrsg. v. Jürgen Dahl
und Hartmut Schickert
dtv/Klett-Cotta 10751

Andrea Ernst/Kurt
Langbein/Hans Weiss:
Gift-Grün
Chemie in der
Landwirtschaft
und die Folgen
dtv 10914

Antal Festetics:
Konrad Lorenz
Aus der Welt des
großen Naturforschers
dtv 11044

Heinz Friedrich:
Kulturverfall und
Umweltkrise
Plädoyers für eine
Denkwende
dtv 1753

Edith Holden:
Vom Glück, mit der
Natur zu leben
Naturbeobachtungen
aus dem Jahre 1906
dtv 1766

Eva Kapfelsperger/
Udo Pollmer:
Iß und stirb
Chemie in unserer
Nahrung
dtv 10535

Konrad Lorenz/
Kurt L. Mündl:
Noah würde Segel
setzen
Vor uns die Sintflut
dtv 10750

Jacques Monod:
Zufall und
Notwendigkeit
Philosophische
Fragen der
modernen Biologie
dtv 1069

Die ökologische Wende
Industrie und
Ökologie – Feinde
für immer?
Herausgegeben von
Günter Kunz
dtv 10141

John Seymour:
Und dachten, sie
wären die Herren
Der Mensch und die
Einheit der Natur
dtv 10282

Pierre Teilhard de
Chardin:
Der Mensch im
Kosmos
dtv 1732

Über die elektromagnetischen Umweltfaktoren, wie sie in
der Natur vorkommen (Erdmagnetfelder, Gewitter,
Sonnenstrahlung) oder durch technische Anlagen
hervorgerufen werden (Rundfunksender,
sowie über Gefahren und Risiken, die
Erläutert werden wichtige Begriffe aus Physik und
Biologie, die heute vorhandenen Strahlungsquellen und
ihre biologischen Wirkungen. Mit Ratschlägen für das
Verhalten im Alltag und vertiefenden Informationen zu den
einzelnen Fachgebieten.

Originalausgabe

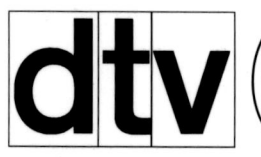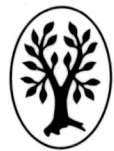

**Deutscher
Taschenbuch Verlag
und
Georg Thieme Verlag**

DM 16.80
9 783423 112659